HEYNE <

Dr. Maurice Yaffé / Elizabeth Fenwick

HAPPY SEX

für sie

WILHELM HEYNE VERLAG
MÜNCHEN

HEYNE RATGEBER
08/5431

Titel der Originalausgabe:
SEXUAL HAPPINESS · A PRACTICAL APPROACH

Taschenbuchausgabe 08/2003

Der Wilhelm Heyne Verlag ist ein Verlag der Ullstein Heyne List GmbH & Co. KG, München
Printed in Germany 2003
Umschlagillustration: Corbes/Lee White
Umschlaggestaltung: Nele Schütz Design, München
Druck und Bindung: RMO, München

ISBN 3-453-87079-4

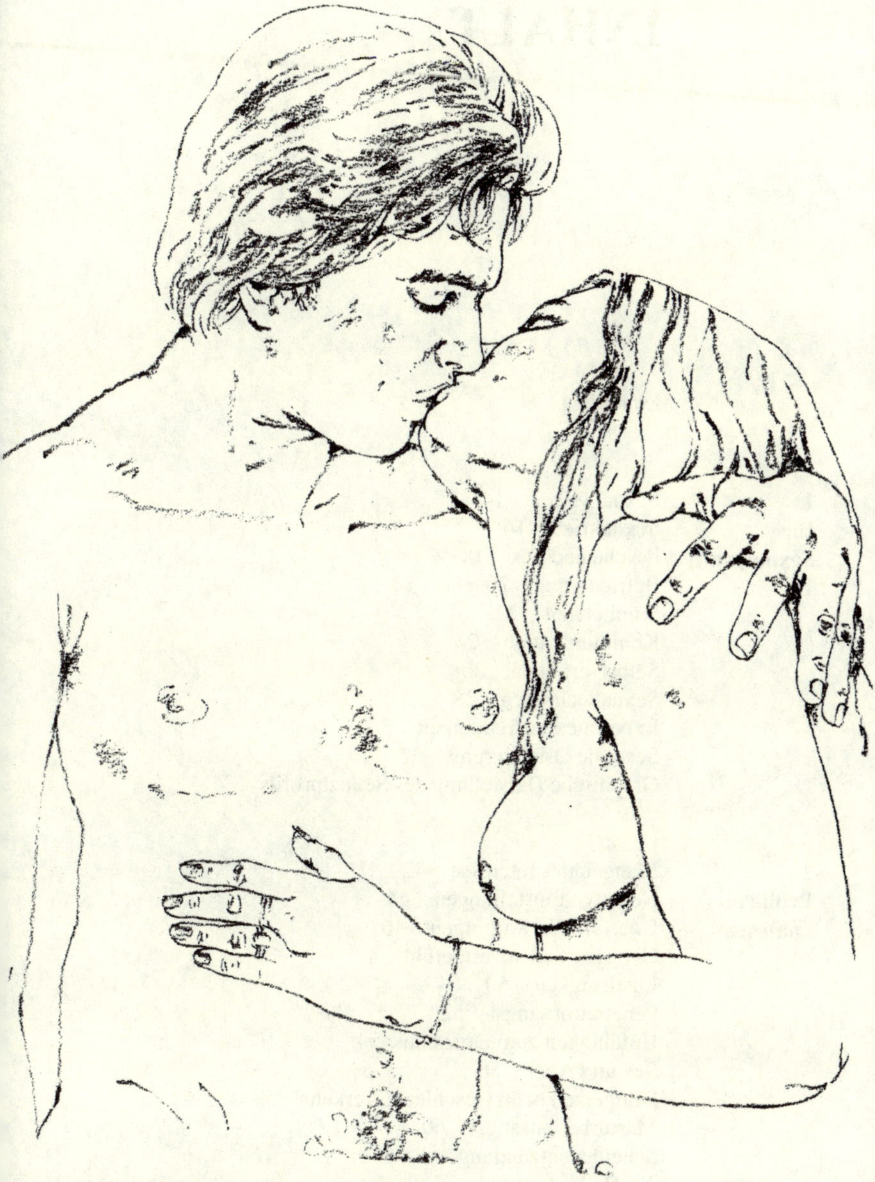

INHALT

EINLEITUNG

Schon wieder ein Buch über Sex? Sexuelle Beziehungen – und auch die damit verbundenen Schwierigkeiten – haben im Leben vieler Menschen einen hohen Stellenwert. Seit etwa fünfzehn Jahren werden brauchbare Konfliktlösungs- und Behandlungsmethoden angeboten, doch erst jetzt läßt sich beurteilen, wie wirksam sie sind. Seit der Ausbreitung des Aids-Virus müssen wir uns auch darüber klar sein, daß sich unser Sexualleben auf unsere Gesundheit auswirkt, müssen wir wissen, wie wir Sex sicherer machen können.

Die meisten Menschen haben keine spezifischen sexuellen Probleme, sondern quälen sich mit allerlei Schwierigkeiten oder Diskrepanzen in bezug auf den Partner herum; z. B. die Unfähigkeit, sich zu entspannen, Hemmungen beim Vor- oder Nachspiel, das Nachlassen der gegenseitigen sexuellen Anziehung, oder ganz einfach Schwierigkeiten, eine Beziehung lebendig zu erhalten. Und doch geht dieses Buch nicht davon aus, daß jeder Leser bereits einen Sexualpartner hat. Tatsächlich haben wir ein ganzes Kapitel den Alleinstehenden gewidmet, besonders jenen, die Schwierigkeiten haben, einen Partner zu finden.

Sexuelle Probleme

Diese Buch handelt von den sehr komplexen Äußerungen menschlicher Sexualität und legt besonderen Wert auf die Bewältigung der mit dem Sexualleben verbundenen Probleme. Ob Sie Teenager, im mittleren Alter oder schon älter sind, ob Sie vor Ihrer ersten sexuellen Begegnung stehen oder schon viele sexuelle Abenteuer erlebt haben, hier finden Sie praktischen Rat. Dies ist ein Buch für alle, ungeachtet ihres Alters, ihrer Rasse oder sexuellen Bedürfnisse.

Einige Sexualratgeber bieten nur unzulängliche Lösungen für die Probleme des Lesers. Andere wieder haben nur sexuelle Ekstase im Sinn und übergehen emotionelle und funktionelle Schwierigkeiten einfach, als wenn diese überhaupt nicht existierten. Dieses Buch unterscheidet sich von den meisten Sexualratgebern nicht nur dadurch, daß es wirksame Ratschläge gibt, sondern dadurch, daß es auf die Probleme des einzelnen eingeht. Vor allem die Problemanalysen gehen über allgemeine Erfahrungen hinaus und erforschen die ganz individuellen sexuellen Probleme.

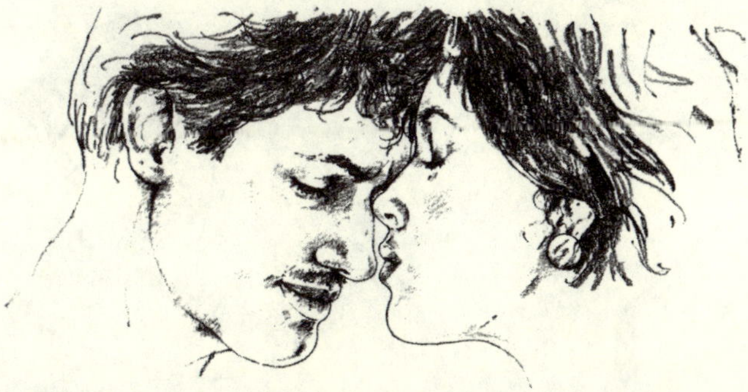

Die Problemanalysen sollen die für Ihr Problem typischen Eigenarten herausarbeiten. Dadurch lernen Sie, Ihre Situation aus der Sicht eines erfahrenen Therapeuten zu beurteilen. Die entscheidende Voraussetzung zur Überwindung Ihrer sexuellen Probleme ist, daß Sie sie vor allem frühzeitig und zutreffend erkennen. Damit Sie bei den anschließenden Selbsthilfeprogrammen möglichst wenig enttäuscht werden, ist allerdings eine absolut ehrliche Selbstprüfung notwendig.

Auch von der Struktur her unterscheidet sich dieses Buch. Lebhafte Spezialartikel wechseln ab mit ausgesprochen praxisbezogenen Fragen und den Tabellen zur Problemanalyse. Diese beiden ermöglichen eine präzise Information nach dem neuesten Stand, die auf Fakten basiert, die sich aus klinischen Untersuchungen der letzten zehn Jahre ableiten lassen.

Dieses Buch ist systematisch aufgebaut und sollte entsprechend benutzt werden. Im ersten Kapitel *Ihr Sexualprofil* erfahren Sie, wie es um Ihre sexuelle Einstellung und Ihre sexuellen Kenntnisse bestellt ist. Die Auswertung der Fragebögen führt Sie zu den entsprechenden Beiträgen des zweiten Kapitels *Problemanalysen.* Diese helfen Ihnen, Ihre sexuellen Schwierigkeiten zu diagnostizieren und leiten über zum dritten Kapitel *Wege zu einem besseren Sexualleben.* Hier sind die entsprechenden Übungsprogramme in allen Einzelheiten beschrieben.

Sie können Ihr Sexualleben bereichern

Es ist der Sinn und Zweck des Kapitels *Wege zu einem besseren Sexualleben,* Sie so zu befähigen, daß Sie das Beste aus Ihrer Sexualität machen können, gleichgültig, ob Sie Probleme haben oder nicht. Das Ziel heißt »Bereicherung«, weniger Therapie, sei es, indem Sie Stellungen herausfinden, die Ihnen besser gefallen, sei es, daß Sie die erogenen Zonen Ihres Partners erforschen oder lernen, sich selbst Vergnügen zu verschaffen.

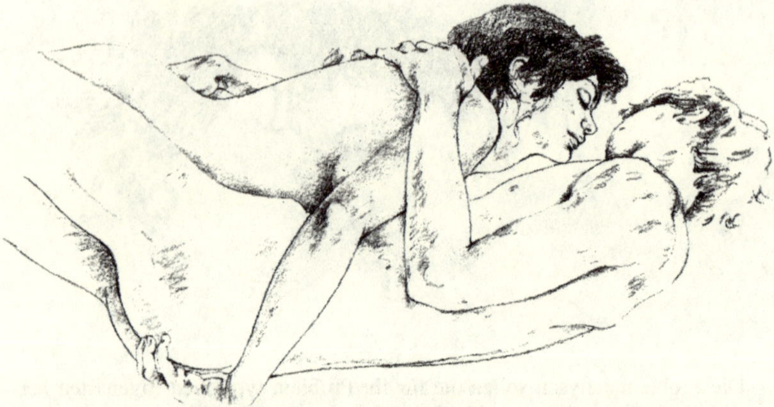

Wege zu einem besseren Sexualleben erklärt Ihnen auch, wie Sie Schritt für Schritt und mit wissenschaftlich erprobten Techniken die spezifischen sexuellen Probleme lösen können, die in den vorhergehenden Abschnitten erörtert wurden. Solche Probleme treten für gewöhnlich dann auf, wenn Angst- und Schuldgefühle vorhanden sind. Dieses Buch bietet praktische Tips, um diesen emotionalen Zustand zu überwinden.

Fester Partner – ja oder nein?

Das vierte und fünfte Kapitel, *Die feste Partnerbeziehung* und *Die alleinstehende Frau,* sind für diejenigen gedacht, die einen festen Partner haben, bzw. für jene, die allein leben. Normalerweise setzen Bücher zur sexuellen Bereicherung und Therapie voraus, daß man sich in einer festen Beziehung befindet, aber wir gehen davon aus, daß es viele gibt, die aus den verschiedensten Gründen keinen Partner haben. Oft hängen diese Gründe mit der Sexualität zusammen. Die Erfahrung zeigt, daß Menschen vertrauensvoller an den Aufbau einer Beziehung herangehen, wenn sie ihre sexuellen Probleme gelöst haben. Wir sehen aber auch, daß die Beziehung als solche sexuelle Schwierigkeiten verdecken kann.

Das vierte Kapitel, das sich an die Frau in einer festen Partnerbeziehung richtet, untersucht die Probleme des Miteinander-Auskommens und der Kommunikation und hilft der Leserin, die männliche Sexualität besser zu verstehen. Außerdem wird auf sexuelle Langeweile, Untreue und Eifersucht ausführlich eingegangen – sie können in jeder Beziehung zerstörerisch wirken. Schließlich werden sämtliche Methoden der Empfängnisverhütung behandelt und auch günstige Stellungen beim Geschlechtsverkehr während der Schwangerschaft.

Die Bedürfnisse der Alleinstehenden

Das fünfte Kapitel *Die alleinstehende Frau* enthält eine Fülle von Informationen sowohl für diejenigen, die sich zum Alleinleben entschieden haben, als auch für jene, die aus Mangel an Gelegenheit allein sind. Ratschläge finden hier Frauen, die Schwierigkeiten haben, einen geeigneten Partner zu finden, oder die gerade dabei sind, eine neue sexuelle Beziehung aufzubauen.

Im Anhang finden sich dann Richtlinien für Safer-Sex-Praktiken. Wir befassen uns mit Umständen, die sich nachteilig auf das Sexualleben auswirken können, und geben eine knappe Darstellung der sexuell übertragbaren Krankheiten, zusammen mit Informationen zum Aids-Test. Schließlich nennen wir Ihnen Bücher für eine weiterführende Lektüre und Adressen, bei denen Sie professionelle Hilfe bei sexuellen Problemen erhalten.

Wenn Sie dieses Buch einfach nur lesen, ohne die Übungen zu machen, lassen Sie sich zweifellos viel entgehen. Jeder hat das Recht auf ein glückliches Sexualleben. Wenn Sie die Ratschläge in der von uns beabsichtigten Form befolgen und die Übungen in die Tat umsetzen, dann hilft Ihnen das auf dem Weg zu sexueller Erfüllung, und Sie können sicher sein, auf dem Weg dorthin noch viele schöne Erfahrungen zu machen.

Einen wirklichen Nutzen werden Sie von diesem Buch erst haben, wenn Sie es gemeinsam mit Ihrem Partner eingehend studieren. Die Alleinstehenden werden weniger unglücklich sein, wenn sie die entsprechenden Ratschläge wirklich befolgen. Sie sollten das Buch in der angegebenen Reihenfolge durcharbeiten und sich gewissenhaft an die vorgeschlagenen Übungsprogramme halten. Damit sind Sie auf dem besten Weg zu einem erfüllten Sexualleben.

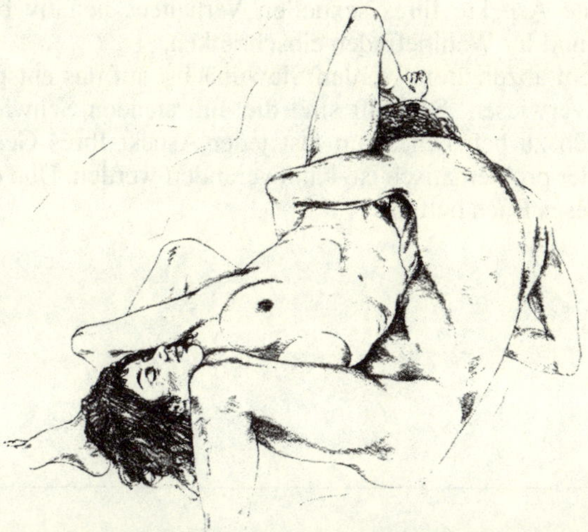

Aus Ihren Antworten in den folgenden Fragebögen ergibt sich ein Gesamtbild Ihrer Einstellungen und Verhaltensweisen, und damit zeigen sich die wesentlichen Faktoren, die Ihre Beziehungen steuern und Ihre Freude am Sex beeinflussen: Ihr sogenanntes Sexualprofil. Wenn Sie die Ergebnisse der Fragebögen in eine Graphik übertragen, können Sie Ihr spezielles Sexualprofil ablesen, genauere Anleitungen dazu finden Sie auf den Seiten 34/35.

Jede Ihrer Antworten wird mit einer bestimmten Punktzahl bewertet. Zählen Sie die Ergebnisse zusammen, und lesen Sie in der Rubrik *Auswertung* am Ende jedes Fragebogens nach, was daraus hervorgeht. So erfahren Sie recht genau, wie Sie sich in dem jeweils zur Diskussion stehenden Bereich Ihres Geschlechtslebens einzustufen haben. Der Fragebogen auf Seite 32 hat keine Punktzahlen; er soll klären, was Ihnen Angehörige des eigenen und des anderen Geschlechts bedeuten.

Eine niedrige oder mittlere Punktzahl deutet darauf hin, daß sich bestimmte Aspekte Ihres sexuellen Verhaltens negativ bemerkbar machen und Ihr Wohlbefinden einschränken.

Um dem abzuhelfen, werden Sie zunächst auf das entsprechende Kapitel verwiesen. Sehr oft sind die auftretenden Schwierigkeiten tatsächlich zu beheben, denn fast jeder Aspekt Ihres Geschlechtslebens, der problematisch ist, kann verändert werden. Und dabei will Ihnen dieses Buch helfen.

1

IHR SEXUAL-PROFIL

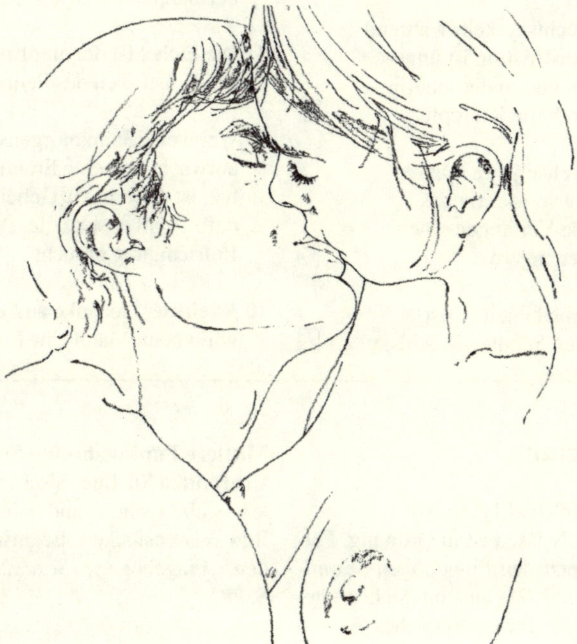

SEXUALWISSEN

Schreiben Sie in das Kästchen hinter jeder Frage entweder ein R oder ein F, je nachdem, ob Sie die Aussage für richtig oder für falsch halten. Die Auswertung erfolgt dann am Ende des Fragebogens.

1 Masturbieren ist schädlich, weil dadurch das Interesse am Sex mit einem Partner verlorengeht. R

2 Geschlechtsverkehr während der Menstruation ist ungefährlich und lindert häufig schmerzhafte Krämpfe. F

3 Die Wechseljahre müssen nicht zwangsläufig das sexuelle Verlangen einer Frau verringern. R

4 Kondome bieten einen gewissen Schutz vor Aids. R

5 Die meisten Frauen, die masturbieren, kommen auf diese Weise zum Orgasmus. R

6 Ein älterer Mann braucht länger, um zum Höhepunkt zu kommen. R

7 Der gleichzeitige Orgasmus beider Partner ist die Grundvoraussetzung für befriedigenden Sex. F

8 Die Eichel ist der empfindfindlichste Teil des Penis. R

9 Wenn ein Mann morgens aufwacht und eine Erektion hat, ist das ein Anzeichen dafür, daß er sexuelle Befriedigung braucht. R

10 Allein der Gedanke an Sex bewirkt beim Mann eine Erektion. F

Auswertung

Hohe Punktzahl (16–20):
Ihr Sexualwissen ist in Ordnung. Füllen Sie jetzt den Fragebogen *Sexualtechniken,* S. 28, aus, um sicherzugehen, daß Sie Ihr theoretisches Wissen auch in die Praxis umsetzen können.

Mittlere Punktzahl (9–15):
Überprüfen Sie Ihre falschen Antworten (siehe rechts), und schließen Sie Ihre Wissenslücken. Beantworten Sie den Fragebogen *Sexualtechniken,* S. 28.

Was wissen Sie über Sex?

11 Es ist sehr schmerzhaft für einen Mann, nach sexueller Erregung und Erektion nicht zum Höhepunkt zu kommen.

12 Manche Frauen können mehrere Orgasmen nacheinander haben.

13 Die meisten Homosexuellen ziehen gelegentlich gern Frauenkleider an.

14 Eine stillende Frau kann nicht schwanger werden.

15 Ein potenter (zum Geschlechtsverkehr fähiger) Mann ist auch zeugungsfähig.

16 Die Sterilisation kann bei der Frau immer rückgängig gemacht werden.

17 Eine Empfängnis ist in der Mitte des weiblichen Monatszyklus am wahrscheinlichsten.

18 Die Scheidenspülung ist kein probates Mittel zur Empfängnisverhütung.

19 Ein beschnittener Penis ist weniger empfindlich.

20 Wenn Ihr Partner Erektionsprobleme hat, begehrt er Sie nicht wirklich.

Die richtigen Antworten finden Sie auf Seite 32.

Für jede richtige Antwort gibt es einen Punkt.

Niedrige Punktzahl (0–8):
Befassen Sie sich eingehend mit den falsch beantworteten Fragen (siehe rechts), und füllen Sie anschließend den Fragebogen *Sexualtechniken,* S. 28, aus.

Ausführliche Antworten auf die Fragen finden Sie wie folgt:
Frage **1** – S. 60; **2** – S. 63, **3** – S. 56; **4** – S. 243; **5** – S. 116; **6** – S. 181; **7** – S. 87; **8** – S. 127; **9** – S. 182; **10** – S. 182; **11** – S. 177; **12** – S. 144; **13** – S. 189; **14** – S. 209; **15** – S. 212; **16** – S. 208; **17** – S. 211; **18** – S. 207; **19** - S. 127; **20** – S. 182.

SEXUALTRIEB

Kreuzen Sie nach jeder Frage die entsprechende Punktzahl an. Vergleichen Sie anschließend Ihr Gesamtergebnis mit der Auswertung am Ende des Fragebogens.

1 Wenn Sie jünger als 55 Jahre sind, haben Sie Geschlechtsverkehr:

Häufiger als dreimal in der Woche? 2
Ein- bis zweimal in der Woche? 1
Seltener als einmal in der Woche? 0

Wenn Sie 55 Jahre oder älter sind, haben Sie Geschlechtsverkehr:

Häufiger als einmal in der Woche? 2
Selten oder nie? 0
Ein- oder zweimal in zwei bis drei Wochen? 1

2 Hatten Sie Ihren ersten Geschlechtsverkehr:

Früher als die meisten Ihrer Freunde? 2
Etwa zur gleichen Zeit wie Ihre Freunde? 1
Später als Ihre Freunde? 0

3 Wie oft masturbieren Sie?

Ein- oder zweimal in der Woche 1
Mehrmals die Woche 2
Selten oder nie 0

4 Wie schnell sind Sie sexuell erregt?

Schnell und leicht 2
Ziemlich leicht 1
Nur nach längerer Stimulation 0

Auswertung

Hohe Punktzahl (16–20):
Ihr Sexualtrieb ist stark ausgeprägt, aber wenn Sie Probleme mit Ihrem Partner haben, lesen Sie nach bei *Was stimmt nicht in Ihrer Beziehung?*, S. 170.
Falls die Partnerlosigkeit ein Problem für Sie ist, beschäftigen Sie sich mit dem Fragebogen *Warum leben Sie allein?*, S. 216.

Wie stark ist Ihr Verlangen nach Sex?

5 Wie lange ungefähr müssen Sie sexuell stimuliert werden, um zum Höhepunkt zu kommen?

Fünf Minuten	2
Etwa eine Viertelstunde	1
Ich komme selten oder nie zum Orgasmus	0

6 Wie oft denken Sie an Sex?

Mehrmals am Tag	2
Selten oder nie	0
Fast jeden Tag	1

7 Wie oft geht die sexuelle Initiative von Ihnen aus?

Oft	2
Manchmal	1
Selten oder nie	0

8 Hatten Sie schon mit mehr als einer Person gleichzeitig sexuelle Beziehungen?

Selten	1
Mehrmals	2
Noch nie	0

9 Werden Sie durch erotische Magazine erregt?

Immer	2
Manchmal	1
Niemals	0

10 Wie reagieren Sie, wenn die sexuelle Initiative von Ihrem Partner ausgeht?

Fast immer freudig	2
Überwiegend positiv	1
Wenn überhaupt, dann eher gleichgültig oder aus Gefälligkeit	0

Mittlere Punktzahl (9–15):
Befassen Sie sich mit dem Kapitel *Sind Sie mit Ihrem Sex-Leben zufrieden?* auf S. 165. Dort erfahren Sie, wo sich Ihre sexuellen Bedürfnisse mit denen Ihres Partners treffen.

Niedrige Punktzahl (0–8):
Wenn Ihr Partner öfter Sex haben möchte als Sie, siehe *Mangelndes Interesse,* S. 42, und *Unterschiedlich starker Geschlechtstrieb*, S. 175.

PSYCHE UND SEX

Kreuzen Sie nach jeder Frage die entsprechende Punktzahl an. Vergleichen Sie anschließend Ihr Gesamtergebnis mit der Auswertung am Ende des Fragebogens.

	JA	NEIN
1 Meinen Sie, daß Sex nicht so wichtig ist und in Ihrem Leben eine untergeordnete Rolle spielt?	0	1
2 Sind Sie eine Einzelgängerin und unfähig oder nicht gewillt, sich emotional zu binden?	0	1
3 Haben Sie Angst, Ihren Partner sexuell nicht befriedigen zu können?	0	1
4 Verdirbt Ihnen die Angst vor einer Schwangerschaft die Freude am Sex, auch wenn Sie entsprechende Vorsichtsmaßnahmen treffen?	0	1

Auswertung

Hohe Punktzahl (8–10):
Sie können sich entspannen und beim Sex ganz natürlich reagieren. Jedoch wird die sexuelle Funktionsfähigkeit allzu leicht gestört; daher sollten Sie überall dort, wo Ihre Antwort mit 0 Punkten bewertet wurde, die entsprechenden Problemanalysen zu Rate ziehen (siehe *Niedrige Punktzahl*).

Mittlere Punktzahl (5–7):
Furcht vor Sex oder Schuldgefühle hindern Sie daran, eine sexuelle Beziehung voll auszukosten. Bei allen 0-Antworten sollten Sie die entsprechenden Problemanalysen nachlesen (siehe *Niedrige Punktzahl*).

Sind Sie in der Lage, Sex ohne Angst oder Schuldgefühle zu genießen?

	JA	NEIN
5 Hat man Ihnen in Ihrem Elternhaus das Gefühl vermittelt, Sex sei etwas, dessen man sich nicht schämen müsse?	1	0
6 Haben Sie Angst vor dem Geschlechtsverkehr, weil Sie glauben, er könnte weh tun oder gar körperliche Verletzungen verursachen?	0	1
7 Halten Sie Sex für etwas Schmutziges? Empfinden Sie Ekel beim Anblick oder beim Berühren von Samen oder Scheidensekreten, oder haben Sie das Verlangen, unmittelbar nach dem Geschlechtsverkehr ein Bad nehmen zu müssen?	0	1
8 Haben Sie solche Angst vor Aids, daß Sie schon daran gedacht haben, auf Sex völlig zu verzichten?	0	1
9 Fühlen Sie sich in sexuellen Beziehungen sehr unsicher; haben Sie Angst, Ihr Partner könnte Sie verlassen?	0	1
10 Sind Sie sich völlig sicher, daß Sie heterosexuelle Beziehungen gleichgeschlechtlichen vorziehen oder umgekehrt?	1	0

Niedrige Punktzahl (0–4):
Sie sind psychisch unausgeglichen – das beeinträchtigt Ihr Lustempfinden und Ihr Interesse an Sex. In den verschiedenen Abschnitten dieses Buches wird auf die Faktoren eingegangen, die normalerweise das seelische Wohlbefinden und die Einstellung zum Sex beeinflussen. Bei allen 0-Antworten sollten Sie die entsprechenden Abschnitte nachlesen.

Frage **1** – *Mangelndes Interesse,* S. 42;
2 – *Angst vor Intimität,* S. 99,
3, 4 – *Negative Einstellungen,* S. 44;
5 – *Geringes Selbstwertgefühl,* S. 48;
6 – *Umgang mit Sexualängsten,* S. 99;
7, 8, 9 – *Negative Einstellungen,* S. 44;
10 – *Konflikte mit Hetero- und Homosexualität,* S. 64.

BEFRIEDIGUNG

Kreuzen Sie nach jeder Frage die entsprechende Punktzahl an. Vergleichen Sie anschließend Ihr Gesamtergebnis mit der Auswertung am Ende des Fragebogens.

	JA	NEIN
1 Bekommen Sie so viel Sex, wie Sie gern hätten?	1	0
2 Werden Ihre sexuellen Ansprüche befriedigt, d. h. können Sie normalerweise das tun, was Ihnen am meisten Spaß macht?	1	0
3 Finden Sie Ihren ständigen Partner in sexueller Hinsicht nach wie vor erregend?	1	0

Auswertung

Hohe Punktzahl (8–10):
Offensichtlich sind Sie qualitativ und quantitativ mit Ihrem Sexualleben zufrieden. Wenn Sie einen ständigen Partner haben, dann füllen Sie den Fragebogen *Sind Sie mit Ihrem Sex-Leben zufrieden?*, S. 165, gemeinsam aus. Daraus können Sie erkennen, wie gut Sie sexuell zueinander passen und ob Ihr Partner auch mit Ihnen zufrieden ist. Dazu siehe auch *Passen Sie zueinander?*, S. 158.

Sind Sie mit Ihrem Sexualleben zufrieden?

	JA	NEIN
4 Finden Sie, daß Sex insgesamt überbewertet wird?	0	1
5 Freuen Sie sich im allgemeinen auf den Geschlechtsverkehr?	1	0
6 Werden Ihre sexuellen Erwartungen im allgemeinen bestätigt?	1	0
7 Empfinden Sie Sex immer oder häufig als enttäuschend?	0	1
8 Fühlen Sie sich nach dem Geschlechtsverkehr gewöhnlich entspannt und glücklich?	1	0
9 Ist Ihr Partner beim Sex so zärtlich und liebevoll, wie Sie es sich wünschen?	1	0
10 Stellt Ihr ständiger Partner sexuell zu hohe Anforderungen?	0	1

Mittlere Punktzahl (5–7):
Fragen Sie sich selbst, ob es hauptsächlich an einer bestimmten Person liegt, wenn Sie unbefriedigt sind, oder an Ihren eigenen übersteigerten Vorstellungen vom Sex. Die Fragebögen *Passen Sie zueinander?* und *Sind Sie mit Ihrem Sex-Leben zufrieden?*, S. 158 und 165, sind im ersten Fall hilfreich. Im zweiten Fall wird Ihnen die Problemanalyse *Unerfüllte Erwartungen,* S. 46, helfen, eine realistischere Betrachtungsweise zu entwickeln. Siehe auch *Bereicherung des Sexuallebens,* S. 68, und *Lust zu zweit,* S. 121.

Niedrige Punktzahl (0–4):
Die Fragebögen *Passen Sie zueinander?,* S. 158, und *Sind Sie mit Ihrem Sex-Leben zufrieden?,* S. 165, können Ihnen darüber Aufschluß geben, wo Ihre Partnerschaftsprobleme liegen. Außerdem sollten Sie sich mit dem Kapitel *Unerfüllte Erwartungen,* S. 46, befassen, da Ihre Unzufriedenheit weitgehend daher rühren kann, daß Ihre Vorstellungen vom Sex zu unrealistisch sind. Könnte es vielleicht auch sein, daß Sie nicht gelernt haben, Ihre Wünsche klar auszudrücken? Dann kann Ihnen das Kapitel *Steigerung des Selbstwertgefühls,* S. 103, helfen. Außerdem siehe *Bereicherung des Sexuallebens,* S. 68, und *Lust zu zweit,* S. 121.

SINNLICHKEIT

Kreuzen Sie nach jeder Frage die entsprechende Punktzahl an. Vergleichen Sie anschließend Ihr Gesamtergebnis mit der Auswertung am Ende des Fragebogens.

	JA	NEIN
1 Macht es Ihnen Spaß, wenn Ihr Partner Ihren Körper streichelt?	1	0
2 Macht es Ihnen Spaß, den Körper Ihres Partners zu streicheln?	1	0
3 Haben Sie Schwierigkeiten, Ihre Zuneigung zu anderen durch körperliche Berührung auszudrücken?	0	1

Auswertung

Hohe Punktzahl (8–10):
Sinnlichkeit und körperliche Nähe, die Grundvoraussetzungen für sexuelle Erfüllung, sind für Sie etwas Selbstverständliches. Im Abschnitt *Bereicherung des Sexuallebens,* S. 68, finden Sie Hinweise, wie Sie aus dieser Fähigkeit den größtmöglichen Gewinn ziehen können.

Wie wichtig ist für Sie der Körperkontakt in einer Liebesbeziehung?

	JA	NEIN
4 Neigen Sie dazu, hin und wieder jemanden anzufassen, wenn Sie mit ihm reden?	1	0
5 Wenn Sie die Wahl hätten, würden Sie dann lieber in getrennten Betten schlafen?	0	1
6 Wenn Sie nicht einschlafen können oder deprimiert sind, hilft es Ihnen dann, fest umarmt zu werden oder jemanden im Arm zu halten?	1	0
7 Irritiert oder frustriert Sie ein langes Vorspiel beim Sex?	0	1
8 Ist das Bedürfnis nach Umarmung oft Anlaß für Sie, sexuell aktiv zu werden?	1	0
9 Umarmen oder küssen Sie Ihren Partner oft, um Ihre Zuneigung auszudrücken, auch wenn Ihnen nicht unbedingt nach Sex zumute ist?	1	0
10 Ist es Ihnen wichtig, nach dem Liebesakt umarmt und gestreichelt zu werden?	1	0

Mittlere Punktzahl (5–7):
Sie haben durchaus die Fähigkeit, körperliche Nähe zu genießen, doch sollten Sie sie noch weiter entwickeln. Befassen Sie sich mit den Kapiteln *Selbstbefriedigung,* S. 116, und *Lust zu zweit,* S. 121.

Niedrige Punktzahl (0–4):
Eine gewisse körperliche Reserviertheit könnte für die mangelnde Wärme in Ihrer Beziehung verantwortlich sein. Die Kapitel *Negative Einstellungen,* S. 44, und *Abbau von Hemmungen,* S. 97, können Ihnen Aufschluß geben, warum Sie körperliche Nähe meiden. Siehe auch *Lust zu zweit,* S. 121.

KOMMUNIKATION

Kreuzen Sie nach jeder Frage die entsprechende Punktzahl an. Vergleichen Sie anschließend Ihr Gesamtergebnis mit der Auswertung am Ende des Fragebogens.

	JA	NEIN
1 Fragen Sie Ihren Sexualpartner gelegentlich, was er beim Geschlechtsverkehr besonders mag und was nicht?	1	0
2 Fällt es Ihnen schwer, Ihrem Partner zu sagen, was Ihnen am Geschlechtsverkehr mit ihm besonders gefällt und was nicht?	0	1
3 Können Sie es Ihrem Partner sagen, wenn Ihnen nicht nach Sex zumute ist, ohne daß er sich abgelehnt fühlt?	1	0
4 Wenn Ihnen nicht nach Sex zumute ist, weil Ihr Partner Sie gekränkt hat, können Sie ihm dann klarmachen, woran es liegt, daß Sie nicht zu Intimitäten aufgelegt sind?	1	0

Auswertung

Hohe Punktzahl (8–10):
Die Verständigung mit Ihrem Partner ist eindeutig gut. Sie können Ihre Bedürfnisse ausdrücken und seine verstehen. Im Kapitel *Bereicherung des Sexuallebens,* S. 68, können Sie feststellen, ob Ihre bereits so gute Beziehung vielleicht sogar noch zu verbessern ist.

Wie gut ist die Verständigung zwischen Ihnen und Ihrem Sexualpartner?

	JA	NEIN
5 Täuschen Sie öfter lieber einen Orgasmus vor, anstatt Ihrem Partner zu sagen, daß er Sie nicht auf die richtige Weise stimuliert?	0	1
6 Macht es Ihnen etwas aus, selber die Initiative zu ergreifen, wenn Ihnen nach Sex zumute ist?	0	1
7 Sie haben von Ihrem Partner etwas Erotisches geträumt: Können Sie ihm davon erzählen, ohne daß es Ihnen peinlich ist?	1	0
8 Wäre es Ihnen peinlich, einen neuen Partner zu bitten, ein Kondom zu verwenden, um das Aids-Risiko einzuschränken?	0	1
9 Haben Sie Angst, Ihrem Partner gegenüber ärgerlich oder kritisch zu sein, weil Sie glauben, damit Ihre Beziehung zu gefährden?	0	1
10 Wenn Sie sich gestritten haben, dauert es dann lange, bis Sie sich wieder versöhnen, und bleibt bei Ihnen beiden ein ungutes Gefühl zurück?	0	1

Mittlere Punktzahl (5–7): Wahrscheinlich ist es Ihnen immer ein bißchen peinlich, mit Ihrem Partner über Sex zu sprechen. Wenn dann sexuelle Schwierigkeiten auftauchen, neigen Sie dazu, sie zu verleugnen. Dadurch wird die Sache nur schlimmer. Lesen Sie dazu das Kapitel *Wie man sich dem Partner mitteilt,* S. 171.

Niedrige Punktzahl (0–4): Ihr Sexualleben leidet mit Sicherheit darunter, daß es Ihnen – wie vielen Frauen – schwerfällt, Ihrem Partner Ihre sexuellen Wünsche mitzuteilen. Beschäftigen Sie sich mit dem Kapitel *Wie man sich dem Partner mitteilt,* S. 171. Lesen Sie *Wie man sich selbst behauptet,* S. 108, da Ihnen das auch sonst von Nutzen sein kann.

SELBSTVERTRAUEN

Kreuzen Sie nach jeder Frage die entsprechende Punktzahl an. Vergleichen Sie anschließend Ihr Gesamtergebnis mit der Auswertung am Ende des Fragebogens.

	JA	NEIN
1 Suchen Sie auf einer Party oder in einer Gruppe von Menschen hauptsächlich die Gesellschaft von Frauen, weil Sie Männern gegenüber schüchtern sind?	0	1
2 Kleiden Sie sich absichtlich unauffällig, um der männlichen Aufmerksamkeit zu entgehen?	0	1
3 Wenn Sie allein sind, können Sie dann die Initiative ergreifen und einen Mann, der Ihnen gefällt, ansprechen oder sogar um ein Rendezvous bitten?	1	0

Auswertung

Hohe Punktzahl (8–10):
Sie verhalten sich in Ihren Sexualbeziehungen sehr selbstsicher. Wenn allerdings das Selbstvertrauen Ihres Partners oder der Männer, mit denen Sie Umgang haben, nicht ebenso stark ausgeprägt ist, kann es Schwierigkeiten geben. Sollten Sie damit nicht klarkommen, dann empfiehlt es sich, daß Sie sich nach einem Partner umschauen, der ebenso selbstbewußt ist wie Sie oder zumindest nicht an der traditionellen Vorstellung der männlichen Überlegenheit festhält.

Wie beurteilen Sie Ihre sexuelle Attraktivität und Ihre Fähigkeit als Liebhaberin?

	JA	NEIN
4 Wenn ein Mann einen Annäherungsversuch bei Ihnen macht, den Sie nicht besonders gut kennen oder den Sie nicht mögen, können Sie dann damit umgehen, ohne wütend, aufgebracht oder peinlich berührt zu sein?	1	0
5 Halten Sie sich für sexy?	1	0
6 Ist es Ihnen wichtiger, Ihrem Partner gefällig zu sein, als Ihre eigene sexuelle Befriedigung zu erlangen?	0	1
7 Muß man Ihnen auch in einer sehr engen Beziehung ständig versichern, daß Sie geliebt werden?	0	1
8 Ist es für Sie nur schwer vorstellbar, daß irgend jemand Sie wirklich lieben kann?	0	1
9 Werden Sie oft eifersüchtig oder aufgebracht, wenn Ihr Partner sich mit jemand anderem gut versteht?	0	1
10 Finden Sie es ganz natürlich, sich Ihrem Partner nackt zu zeigen?	1	0

Mittlere Punktzahl (5–7):
Ihr leichter Mangel an Selbstvertrauen läßt Sie scheu erscheinen, und manchmal werden Sie vielleicht sogar für unfreundlich gehalten. Wenn das auf Sie zutrifft, beschäftigen Sie sich mit der Problemanalyse *Geringes Selbstwertgefühl,* S. 48.

Niedrige Punktzahl (0–4):
Ihr Selbstwertgefühl ist zu gering und muß dringend gestärkt werden. Sehen Sie sich die Problemanalyse *Geringes Selbstwertgefühl,* S. 48, an. Wenn Sie unter Eifersucht leiden, lesen Sie Kapitel *Eifersucht,* S. 200. Falls Ihre Hemmungen allerdings so stark sind, daß Sie selten oder nie eine feste Partnerschaft erreichen, dann sollten Sie sich mit der Problemanalyse *Schwierigkeiten bei der Partnersuche,* S. 218, befassen.

SEXUALTECHNIKEN

Kreuzen Sie nach jeder Frage die entsprechende Punktzahl an. Vergleichen Sie anschließend Ihr Gesamtergebnis mit der Auswertung am Ende des Fragebogens.

	JA	NEIN
1 Kennen Sie die »erogenen Zonen« Ihres Partners (die Körperstellen, an denen er besonders gern berührt werden mag)?	1	0
2 Streicheln Sie Ihren Partner gern?	1	0
3 Wissen Sie, wie Sie Ihre Vaginalmuskeln um den Penis Ihres Partners anspannen können?	1	0

Auswertung

Hohe Punktzahl (8–10):
Sie sind eine erfahrene Sexualpartnerin. Aber die Liebeskunst ist eine komplexe Angelegenheit. Wenn Ihre Punktzahl bei *Sinnlichkeit,* S. 22, oder bei *Kommunikation,* S. 24, erheblich niedriger war als bei diesem Test, dann sollten Sie Ihre Möglichkeiten, wie Sie Ihren Partner sowohl emotionell als auch körperlich befriedigen können, noch erweitern. Siehe Hinweise unter *Niedrige Punktzahl*.

Inwieweit sind Sie fähig, Ihren Partner sexuell zu erregen und zu befriedigen?

	JA	NEIN
4 Gelingt es Ihnen, Ihren Partner auch dann sexuell zu erregen, wenn er müde oder nicht besonders dazu aufgelegt ist?	1	0
5 Täuschen Sie oft einen Orgasmus vor?	0	1
6 Ergreifen Sie hin und wieder die Initiative zum Geschlechtsverkehr?	1	0
7 Können Sie Ihren Partner bis zum Orgasmus masturbieren?	1	0
8 Benutzen Sie Mund und Zunge, um den Penis Ihres Partners zu stimulieren oder ihn zum Orgasmus zu bringen?	1	0
9 Werden Sie ärgerlich, wenn Ihr Partner Erektionsprobleme hat?	0	1
10 Haben Sie das Gefühl, daß sich Ihre Freude an Sex Ihrem Partner mitteilt?	1	0

Mittlere Punktzahl (5–7):
Ihre Fähigkeit als Liebhaberin wird durch irgendwelche Hemmungen beeinträchtigt. Die Problemanalyse *Negative Einstellungen,* S. 44, gibt darüber Auskunft. Vielleicht liegt Ihr eigentliches Problem aber auch nur in einer gewissen Unerfahrenheit. *Unerfüllte Erwartungen,* S. 46, kann Ihnen nützliche Hinweise geben.

Niedrige Punktzahl (0–4):
Lassen Sie sich durch Ihre niedrige Punktzahl nicht entmutigen. Sexuelle Techniken sind erlernbar, und dafür ist es nie zu spät. Überprüfen Sie Ihre Einstellung zum Sex anhand der Problemanalysen *Negative Einstellungen,* S. 44, und *Unerfüllte Erwartungen,* S. 46. Wenn Ihre Schwierigkeiten aber eher auf mangelnde Erfahrungen als auf die Einstellung zurückzuführen sind, dann sollten Sie nachlesen bei *Stimulierungstechniken,* S. 73, *Stellungen beim Geschlechtsverkehr,* S. 82, und *Lust zu zweit,* S.121.

EXPERIMENTIERFREUDIGKEIT

Kreuzen Sie nach jeder Frage die entsprechende Punktzahl an. Vergleichen Sie anschließend Ihr Gesamtergebnis mit der Auswertung am Ende des Fragebogens.

	JA	NEIN
1 Lieben Sie sich mit Ihrem Partner im Dunkeln?	0	1
2 Verwenden Sie orale Sexualtechniken oder hätten Sie Lust dazu?	1	0
3 Probieren Sie gern neue Stellungen beim Geschlechtsverkehr?	1	0
4 Haben Sie Ihrem Partner schon einmal vorgeschlagen, eine neue Sexualpraktik auszuprobieren, von der Sie gehört oder gelesen haben?	1	0

Auswertung

Hohe Punktzahl (8–10):
Sexuellen Experimenten stehen Sie aufgeschlossen gegenüber. Sind Sie sich jedoch ganz sicher, daß Ihr Interesse an neuen Techniken nicht Ausdruck einer gewissen Langeweile in Ihrem augenblicklichen Sexualleben ist? Falls Ihr Gesamtergebnis beim Fragebogen *Befriedigung,* S. 20, nicht ebenfalls hoch ist, dann lesen Sie nach bei *Unerfüllte Erwartungen,* S. 46. Dort werden Ihnen mögliche Gründe für ein Unbefriedigtsein genannt und Lösungsmöglichkeiten angeboten.

Wenn Ihre Antwort auf die Fragen Neun oder Zehn »Ja« lautete, dann sollten Sie ein wenig vorsichtiger im Umgang mit Sex sein. Beide Punkte sind Aktivitäten mit »hohem Risiko«, was Aids angeht. Die Verwendung eines Kondoms oder Spermizids kann die Gefahr einschränken, aber die sichersten sexuellen Beziehungen sind diejenigen, bei denen keiner der Partner andere sexuelle Kontakte hat. Widerstehen Sie jeglichem Druck, »tolerant« zu sein, wenn dies etwas erfordert, von dem Sie glauben, es könnte gefährlich sein, oder einfach etwas, das Ihnen unangenehm ist.

Wie groß sind Ihre sexuelle Toleranz und Experimentierfreudigkeit?

	JA	NEIN
5 Befriedigen Sie sich manchmal selbst, einfach weil es Spaß macht, ohne es als Ersatz für Sex mit einem Partner anzusehen?	1	0
6 Sind Sie von erotischen Stellen in Büchern oder Filmen eher peinlich berührt?	0	1
7 Ekelt es Sie bei der Vorstellung, mit jemandem während der Periode Geschlechtsverkehr zu haben?	0	1
8 Würde sich Ihre Einstellung zu einer Freundin ändern, wenn Sie erführen, daß sie lesbisch ist?	0	1
9 Wären Sie einverstanden, wenn Ihr Partner Analverkehr vorschlagen würde?	1	0
10 Würden Sie beim Partnertausch mitmachen?	1	0

Mittlere Punktzahl (5–7):
Sie sind wahrscheinlich mit Ihrer zurückhaltenden Einstellung zum Sex durchaus zufrieden. Wenn Sie jedoch das Gefühl haben, daß Ihr Enthusiasmus in diesem Bereich nachgelassen hat, dann befassen Sie sich mit der Problemanalyse *Mangelndes Interesse,* S. 42. Sollten Sie allerdings Sex nie so besonders aufregend empfunden haben, wie Sie es gern gehabt hätten, dann könnte die Problemanalyse *Unerfüllte Erwartungen,* S. 46, eine Hilfe für Sie sein.

Niedrige Punktzahl (0–4):
Ihre niedrige Punktzahl läßt vermuten, daß Sie in puncto Sex ziemlich prüde sind, ihn vielleicht sogar als Laster oder als Sünde empfinden. In der Problemanalyse *Negative Einstellungen,* S. 44, erfahren Sie etwas über die allgemeinen Vorurteile beim Sex. Das wird Ihnen helfen, zu einer etwas ausgewogeneren Betrachtungsweise zu gelangen, die Ihr sexuelles Wohlbefinden nicht mehr so stark einschränkt.

SEXUELLE ORIENTIERUNG

Lesen Sie die Aussagen und kreuzen Sie diejenige an, die am ehesten auf Sie zutrifft. Sollten Sie noch keine sexuellen Erfahrungen haben, dann versuchen Sie sich vorzustellen, welche Aussage auf Sie zutreffen könnte.

	TYP
Sexuell erregt werde ich ausschließlich von Männern, und ich habe nur Sex mit Männern	A
Sexuell erregt werde ich von Männern, aber in meiner Phantasie spielt gelegentlich Sex mit Frauen eine Rolle.	B

Auswertung

Mit Ihren Angaben zu den obenstehenden Aussagen haben Sie Ihre Position auf einer Skala sexueller Orientierung bestimmt, wie sie in ähnlicher Form von dem Sexualwissenschaftler Alfred Kinsey entwickelt wurde. Ihre Einstufung finden Sie in dem Schlüssel auf Seite 251. Diese Einstufungen sind keinesfalls als Werturteile zu verstehen; wenn Sie mit Ihrer sexuellen Orientierung glücklich sind, sollten Sie daran nichts ändern.

Sind Ihre Neigungen eindeutig hetero- oder homosexuell oder liegen sie irgendwo dazwischen?

	TYP
Ich bevorzuge Sex mit Männern, habe jedoch gelegentlich auch lesbische Begegnungen.	C
Männer und Frauen erregen mich gleichermaßen, Sex macht mir mit beiden Spaß.	D
Ich habe Sex mit Frauen und Männern, doch in meiner Phantasie überwiegt der Sex mit Frauen.	E
Ich bevorzuge Frauen und habe an Männern als Sexualpartner nur wenig Interesse.	F
Sexuell erregt werde ich ausschließlich von Frauen, und ich habe auch nur Sex mit Frauen.	G

Wenn es jedoch ein Problem für Sie ist, Ihre sexuelle Neigung mit anderen Bereichen Ihres Lebens in Einklang zu bringen, dann sollten Sie die Problemanalyse *Konflikte mit Hetero- und Homosexualität,* S. 64, zu Rate ziehen.

Auflösung zum Fragebogen Sexualwissen (S. 14)

Richtig: Fragen 2, 3, 5, 6, 8, 12, 17, 18

Falsch: Fragen 1, 4, 7, 9, 10, 11, 13, 14, 15, 16, 19, 20

GRAPHISCHE DARSTELLUNG

Benutzen Sie den Vordruck auf Seite 251 und tragen Sie das Ergebnis jedes Fragebogens ein, indem Sie den entsprechenden Punkt in der Wertskala ankreuzen. Wenn Sie die Punkte miteinander verbinden, erhalten Sie Ihr persönliches Sexualprofil.

Ziel dieser Aufgabe ist es, den Grad Ihrer sexuellen Befriedigung zu ermitteln. Sie werden wahrscheinlich feststellen, daß es neben Faktoren, die einer sexuellen Befriedigung förderlich sind, auch andere gibt, die diese eher behindern.

Ihre Ergebnisse aus den vier Fragenkomplexen *Psyche und Sex, Selbstvertrauen, Experimentierfreudigkeit* und *Sexualtrieb* lassen Rückschlüsse auf Ihre Grundeinstellung zum Sex zu. Hohe Ergebnisse zeigen an, daß Sie sexuell selbstsicher sind, niedrige Ergebnisse lassen dagegen vermuten, daß Sie in diesem Bereich gewisse Hemmungen oder nur sehr wenig Interesse am Sex haben. (Diese beiden Faktoren gehen oft Hand in Hand, hinter einem ständigen Desinteresse können sich in Wirklichkeit erhebliche Hemmungen verbergen.)

Sinnlichkeit, Kommunikation, Sexualtechniken und *Sexualwissen* beschäftigen sich mit jenen Aspekten Ihrer sexuellen Persönlichkeit, die etwas aussagen über Ihre Fähigkeit, sich einem Partner zu öffnen und ihm nahe zu sein, und über Ihre sexuellen Erfahrungen.

Niedrige Ergebnisse, gleichgültig in welchem Bereich des Sexualprofils, weisen auf Probleme hin. Ratschläge finden Sie in den Auswertungen am Ende jedes Fragebogens. Eine deutliche Unausgewogenheit bei Ihren Ergebnissen verlangt ebenfalls eine besondere Beachtung. So kann eine übertriebene Selbstsicherheit durchaus einen Mangel an sexuellen Techniken verdecken, oder auch die Unfähigkeit, die Gefühle des anderen zu verstehen.

DES SEXUALPROFILS

Es ist möglich, daß Sie in einem Bereich ein niedriges Ergebnis erzielen, ohne daß Ihnen bewußt ist, daß die Ursachen dafür in einem anderen Bereich liegen. Es ist zum Beispiel denkbar, daß Sie selbst trotz niedriger Ergebnisse im rechten Halbkreis sexuell befriedigt sind, Ihr Partner aber frustriert ist. So kann ein Mangel an sexuellem Selbstvertrauen oder eine verklemmte Einstellung zum Sex sehr wohl darin begründet sein, daß Sie nicht fähig sind, Ihrem Partner ein Gefühl von Wärme zu vermitteln. Das kann dann auch zu Schwierigkeiten beim Liebesakt führen. Solche Probleme zeigen sich in niedrigen Werten der entsprechenden Bereiche im linken Halbkreis.

Möglicherweise macht Ihnen ein niedriges Ergebnis im linken Halbkreis keinerlei Kopfzerbrechen, weil Ihnen diese Punkte weniger wichtig erscheinen als Ihrem Partner. Eine niedrige Punktzahl in den Fragebögen zu *Sexualtechniken* und *Sinnlichkeit* könnte zum Beispiel bedeuten, daß Sie in dem Glauben erzogen sind, der Mann müsse immer der aktive Partner sein. Viele Frauen ahnen nicht, wie positiv es sich auf ihre Beziehungen auswirken kann, wenn sie die Sexualität des Mannes besser verstehen lernen.

Auf den nachfolgenden Seiten finden Sie Profilbeispiele.

Profil A

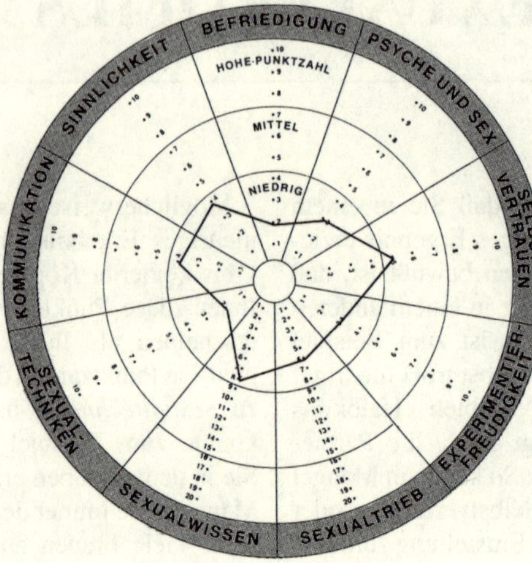

Es ist nicht verwunderlich, wenn A wenig Spaß am Sex hat. Sie wuchs in einer Familie auf, in der dieses Thema selten erwähnt wurde und nie offen zur Sprache kam. Ihr Sexualleben war nie sehr aktiv, aber sie hatte sich immer eingeredet, auch kein besonderes Interesse an Sex zu haben. Ihre Ergebnisse im rechten Halbkreis deuten darauf hin, daß nicht nur ein mangelndes Interesse vorliegt. Die niedrigen Punktzahlen in den Bereichen *Experimentierfreudigkeit* und *Psyche und Sex* beweisen, wie negativ ihre gesamte Einstellung zum Sex ist. Die natürlichen Wünsche und Sehnsüchte sind dermaßen unterdrückt, daß jeder Versuch, eine sexuelle Beziehung aufzubauen, von vornherein zum Scheitern verurteilt sein muß. Das Profil zeigt, daß A wenig eigene Aktivitäten in ihre Liebesbeziehungen einbringt.

Die Problemanalysen *Mangelndes Interesse,* S. 42, *Negative Einstellungen,* S. 44, und *Lustlosigkeit,* S. 50, könnten A Aufschluß darüber geben, ob ihr Sexualtrieb von Natur aus schwach ausgeprägt ist oder ob sie ihre Bedürfnisse unterdrückt, weil sie ihr Angst machen. Die entsprechenden Empfehlungen könnten ihr helfen, ihre Sexualität zu entwickeln oder wenigstens die sexuelle Antriebsschwäche zu überwinden, die ihr so oft Probleme bereitet hat.

Profil B

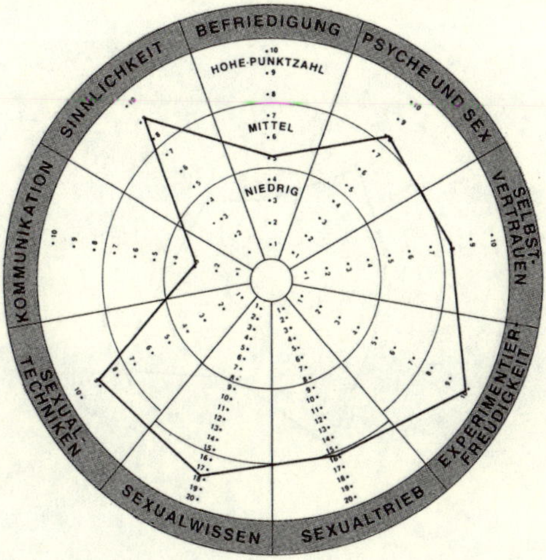

Die rechte Seite des Profils von B zeigt einen stark ausgeprägten Sexualtrieb und läßt wenig Schwierigkeiten erkennen, die linke weist sie als sinnliche und einfallsreiche Geliebte aus. Demgegenüber ist ihre Punktzahl im Bereich *Befriedigung* erstaunlich niedrig. Das muß in diesem Fall mit dem mangelnden Kommunikationsvermögen zusammenhängen. Tatsächlich hat B beim Geschlechtsverkehr noch nie einen Orgasmus erlebt, aber da sie sehr romantisch veranlagt ist und völlig unrealistische Sexvorstellungen hat, bringt sie es nicht fertig, mit Ihren Partnern darüber zu reden. Statt dessen stürzt sie sich von einer Liebesaffäre in die andere, immer in der Hoffnung, diesmal wie durch ein Wunder zum Orgasmus zu kommen.

Ganz eindeutig sind die Phantasievorstellungen, die B von Sex hat, nie bestätigt worden. Dieses Problem wird in den Kapiteln *Unerfüllte Erwartungen,* S. 46, und *Unfähigkeit zum Orgasmus,* S. 54, analysiert. Wenn B eine realistischere Einstellung zum Sex findet, kann sie ihr Problem angehen. Aber wenn sie wirklich einen gemeinsamen Nenner mit ihrem Partner finden will, muß sie auch an ihrer Kommunikationsfähigkeit arbeiten. *Wie man sich dem Partner mitteilt,* S. 171, kann ihr den Weg dazu ebnen.

Profil C

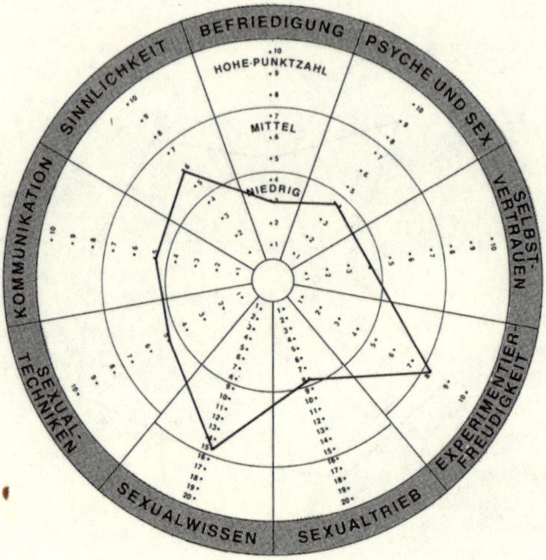

C ist verheiratet und hat zwei Kinder. Aus ihrer Punktzahl geht hervor, daß sie unbefriedigt ist, weil sie glaubt, ihr Sexualtrieb sei zu schwach ausgeprägt, so daß sie sich von ihrem Mann ständig unter Druck gesetzt fühlt. Einerseits zeigt sie sich ziemlich aufgeschlossen, doch die Punktzahlen, aus denen ihre Grundeinstellung zum Sex hervorgeht, sind wiederum ziemlich niedrig. Dies läßt auf eine gewisse Ambivalenz ihrer sexuellen Gefühle schließen. C hatte immer sehr enge emotionale Beziehungen zu Frauen. Aber erst nach ihrer Heirat hat sie sich widerstrebend eingestehen müssen, daß sie sich sexuell mehr zu Frauen als zu Männern hingezogen fühlt.

Die Problemanalysen mit dem Titel *Konflikte mit Hetero- und Homosexualität,* S. 64, und das Kapitel über *Lesbische Liebe,* S. 150, könnten C helfen, zu ihren Empfindungen zu stehen. Falls sie jedoch an ihrer Ehe festhalten will, muß sie mit ihrem Partner einen Kompromiß zustande bringen, der ihren unterschiedlichen Einstellungen zum Sex gerecht wird. Das Kapitel *Bereicherung des Sexuallebens,* S. 68, könnte dazu verhelfen, mit ihrem Partner eine Beziehung aufzubauen, die nicht ausschließlich auf sexueller Befriedigung durch den Geschlechtsverkehr beruht.

Profil D

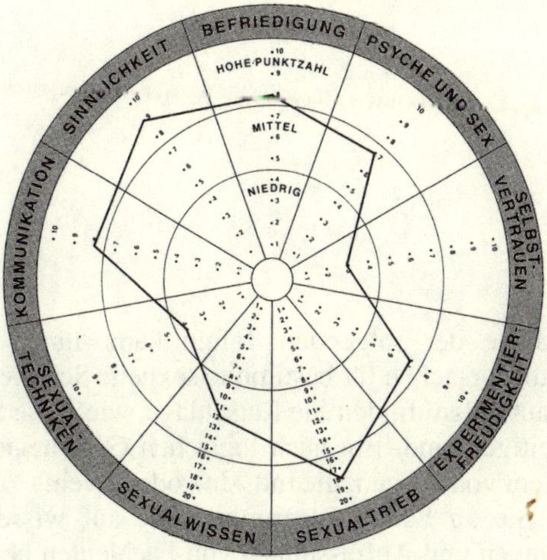

D erlebt gerade ihre erste sexuelle Beziehung. Sie ist ein zurückhaltendes Mädchen, hatte wenig Freunde und war in puncto Sex ein »Spätzünder«. Zu ihrer eigenen Überraschung hat sie sehr viel Spaß am Sex, daher die hohe Punktzahl in der Rubrik *Befriedigung*. Doch ist sie noch unerfahren, wie aus den mittleren bis niedrigen Ergebnissen in den Bereichen *Sexualwissen* und *Sexualtechniken* hervorgeht.

Da die übrigen Punktzahlen im linken »aktiven« Halbkreis hoch sind und die Werte im rechten Halbkreis auf eine sehr positive Einstellung zum Sex hindeuten, sollte sie eigentlich trotz ihres noch geringen Selbstvertrauens auf die Dauer glückliche sexuelle Beziehungen erreichen.

Die Auswertung des Profils kann D klarmachen, daß sie gute Aussichten auf sexuelles Wohlbefinden hat. Darum braucht sie nicht ein so geringes Selbstvertrauen zu haben. Theoretisches Wissen kann sie in den Kapiteln *Die Gefühlswelt des Mannes,* S. 179, und *Bereicherung des Sexuallebens,* S. 68, erwerben. Ihr Selbstbewußtsein läßt sich vielleicht mit Ratschlägen aus dem Kapitel *Geringes Selbstwertgefühl,* S. 48, aufbessern.

Jede der folgenden Tafeln kann Ihnen Hilfestellung geben, um die Ursachen für bestimmte sexuelle Schwierigkeiten aufzudecken; außerdem finden Sie Ratschläge, wie diese Schwierigkeiten zu beseitigen sind. Ein nach logischen Gesichtspunkten aufgebautes System von Fragen, die mit »Ja« oder »Nein« zu beantworten sind, führt Sie zu Schlußfolgerungen, die auf wissenschaftlichen Untersuchungen und Auffassungen von Fachleuten beruhen. Beginnen Sie stets mit der ersten Frage und folgen Sie den Anweisungen bis zum Endpunkt, der Ihren besonderen Lebensumständen entspricht. Hier finden Sie entweder kurzgefaßte Ratschläge oder, was weitaus häufiger geschieht, Sie werden auf diejenigen Teile und Abschnitte des Buches verwiesen, in denen das jeweilige Problem ausführlicher behandelt wird und Selbsthilfeprogramme angeboten werden. Folgen Sie in jedem Fall den Querverweisen, um alle Aspekte Ihres Problems sowie die dazugehörigen Problemlösungen kennenzulernen. In einigen Fällen wird Ihnen auch empfohlen, die Problemanalysen zu ähnlich gelagerten Schwierigkeiten zu Rate zu ziehen oder sich eventuell an einen Arzt oder Therapeuten zu wenden.

2

PROBLEM-ANALYSEN

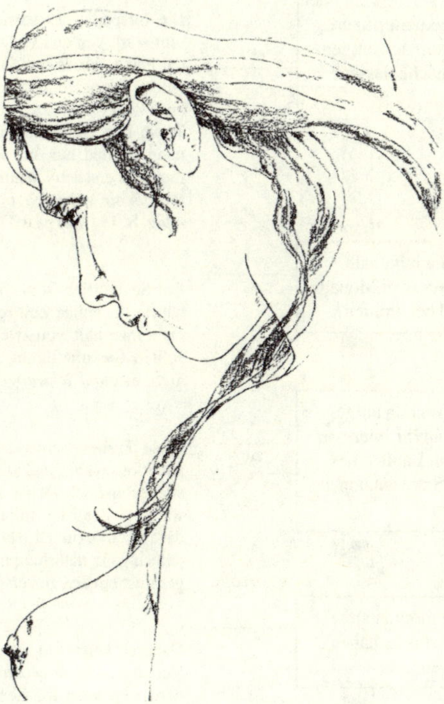

MANGELNDES INTERESSE

Hatten Sie früher mehr Interesse an Sex als heute?

JA → **Sind Sie seit geraumer Zeit ohne sexuellen Partner?**

JA → Bei vielen Frauen schwankt das Verlangen nach Sex je nach gebotener Gelegenheit: je weniger sie bekommen, um so weniger wollen sie haben. Aber es kann auch das Gegenteil eintreten: Ihr sexuelles Verlangen steigt an, wenn Sie mehr sexuelle Aktivität entwickeln können.

NEIN ↓

Sind Sie gelangweilt oder hat Ihr sexuelles Interesse an Ihrem derzeitigen Partner nachgelassen?

JA → Die Intensität des sexuellen Verlangens hängt sehr stark von den Gefühlen zu einer bestimmten Person ab. Wenn Sie sich nicht wirklich zu einem Partner hingezogen fühlen, werden Sie auch kein großes sexuelles Interesse aufbringen. Wenn Ihre Beziehung aber sonst noch in Ordnung ist und nur auf sexuellem Gebiet etwas monoton erscheint, dann könnte Ihnen das Kapitel *Tun sie etwas für ihre Partnerschaftsbeziehung,* S. 191, ein paar Tips geben.

NEIN ↓

Haben Sie innerhalb der letzten zwei Monate ein Kind bekommen?

JA → Der Sexualtrieb ist nach einer Schwangerschaft häufig für einige Zeit reduziert. Wenn sich das nicht innerhalb von zwei Monaten normalisiert, sollten Sie mit Ihrem Arzt darüber sprechen. *Siehe Sex und Schwangerschaft,* S. 209.

NEIN ↓

Ist Ihnen schon aufgefallen, daß Ihr Interesse an Sex im Laufe eines Monats Schwankungen unterliegt?

JA → Viele Frauen bemerken während ihres Menstruationszyklus, daß ihr Sexualtrieb regelmäßig stärker und schwächer wird. Oft ist er vor und während der Menstruation am stärksten, aber das ist individuell sehr verschieden. Es ist jedoch ganz natürlich, mal mehr und mal weniger Lust am Sex zu verspüren.

NEIN ↓

Sind Sie momentan sehr deprimiert oder haben Sie Sorgen?

JA → Dadurch verringert sich fast stets das sexuelle Verlangen, doch wenn es Ihnen besser geht, wird sich auch Ihr Sexualtrieb wieder stärker melden. Sollte das innerhalb weniger Wochen nicht der Fall sein, sprechen Sie mit Ihrem Arzt.

NEIN ↓

(Hatten Sie früher mehr Interesse an Sex als heute?) NEIN ↓

NEIN NEIN

Müssen Sie regelmäßig irgendwelche Medikamente einnehmen?

JA

Einige Arzneimittel (besonders solche gegen hohen Blutdruck und gegen Schlaflosigkeit) können das sexuelle Verlangen beeinträchtigen. Sprechen Sie mit Ihrem Arzt. Er kann Ihnen vielleicht ein Medikament mit geringeren Nebenwirkungen verschreiben.

NEIN

Trinken Sie viel Alkohol?

JA

Kleine Mengen Alkohol steigern das sexuelle Verlangen. Wenn Sie dagegen regelmäßig viel Alkohol konsumieren, dann ist es wahrscheinlich, daß Ihr Sexualtrieb nachläßt, und es wird schwieriger für Sie, zum Orgasmus zu kommen. Versuchen Sie, den Alkoholgenuß einzuschränken.

NEIN

Können Sie bei sich mehr als zwei der folgenden Symptome feststellen: trockenes, ausfallendes Haar; trockene, lederartige Haut; Energiemangel und Appetitlosigkeit; erhöhte Kälteempfindlichkeit?

JA

Bei Ihnen könnte eine Schilddrüsenunterfunktion vorliegen, wodurch Ihr Sexualtrieb und Ihre geistige und körperliche Energie beeinträchtigt werden. Konsultieren Sie Ihren Arzt. So etwas läßt sich relativ einfach und wirksam behandeln.

NEIN

Hat Ihr Sexualtrieb in den Wechseljahren nachgelassen?

JA

Es besteht kein unmittelbarer Zusammenhang zwischen den Wechseljahren und verringertem Sexualtrieb. Die meisten Frauen bemerken überhaupt keinen Unterschied, bei einigen steigert sich das sexuelle Verlangen sogar. Wenn Ihr Interesse an Sex nachläßt, dann hat das wohl eher mit Ihrer Einstellung zum Älterwerden oder zum Verlust Ihrer Fruchtbarkeit zu tun als mit den körperlichen Gegebenheiten des Klimakteriums. Sehen Sie sich die Problemanalyse *Sex und Alter*, S. 56, an.

NEIN NEIN

Irritiert Sie Ihre Lustlosigkeit, weil der Sexualtrieb Ihres Partners viel stärker ausgeprägt ist als Ihr eigener, oder weil Sie das Gefühl haben, daß Ihnen etwas entgeht, was den meisten Menschen Spaß macht.

JA

Siehe *Unterschiedlich starker Sexualtrieb,* S. 175. Dort finden Sie Hinweise, wie Sie Ihr sexuelles Verlangen anregen und auf diesem Gebiet die Kluft zwischen sich und Ihrem Partner überbrücken können.

NEIN

Die Intensität des Sexualtriebs ist kein Maßstab für Ihre Befriedigung. Auch hier ist Qualität viel wichtiger als Quantität. Jeder hat unterschiedliche Bedürfnisse, aber wenn Sie und Ihr Partner dennoch auf Ihre Kosten kommen, dann ist Ihr Sexualleben in Ordnung.

NEGATIVE EINSTELLUNGEN

Fürchten Sie sich vor dem Geschlechtsverkehr oder meiden Sie ihn ganz, weil Sie Angst haben, er könnte wehtun oder Sie körperlich verletzen?

JA → Hatten Sie erst kürzlich Geschlechtsverkehr, der schmerzhaft für Sie war?

JA → Siehe Problemanalyse *Schmerzen beim Geschlechtsverkehr*, S. 58.

NEIN → Sex sollte weder schmerzhaft noch unangenehm sein. Unter Penetrationsangst, S. 52, werden Ihnen die Ursachen für Ihre Angst erläutert und Vorschläge angeboten, wie Sie sie überwinden könnten.

NEIN → Hat man Ihnen als Kind beigebracht, Sex wäre etwas Schmutziges, dessen man sich schämen muß?

JA → Sind Sie so fest davon überzeugt, daß Sex etwas Unmoralisches ist, daß Sie stets jeder sexuellen Beziehung aus dem Weg gegangen sind?

JA → Das fünfte Kapitel dieses Buches mit dem Titel *Die alleinstehende Frau* gibt Ratschläge, wie Sie einen Partner finden und eine Beziehung aufbauen können. Aber vielleicht brauchen Sie auch die Hilfe eines Therapeuten, um akzeptieren zu lernen, daß Sie – wie jeder Mensch – das Recht auf sexuellen Genuß haben, ohne deshalb Schuldgefühle empfinden zu müssen.

NEIN → Haben Sie das Gefühl, daß bei Ihnen irgend etwas sexuell nicht stimmt?

JA → Machen Sie sich Gedanken darüber, ob Sie vielleicht keine »gute« Liebhaberin sind?

JA → Es bedarf keiner besonderen Zauberformel, um im Bett »gut« zu sein. Sie müssen nur selbst Spaß daran haben und die Sexualität Ihres Partners verstehen. Informieren Sie sich unter *Wege zu einem besseren Sexualleben*, S. 67, und *Die Gefühlswelt des Mannes*, S. 179.

NEIN → Stört es Sie, nackt gesehen zu werden, etwa weil Sie sich für unattraktiv halten?

JA → Was Sie als Mängel ansehen, hält Ihr Partner an Ihnen vielleicht für besonders liebenswerte Eigenarten. Die Übungen im Abschnitt *Kennenlernen des eigenen Körpers*, S. 111, sollen Sie entspannter machen und auf Ihren Partner besser einstellen.

NEIN ↓

NEIN

Empfinden Sie genitale Absonderungen und Gerüche als unangenehm oder gar ekelerregend?

JA → **Geht Ihnen peinliche Sauberkeit über alles?**

JA → Vielleicht sehen Sie Sex in einem Zusammenhang mit Ausscheidungen (tatsächlich sind beide Systeme streng getrennt), deshalb halten Sie Sex für etwas »Schmutziges«. Das Kapitel *Abbau von Hemmungen,* S. 97, sollte Ihnen eine positivere Einstellung vermitteln.

NEIN → **Sind es Ihre eigenen vaginalen Sekrete und Gerüche, die Sie am meisten verunsichern?**

JA → Vorausgesetzt, Sie duschen oder baden täglich, dann sollte der leichte natürliche Geruch der Vagina eigentlich eher erregend auf Ihren Partner wirken. Nur wenn Sie an einer Infektion leiden (das macht sich dann aber auch durch andere Symptome bemerkbar), kann der Geruch abstoßend sein. Geringfügige Absonderungen sind normal, und sie nehmen zu, wenn sie sexuell erregt sind. Haben Sie trotzdem Bedenken, so fragen sie Ihren Partner, ob ihm der Geruch, der Sie stört, ebenfalls unangenehm ist.

NEIN → Wenn Ihnen Ihr ständiger Partner keine Sauberkeitsprobleme macht (andernfalls sollten Sie offen darüber sprechen), wäre es gut möglich, daß Ihre Abneigung vor sexuellen Sekreten und Gerüchen von der unbewußten Vorstellung herrührt, Sex sei etwas Schmutziges. Siehe *Abbau von Hemmungen,* S. 97.

NEIN → **Haben Sie Angst, schwanger zu werden, obwohl Sie eine verläßliche Verhütungsmethode anwenden?**

JA → Wenn Sie eine sichere Empfängnisverhütung praktizieren (siehe *Empfängnisverhütung,* S. 202), brauchen Sie eigentlich keine Sorgen zu haben. Manchen Frauen macht allerdings Geschlechtsverkehr erst richtig Spaß, wenn wenigstens ein kleines Risiko einer Schwangerschaft besteht. Der Abschnitt *Furcht vor Schwangerschaft,* S. 100, geht darauf näher ein.

NEIN → **Haben Sie Angst, während des Geschlechtsverkehrs die Kontrolle über sich selbst zu verlieren und dann haltlos oder abstoßend zu wirken?**

JA → Wenn Sie es immer als erstrebenswert angesehen haben, Ihre Gefühle unter Kontrolle zu halten, fällt es Ihnen sicher auch schwer, sich sexuell gehen zu lassen. Der Abschnitt *Bejahen Sie Ihre Sexualität,* S. 97, kann Ihnen dabei helfen.

NEIN → Jeder Mensch hat irgendwelche Hemmungen und Komplexe, aber sie müssen das Sexualleben nicht zwangsläufig beeinträchtigen. Wenn Sie für Sex weniger aufgeschlossen sind als Sie (oder Ihr Partner) wünschen, oder wenn Sie nicht so viel Freude am Sex haben, werden Ihnen die Problemanalysen *Unerfüllte Erwartungen,* S. 46, und *Lustlosigkeit,* S. 50, erklären, was Sie dagegen tun können.

UNERFÜLLTE ERWARTUNGEN

Haben Sie nur geringe oder überhaupt keine sexuellen Erfahrungen?

JA

NEIN

Haben Sie gerade einen neuen Sexualpartner?

JA

Sex wird eigentlich durch Übung immer besser, da man sich selbst und die Reaktionen des Partners besser kennen und verstehen lernt. Je lockerer Sie mit Ihrem Partner über Ihre sexuelle Beziehung und Ihre Gefühle reden können, um so schneller werden Sie lernen, Ihre gegenseitigen Bedürfnisse zu befriedigen. Lesen Sie *Wie man sich dem Partner mitteilt,* S. 171, wenn Sie Schwierigkeiten haben, offen über Sex zu sprechen.

NEIN

Fühlen Sie sich niedergeschlagen, wenn Ihr Orgasmus nicht so intensiv ist, wie er sein sollte, oder wenn Sie beim Geschlechtsverkehr nicht immer zum Höhepunkt kommen?

JA

Sind Sie über die Qualität Ihres Orgasmus enttäuscht?

JA

Vielleicht liegt es daran, daß Sie – wie viele Frauen – einen vaginalen Orgasmus weniger intensiv empfinden als einen durch Masturbation erreichten Höhepunkt. Lesen Sie *Der Weg zum Orgasmus,* S. 140.

NEIN

Wenn Sie selten oder nie zum Höhepunkt kommen, lesen Sie *Unfähigkeit zum Orgasmus,* S. 54.

NEIN

Ist Ihr Sexualleben in Routine und Alltag erstickt oder war es nie sehr aufregend?

JA

In *Tun Sie etwas für Ihre Partnerschaft,* S. 191, wird das Problem der Langeweile in einer langjährigen Beziehung behandelt. Lesen Sie auch *Bereicherung des Sexuallebens,* S. 68. Dort erfahren Sie, wie Sie wieder etwas frischen Wind in Ihre Zweierbeziehung bringen können.

NEIN

Glauben Sie, Sex könnte besser sein, wenn Ihr Partner leistungsfähiger wäre? Hat er beispielsweise Erektionsprobleme oder ejakuliert er zu früh?

JA

Selbstverständlich beeinflussen die Schwierigkeiten Ihres Partners Ihre eigenen sexuellen Empfindungen. *Die Gefühlswelt des Mannes,* S.179, diskutiert die häufigsten Probleme von Männern und macht Vorschläge, wie Sie Ihre sexuelle Beziehung verbessern können.

NEIN

NEIN

Haben Sie das »Petting« bei Ihren ersten sexuellen Begegnungen grundsätzlich als lustvoller empfunden als den Geschlechtsverkehr?

JA

»Petting« und Vorspiel bringen den meisten Frauen schon jene körperliche Intimität, die für sie das Schönste am Sex ist. Wenn das Liebesspiel kurz ist und der Geschlechtsverkehr zu schnell vollzogen wird, fühlen sie sich enttäuscht. Die Lösung besteht darin, daß die Frau die Initiative übernimmt und das sexuelle Zusammensein mehr ausdehnt und intimer gestaltet. Siehe *Streichelspiele*, S. 123.

NEIN

Sind Sie der Meinung, Ihr Partner sollte wissen, was Ihnen Spaß macht, ohne daß Sie es ihm sagen müssen?

JA

Das läßt auf Ihre romantische Natur schließen, aber in Sachen Sex ist es besser, ganz realistisch zu sein. Sie sollten selber etwas unternehmen und nicht immer erwarten, daß alles von vornherein perfekt ist. *Wie man sich dem Partner mitteilt,* S. 171, gibt Ihnen Ratschläge, wenn es Ihnen schwerfällt, über Sex zu reden oder Ihrem Partner zu sagen, was Sie mögen oder nicht mögen.

NEIN

Ist Ihr Partner nicht so liebevoll, fürsorglich und aufgeschlossen, wie Sie es gern möchten?

JA

Für die meisten Frauen ist die emotionale Seite einer Beziehung mindestens ebenso wichtig wie die körperliche *Angst vor Intimität,* S. 101, spricht die Schwierigkeiten an, die manche Frauen haben, ihre Empfindungen und Gefühle auszudrücken. Wenn mehr Vertrautheit entsteht, wird Ihre Beziehung viel erfüllter.

NEIN

Die meisten Frauen können Sex nur dann richtig genießen, wenn sie sich ihrer Gefühle für ihren Partner sicher sind. Ist das nicht der Fall, verläuft auch meist die ganze Beziehung enttäuschend. Versuchen Sie, Ihre Beziehung in allen Lebensbereichen zu verbessern und bestehenden Problemen nicht auszuweichen, dann wird auch Ihr Sexualleben reicher. Die Fragebögen *Passen Sie zueinander?*, S. 158, und *Sind Sie mit Ihrem Sex-Leben zufrieden?*, S. 165, werden Ihnen dabei helfen.

GERINGES SELBSTWERTGEFÜHL

Haben Sie ständig das Gefühl, sexuellen oder auch anderen Anforderungen nicht gewachsen zu sein?

JA → Fühlen Sie sich häufig befangen und minderwertig?

JA → Sind Sie in einer eher kontaktarmen Umgebung aufgewachsen, vielleicht weil Ihre Eltern nur wenige oder gar keine Freunde hatten?

JA → Wahrscheinlich hatten Sie kaum Gelegenheit, die sozialen Fähigkeiten zu erlernen, die den Menschen helfen, gute sexuelle Beziehungen einzugehen. Siehe *Soziale Kommunikation und Sexualität,* S. 227.

NEIN → Wurden Sie in Ihrer Kindheit sehr oft von Ihren Eltern kritisiert, so daß Sie das Gefühl hatten, es ihnen nie recht machen zu können?

JA → Wahrscheinlich leiden Sie seit Ihrer Jugend unter einer Art Minderwertigkeitsgefühl. Siehe dazu *Steigerung des Selbstwertgefühls,* S. 103.

NEIN → Haben Sie sich immer als unattraktiv angesehen?

JA → Wurden Sie in Ihrer Jugend gehänselt, weil Sie zum Beispiel eine Brille tragen mußten oder zu dick waren?

JA → Auch wenn Sie sich für nicht besonders attraktiv halten, so versuchen Sie doch einmal, sich ganz objektiv zu betrachten. Der Absatz *Besser aussehen,* S. 105, soll Sie ermutigen, Ihr Aussehen zu verbessern, aber auch zu Ihren Unzulänglichkeiten zu stehen.

NEIN → Hatten Sie in Ihrer Jugend Konkurrenzgefühle gegenüber einer älteren Schwester oder Freundin, die attraktiver war als Sie?

JA → Wahrscheinlich haben Sie die Überzeugung verinnerlicht, in allem nur zweite Wahl zu sein; deshalb haben Sie Angst, auch auf sexuellem Gebiet zurückgesetzt zu werden. Im Kapitel *Steigerung des Selbstwertgefühls,* S. 103, können Sie lernen, sich so zu akzeptieren, wie Sie sind, und sich nicht mit anderen zu Ihrem Nachteil zu vergleichen.

NEIN ↓

NEIN

NEIN

Sind Sie mit Ihrem Körper unzufrieden? Haben Sie beispielsweise das Gefühl, Ihr Busen sei zu klein oder zu groß, oder glauben Sie, sonst irgendwelche körperlichen Mängel zu haben?

JA

Das Kapitel *Kennenlernen des eigenen Körpers,* S. 111, soll Ihnen helfen, sich dessen bewußt zu werden, daß Sie nicht irgendeinem Schönheitsideal nacheifern müssen, um anziehend zu wirken. Bekennen Sie sich zu Ihrem Aussehen, dann werden Sie erleben, daß auch die anderen nichts daran auszusetzen haben.

NEIN

Sind Sie oft eifersüchtig, obwohl Ihnen Ihr Partner absolute Treue versichert?

JA

Das Kapitel *Eifersucht,* S. 200, wird für Sie hilfreich sein. Außerdem erläutert das Kapitel *Steigerung des Selbstwertgefühls,* S. 103, die Unsicherheitsgefühle, die wahrscheinlich Ihr Problem verursachen.

NEIN

Haben Sie in letzter Zeit eine schwere Niederlage im Beruf einstecken müssen? Ist Ihnen gekündigt worden oder hat man Sie für irgendeinen schwerwiegenden Fehler verantwortlich gemacht?

JA

Sexuelles Selbstwertgefühl hängt stark von Erfolg oder Mißerfolg in anderen Bereichen ab. Wenn Sie beruflich wieder Boden unter den Füßen haben, wird auch Ihr sexuelles Selbstvertrauen zurückkehren. Einige Ratschläge finden Sie in dem Abschnitt *Bewältigung von gelegentlichen Rückschlägen,* S. 104.

NEIN

Sind Sie deprimiert – weil vielleicht eine Beziehung auseinandergegangen ist – oder gibt es keinen besonderen Anlaß?

JA

Bedrückt Sie das Auseinanderbrechen der Beziehung oder die Entdeckung, daß Ihr Partner untreu geworden ist?

JA

Gestehen Sie sich eine »Trauerzeit« von mehreren Wochen oder sogar Monaten zu. So lange braucht Ihr angeschlagenes Selbstwertgefühl, bis es sich erholt hat. Siehe *Bewältigung von gelegentlichen Rückschlägen,* S. 104, *Untreue,* S. 195 , und *Eifersucht,* S. 200.

NEIN

Auch wenn Sie keinen besonderen Anlaß herausfinden konnten, warum Sie sich im Augenblick sexuell unwohl fühlen, kann Ihnen doch das Kapitel *Steigerung des Selbstwertgefühls,* S. 103, helfen, Ihr Selbstvertrauen wiederherzustellen.

NEIN

Wenn Ihre Depression aufhört, spüren Sie auch wieder, daß Sie ein wertvoller Mensch sind. Wenn ihre Niedergeschlagenheit aber bestehen bleibt, sollten Sie mit Ihrem Arzt sprechen. Siehe auch *Bewältigung von gelegentlichen Rückschlägen,* S. 104.

LUSTLOSIGKEIT

Haben Sie schon einmal erlebt, daß Sex mit einem Partner Freude machen kann?

JA · NEIN

Sind Sie mit Ihrer sexuellen Reaktion zufrieden, wenn Sie mit Ihrem Partner zusammen sind?

JA · NEIN

Haben Sie in den letzten zwei Monaten ein Baby bekommen?

NEIN · JA

Kann es vielleicht sein, daß Ihr Partner aus Unerfahrenheit immer zu schnell in Sie eindringt, noch ehe Sie richtig erregt sind?

JA

Vielleicht weiß er nicht so recht, wie er Sie am besten erregen kann. Dann ist es Ihre Aufgabe, ihm zu erklären, wie Ihr Körper reagiert. Dabei können Ihnen die Selbsterfahrungs-Übungen im Kapitel *Kennenlernen des eigenen Körpers,* S. 111, nützlich sein. Das Kapitel *Lust zu zweit,* S. 121, sollten Sie dann gemeinsam durchgehen, weil hier Partner-Übungen beschrieben sind, die Ihnen beiden helfen, Ihr sexuelles Zusammensein zu genießen.

War die Sexualität mit Ihrem Partner schon immer eine Enttäuschung für Sie? Finden Sie, daß Ihr Partner ein eher phantasieloser oder unzulänglicher Liebhaber ist?

JA · NEIN

Glauben Sie, Sie müßten eine »Superfrau« sein, die Haushalt, Familie und Beruf einfach so mit der linken Hand schafft, der man es dann aber auch nicht übelnehmen darf, wenn sie abends ins Bett sinkt und nur noch schlafen will?

JA · NEIN

NEIN

Nach sexueller Erregung keine Lust zu haben ist nach einer Geburt ganz natürlich (siehe *Sex und Schwangerschaft,* S. 209), jedoch sollten sich die Probleme nach einigen Monaten von selbst gelöst haben. Ist das nicht der Fall, dann sollten Sie mit Ihrem Arzt darüber sprechen. Da die natürliche Sekretion der Scheide nach einer Geburt vorübergehend nachlassen kann, sollten Sie gegebenenfalls zunächst ein Gleitmittel benutzen.

Fortgesetzte Enttäuschungen können bei einem Menschen alle sexuellen Empfindungen abtöten. Wenn Sie ein bestimmtes Problem haben – etwa Schwierigkeiten beim Orgasmus –, dann ziehen Sie entsprechende Problemanalysen zu Rate. Es ist jedoch ebenso wichtig, daß Sie mit Ihrem Partner über die Unzufriedenheit sprechen. Das Kapitel *Die Gefühlswelt des Mannes,* S. 179, gibt Ihnen einen Einblick in alle Probleme, die er in seiner Rolle als Liebhaber haben könnte.

Ein glückliches Sexualleben kostet Zeit und Energie. Wenn Ihnen Ihre Partnerschaft etwas wert ist, müssen Sie notfalls Opfer bringen, damit gegenseitiges Verstehen und Liebe mehr Platz bekommen. Lesen Sie im Abschnitt *Gelegentliche Reaktionsunfähigkeit,* S. 121, nach. Es kann natürlich auch sein, daß Ihr Lebensstil Ihnen eine legitime Entschuldigung dafür bietet, einer sexuellen Beziehung, an der Sie nie Freude hatten, aus dem Weg zu gehen. Wenn Sie vermuten, daß dies zutreffen könnte, dann lesen Sie den Abschnitt *Bejahen Sie Ihre Sexualität,* S. 97.

NEIN

NEIN

Schwankt Ihre sexuelle Ansprechbarkeit, so daß Sie manchmal sehr viel weniger leicht erregbar sind als in der übrigen Zeit?

JA → Viele Frauen bemerken ein Absinken ihrer Lust auf Sex zu einem bestimmten Zeitpunkt ihres monatlichen Zyklus – meist in der Mitte. Auch Erschöpfung, Streß, Depression und bestimmte Drogen können vorübergehend Ihre sexuelle Ansprechbarkeit vermindern. Erkundigen Sie sich bei Ihrem Arzt nach den möglichen Nebenwirkungen der Medikamente, die Sie einnehmen.

NEIN → Vielleicht besteht Ihr Problem darin, daß eine langdauernde Beziehung langweilig geworden ist. Wenn es so ist, befassen Sie sich mit dem Kapitel *Tun Sie etwas für Ihre Partnerschaftsbeziehung,* S. 191. Aber den meisten Frauen, die sich von einem bestimmten Partner sexuell nicht erregt fühlen, fehlt die nötige emotionale Vertrautheit. Unausgesprochener Ärger oder heimlicher Groll auf den Partner können zur Folge haben, daß Sie sexuell »abschalten«. Der Fragebogen *Passen Sie zueinander?,* S. 158, zeigt Ihnen vielleicht einen Weg, wie Sie Ihre Partnerschaft verbessern können.

Denken Sie während des Liebesaktes ausschließlich daran, wie Sie Ihren Partner befriedigen können, statt zu versuchen, daß auch Sie zu Ihrer sexuellen Befriedigung kommen?

JA → Das deutet darauf hin, daß Sie beim Sex Schuldgefühle haben, die allerdings geringer werden, wenn Sie sich einreden, Sex sei eine Pflicht und kein Vergnügen. Ihr übermäßig ausgeprägter Wunsch, es dem Partner recht zu machen, läßt außerdem darauf schließen, daß Sie sich Männern gegenüber ganz allgemein unsicher fühlen. Die Übungen im Kapitel *Selbstbefriedigung,* S. 116, können Ihnen dabei helfen, Sexualität frei von Schuldgefühlen zu genießen. Studieren Sie dann den Abschnitt *Bejahen Sie Ihre Sexualität,* S. 97. Was Sie daraus lernen, können Sie schließlich festigen, indem Sie im Kapitel *Steigerung des Selbstwertgefühls,* S. 103, sich sagen lassen, wie Sie selbstsicherer werden können und daß Sie – dies vor allem – ein Recht auf sexuelles Glück haben.

NEIN

Wurden Sie so erzogen, daß Sie Ihren Körper und sexuelle Betätigungen nur mit Scham und Schuldgefühlen erleben können?

JA → Bevor Sie sich einem Partner wirklich ganz öffnen, müssen Sie erst einmal Ihre Vorstellungen von Sexualität gründlich ändern: Sex ist eine Quelle der Freude und kann die innigsten Bindungen schaffen zwischen zwei Menschen, die sich lieben. Die Selbsterfahrungs-Übungen im Kapitel *Kennenlernen des eigenen Körpers,* S. 111, und die Partner-Übungen im Kapitel *Lust zu zweit,* S. 121, sind die ersten praktischen Schritte, die Sie unternehmen sollten. Schlagen Sie auch einmal bei *Abbau von Hemmungen,* S. 97, nach.

NEIN

Waren Sie schon immer sexuell uninteressiert?

JA → Wenn Sie tatsächlich keinerlei Interesse am Sex verspüren, sollten Sie doch einmal Hilfe von Fachleuten in Anspruch nehmen, um herauszufinden, wodurch Sie sexuell so total blockiert sind. Es wäre zum Beispiel denkbar, daß Sie davor Angst haben, mit einem anderen Menschen richtig vertraut zu werden. Lesen Sie auch den Abschnitt *Andauernde Reaktionsunfähigkeit,* S. 122.

NEIN → Ihre Hauptschwierigkeit besteht wahrscheinlich in Ihrem geringen Interesse (siehe *Mangelndes Interesse,* S. 42) und nicht so sehr in mangelnder Erregbarkeit. Das muß nicht problematisch sein, wenn auch Ihr Partner kein übermäßiges Interesse an Sex hat. Ist aber sein Sexualtrieb viel stärker ausgeprägt als Ihrer, dann kann Ihnen das Kapitel, *Unterschiedlich starker Geschlechtstrieb,* S. 175, vielleicht helfen.

PENETRATIONS-ANGST

Haben Sie schon versucht, Geschlechtsverkehr zu machen, bei dem die Penetration nicht gelang?

JA

Lag das daran, daß Ihr Partner keine Erektion erreichen oder aufrecht-erhalten konnte?

NEIN

JA

Siehe unter *Erektionsprobleme*, S.182.

NEIN

Löst der Gedanke an Geschlechtsverkehr bei Ihnen so starke Angst aus, daß sich Ihre Scheide verkrampft und Sie die Beine zusammenklemmen, wenn Sie in der Genitalgegend berührt werden?

JA

Eine starke Furcht vor der Penetration rührt meist von Unwissenheit über die Sexualität her oder von Ängsten, die oft unbewußt bleiben und meist die Folge seelischer Verletzungen durch schlimme sexuelle Erfahrungen sind. Wenn Sie sich selbst innerlich davon überzeugen können, daß eine Penetration nicht schmerzhaft sein muß, dann wird auch die als Vaginismus bekannte reflexartige Reaktion verschwinden, und Ihre Scheide braucht sich gegen Berührungen nicht mehr zu verkrampfen. Die Übungen im Kapitel *Überwindung der Penetrationsangst,* S. 133, werden Ihnen dabei helfen.

NEIN

Haben Sie Angst, weil Sie noch nie Geschlechtsverkehr hatten und glauben, es würde weh tun?

JA

Benutzen Sie Tampons?

JA

Die Übersicht *Ihre erste sexuelle Erfahrung,* S. 232, soll Ihnen über Ängste hinweghelfen, besonders dann, wenn auch Ihr Partner sexuell unerfahren ist.

NEIN

Wenn Ihnen Ihr eigener Körper noch nicht gut vertraut ist, helfen Ihnen die Übungen im Kapitel *Kennenlernen des eigenen Körpers,* S. 111, über Sorgen und Ängste hinweg. Wenn Sie dann immer noch Lampenfieber haben, lesen Sie *Ihre erste sexuelle Erfahrung,* S. 232.

NEIN

NEIN

Hat Ihnen irgendwann einmal der Geschlechtsverkehr wehgetan, und befürchten Sie nun, daß sich diese schlechte Erfahrung wiederholt?

JA → **Hatten Sie im letzten Monat Schmerzen beim Geschlechtsverkehr?**

JA → Lesen Sie die Problemanalyse *Schmerzen beim Geschlechtsverkehr,* S. 58. Dieses Problem hat meist Ursachen, die vorübergehen und gut zu behandeln sind.

NEIN → **Haben Sie die Schmerzen beim Geschlechtsverkehr erst, nachdem Sie in die Wechseljahre gekommen sind?**

JA → Die natürliche Sekretion der Scheide verringert sich manchmal während des Klimakteriums. Dann kann die Trockenheit in der Scheide Schmerzen verursachen. Ihr Arzt wird Ihnen entweder eine Östrogencreme oder auch eine Hormonbehandlung verordnen (siehe *Sex und Alter,* S. 56). Bis dahin sollten Sie eine Gleitcreme benutzen.

NEIN → Ihr Körper versucht sich automatisch davor zu schützen, daß sich schmerzhafte oder seelisch verletzende Erlebnisse wiederholen, auch wenn Ihnen rational durchaus klar ist, daß Sex nicht weh tun muß. Die Übungen, die Sie vom Vaginismus befreien sollen (*Überwindung der Penetrationsangst,* S.133), zeigen Ihnen, wie Sie sich allmählich entspannen und auf die Penetration vorbereiten können.

NEIN → **Wenn Sie sich sexuellen Phantasien hingeben, denken Sie dann öfter an Frauen als an Männer?**

JA → Möglicherweise sehnen Sie sich, zumindest auf der Gefühlsebene, nach einem weiblichen Partner. Der Fragebogen *Sexuelle Orientierung,* S. 32 und das Kapitel über *Lesbische Liebe,* S. 150, werden Ihnen helfen zu entscheiden, auf welches Geschlecht Ihre wahre sexuelle Vorliebe gerichtet ist.

NEIN → Machen Sie sich mit Ihrem eigenen Körper vertraut. Das ist der erste Schritt, um die Ängste loszuwerden, die Ihnen die Sexualtät macht. Machen Sie die Übungen in *Kennenlernen des eigenen Körpers,* S. 111. Studieren Sie *Überwindung der Penetrationsangst,* S. 133. Diese Kapitel werden Sie überzeugen, daß Sie körperlich gesund sind und daß es keinen Grund gibt, warum Sex schmerzhaft oder unangenehm sein sollte.

UNFÄHIGKEIT ZUM ORGASMUS

Wie war das früher: Sind Sie da beim Geschlechtsverkehr mit Ihrem derzeitigen Partner zum Orgasmus gekommen?

JA → Wenn Sie früher in der Lage waren, mit Ihrem Partner zum Höhepunkt zu kommen, hängt das Problem sehr wahrscheinlich mit einem anderen Bereich Ihrer Partnerbeziehung zusammen. Befassen Sie sich mit den Fragebögen *Passen Sie zueinander?*, S. 158 und *Sind Sie mit Ihrem Sex-Leben zufrieden?*, S. 165.

NEIN ↓

Haben Sie keinen Spaß an der Liebe und werden Sie dabei nicht erregt, so daß Ihre Scheide zu wenig feucht wird?

JA → Orgasmus ist unmöglich, wenn Sie nicht sexuell erregt sind. In der Problemanalyse *Lustlosigkeit,* S. 50, können Sie herausfinden, warum Sie so wenig sexuell ansprechbar sind.

NEIN ↓

Kommt Ihr Partner beim Geschlechtsverkehr rascher als in vier Minuten zum Samenerguß?

JA → Der Liebesakt dauert für Sie wahrscheinlich nicht lange genug, um zum Höhepunkt zu kommen. Eine Frau braucht durchschnittlich mindestens vier Minuten, um richtig erregt zu werden. Ihr Partner sollte sich davon überzeugen, ob Sie wirklich sexuell erregt sind. Lesen Sie auch unter *Vorzeitige Ejakulation,* S. 184.

NEIN ↓

Haben Sie beim Masturbieren schon einmal einen Orgasmus gehabt?

NEIN ↓

Haben Sie oft das Gefühl, kurz vor dem Höhepunkt zu sein, aber dann schaffen Sie es doch nicht?

JA → Vielleicht merkt Ihr Partner nicht, daß Ihre Erregung abflaut, wenn er auch nur kurz aufhört, Sie zu stimulieren?

NEIN ↓

Haben Sie je masturbiert?

NEIN ↓ JA ↓

Hatten Sie für den Liebesakt nie die erforderliche Zeit oder Intimität, um sich richtig entspannen zu können?

JA → Es ist schwierig, sich der Liebe ganz hinzugeben und erst recht zum Orgasmus zu kommen, wenn Sie nicht die nötige Zeit und Ruhe haben. Wenn das Drum und Dran stimmt, verbessert sich Ihre Situation beträchtlich.

NEIN ↓

Sind Sie sehr passiv beim Liebesakt, weil Sie glauben, Ihr Partner habe die Aufgabe, Sie zum Orgasmus zu bringen?

JA → Im Kapitel *Der Weg zum Orgasmus,* S.140, erfahren Sie, was Sie tun können, um zum Höhepunkt zu kommen. Sie lernen hier, aktiv zu werden und sich so zu bewegen, daß es angenehm für Sie ist, anstatt ganz von den Bewegungen Ihres Partner abhängig zu sein.

NEIN ↓

NEIN — JA — NEIN

Das Kapitel *Selbstbefriedigung,* S. 116, kann Ihnen helfen, denn fast alle Frauen, die masturbieren, können auf diese Weise lernen, zum Orgasmus zu kommen.

Viele Frauen kommen leichter zum Oragsmus, wenn sie beim Geschlechtsakt oben liegen, weil sie dann ihre eigenen Bewegungen und die Stimulierung der Klitoris besser steuern können. Siehe *Stellungen beim Geschlechtsverkehr,* S. 82.

Machen Sie Geschlechtsverkehr immer in der gleichen Stellung?

JA — NEIN

Fällt es Ihnen schwer, sich beim Liebesakt ganz hinzugeben? Machen Sie sich beispielsweise immerzu Gedanken, ob Sie zum Orgasmus kommen werden?

NEIN — JA

Sind Sie der Ansicht, Sie müßten richtig verliebt sein oder Sie brauchten einen passenden Partner, damit Sie zum Höhepunkt kommen können?

JA — NEIN

Der Abschnitt *Sich gehenlassen,* S. 141, erklärt Ihnen, wie Ihre Ängste Sie davon ablenken können, die eigenen Lustgefühle wahrzunehmen; dann muß es Ihnen schwerfallen, einen Orgasmus zu erreichen.

Stört Sie an der Vorstellung, einen Orgasmus zu haben, möglicherweise der Gedanke, Sie könnten die Kontrolle über sich verlieren, oder fürchten Sie, sich dabei irgendwie zu verletzen?

JA — NEIN

Wahrscheinlich glauben Sie inzwischen, daß für Sie ein Orgasmus überhaupt nicht erreichbar ist. *Der Weg zum Orgasmus,* S. 140, kann Sie eines Besseren belehren. Aber Ihnen müssen sich auch neue Wege der Kommunikation mit Ihrem Partner eröffnen.

Haben Sie jahrelang einen Orgasmus vorgetäuscht, nur um Ihren Partner glücklich zu machen?

JA — NEIN

Wenn Sie auf diese Weise zum Höhepunkt kommen, dann müßte Ihnen *Die Technik der doppelten Stimulierung (»Bridge-Technik«),* S. 147, auch einen Orgasmus beim Geschlechtsverkehr möglich machen.

Kommen Sie zum Orgasmus, wenn Ihr Partner Ihre Klitoris mit der Hand stimuliert?

JA — NEIN — NEIN

Selbstbefriedigung ist der leichteste Weg für Sie, etwas über Ihren Körper und die Empfindungen, zu denen er fähig ist, zu erfahren. Machen Sie zunächst die Übung im Kapitel *Kennenlernen des eigenen Körpers,* S. 111, und gehen Sie dann über zum Kapitel *Selbstbefriedigung,* S. 116.

Zuerst fällt das vielen Frauen schwerer als sich selber zu stimulieren, aber wenn Ihnen Ihr Partner mit der Hand schon erfolgreich zum Höhepunkt verholfen hat, sind Sie eher bereit, die Übungen auszuprobieren, mit denen Sie lernen, durch richtigen Geschlechtsverkehr zum Orgasmus zu kommen, Sie finden sie im Kapitel *Lust zu zweit.* ab S. 121.

SEX UND ALTER

Haben Sie einen Partner?

NEIN JA

Führen Sie auch jetzt ein harmonisches Sexualleben?

JA

Nichts zwingt Sie, im Alter Ihre sexuellen Aktivitäten einzustellen, allerdings verändert sich Ihr Sexualleben mit zunehmendem Alter etwas. Es geht alles ein wenig langsamer. Sie beide, Sie und Ihr Partner, brauchen jetzt längere und mehr direkte Stimulation, um sexuell erregt zu werden. Beim Liebesakt können Sie jetzt gelassener und entspannter sein. Gegenseitiges Vertrauen und beiderseitige Zufriedenheit wird für Sie wichtiger, als einen Orgasmus zu erleben.

NEIN

Hat das vielleicht damit zu tun, daß der Geschlechtsverkehr für Sie jetzt manchmal schmerzhaft ist?

JA

Manchmal können durch das Dünnerwerden des Gewebes der Scheide und durch mangelnde Feuchtigkeit Schmerzen beim Geschlechtsverkehr entstehen. Ihr Arzt kann Ihnen eine Östrogencreme oder eine Hormontherapie (siehe unten) verschreiben, aber vielleicht genügt auch schon etwas Gleitcreme. Am besten aber hilft die sexuelle Aktivität selbst, altersbedingte Veränderungen hinauszuzögern.

NEIN

Liegt das daran, daß Sie das Interesse am Sex aufgegeben haben?

JA

Normalerweise liegt es nicht am Alter, wenn Sie ernsthaft kein Interesse mehr für Sex aufbringen (mögliche andere Gründe werden in der Problemanalyse *Mangelndes Interesse,* S. 42, genannt). Aber wenn Sie und Ihr Partner nichts dagegen haben, daß Ihr Bedürfnis nach Sex nachgelassen hat, so denken Sie doch daran, daß Sie auch im Alter körperlich nicht eingeschränkt sind und daß es überhaupt keinen Grund gibt, warum Sie nicht gegenseitige körperliche Nähe und Zuneigung genießen sollten; damit bewahren Sie Ihre Liebe.

NEIN

Liegt das daran, daß Ihr Partner kein Interesse mehr am Sex hat?

JA

Die sexuelle Aktivität nimmt bei Männern meist schneller ab als bei Frauen. Oft jedoch hat die scheinbare Interesselosigkeit eines Mannes damit zu tun, daß er Angst hat zu versagen. Siehe *Die Angst der Männer vor dem Altern,* S. 181.

NEIN

Vielleicht ist das Problem darin begründet, daß Sie und Ihr Partner bislang noch nicht akzeptiert haben, daß es jetzt länger dauert, bis Sie sexuell erregt sind und zum Orgasmus kommen. Wenn Sie sich diesen veränderten Gegebenheiten besser anpassen, kann Ihnen Sex wieder Spaß machen.

NEIN

NEIN

Würden Sie noch Lust auf Sex haben, wenn Sie einen Partner hätten?

JA

Haben Sie Hemmungen, sich nach einem Partner umzusehen, weil Sie glauben, Sie seien doch eigentlich zu alt, um noch sexuell interessiert zu sein?

JA

Vergessen Sie ganz rasch die Vorstellung, Sie seien zu alt für einen neuen Partner, und hören Sie auch nicht auf andere, die Ihnen raten, Sie sollten endlich verzichten. Ihr Alter hat wenig Einfluß auf Ihre sexuellen Gefühle. Solange Sie sich selbst für sexuell attraktiv halten, sind Sie es auch, und die Sexualität kann immer noch eine wichtige Rolle in Ihrem Leben spielen.

NEIN

Suchen Sie darum nicht nach einem neuen Partner, weil es Ihnen peinlich ist, daß die Altersspuren an Ihrem Körper sichtbar geworden sind?

JA

Vielleicht waren Sie auch schon in jüngeren Jahren nie so recht mit Ihrem Körper zufrieden, und diese Einstellung verstärkt sich jetzt im Alter. Versuchen Sie die Übungen im Kapitel *Kennenlernen des eigenen Körpers,* S. 111, und denken Sie daran, daß das Gesicht oft schneller altert als der übrige Körper. Eine ehrliche Beurteilung Ihres Körpers fällt deshalb vielleicht gar nicht ungünstig aus. Falls Sie nicht gerade sehr übergewichtig sind, sollten Sie auch nur in Maßen abnehmen, denn die Haut hat im Lauf der Jahre an Elastizität eingebüßt.

NEIN

Es ist für eine ältere Frau schwierig, aber ganz bestimmt nicht unmöglich, einen neuen Sexualpartner zu finden, wenn sie ihr Sexualleben fortführen will. Schließen Sie neue Freundschaften und pflegen Sie gesellschaftliche Kontakte, denn dabei ist es gut möglich, daß Ihnen ein neuer Liebhaber begegnet. Aber auch wenn das nicht gelingt, sollten Sie Ihre sexuellen Bedürfnisse nicht unterdrücken. Masturbation hält Sie sexuell aktiv und hilft Ihnen über die Zeit hinweg, bis Sie wieder einen Partner gefunden haben.

NEIN

Niemand ist zu alt für Sex. Falls die Sexualität aber in Ihrem Leben noch nie eine besondere Rolle gespielt hat, läßt Ihr Bedürfnis nach Sex mit den Jahren wahrscheinlich immer mehr nach. Haben Sie jedoch Ihr Leben lang Freude an sexuellen Aktivitäten gehabt, dann bleibt das auch so bis ins hohe Alter.

Hormonbehandlung

Wenn Sie an schweren Symptomen des Klimakteriums leiden (Hitzewallungen, nächtliche Schweißausbrüche und vaginales Wundsein), schlägt Ihnen Ihr Arzt wahrscheinlich eine Hormontherapie vor. Die Behandlung muß unter ärztlicher Aufsicht erfolgen. Die Hormone (Östrogen und Gestagen) können zusammen oder getrennt in Tablettenform oder als Implantat unter die Haut verabreicht werden. Die Wirkung hält bei Implantaten etwa sechs Monate an. Auch Testosteron kann dem Implantat beigefügt werden, wenn der Sexualtrieb während des Klimakteriums stark nachläßt. Die lästigen Beschwerden während der Wechseljahre lassen sich so erfolgreich bekämpfen, und außerdem hat die Therapie noch andere positive Auswirkungen. Östrogen schützt auch vor Osteoporose (das ist eine Krankheit, bei der das Knochengewebe schwindet und die manchmal bei älteren Frauen auftritt) sowie vor arteriellen Erkrankungen, die meist erst nach dem Klimakterium vorkommen.

SCHMERZEN BEIM GESCHLECHTSVERKEHR

Haben Sie gerade Ihre erste sexuelle Beziehung begonnen oder nach einer Zeit der Abstinenz eine neue Partnerschaft gefunden?

JA

Es kann sein, daß Sie sich nach der ungewohnten sexuellen Betätigung etwas wund fühlen. Geben Sie Ihrem Körper ein paar Tage Zeit zur Erholung, ehe Sie wieder Geschlechtsverkehr haben.

NEIN

Haben Sie ein Kind bekommen und gerade erst wieder mit sexuellen Aktivitäten begonnen?

JA

Haben Sie ein Wundgefühl am Eingang der Scheide? Sind Sie genäht worden?

JA

Ein Wundgefühl an genähten Stellen hält sehr viel länger an, als viele Ärzte wahrhaben wollen. Wenn Sie nach der Kontrolluntersuchung nach sechs Wochen immer noch Schmerzen haben, fragen Sie Ihren Arzt, ob die Heilung wirklich völlig abgeschlossen ist. Die natürliche Feuchtigkeit der Scheide ist in dieser Zeit reduziert, vor allem, wenn Sie stillen. Ein Gleitmittel kann da Abhilfe schaffen.

NEIN

Eine gewisse Angst beim ersten Geschlechtsverkehr nach einer Geburt ist ganz natürlich, sie kann jedoch dazu führen, daß Sie sich verkrampfen und dann unbehaglich fühlen oder sogar Schmerzen haben. Ihr Partner sollte seinen Penis mit einem Gleitmittel eincremen und sehr vorsichtig und langsam in Sie eindringen.

NEIN

Haben Sie nur Schmerzen, wenn Ihr Partner sehr tief eindringt, und haben Sie dann das Gefühl, als komme er an eine empfindliche Stelle?

JA

Haben sie während der Periode stärkere Schmerzen als früher?

JA

Verschiedene krankhafte Umstände – zum Beispiel eine Entzündung der Gebärmutterschleimhaut, Bindegewebsentzündungen und entzündliche Beckenerkrankungen – können Schmerzen beim Geschlechtsverkehr auslösen. Siehe *Krankheit und Sex*, S. 240.

NEIN

Haben Sie nur in bestimmten Stellungen Schmerzen beim Geschlechtsverkehr?

JA

Die Schmerzen können vom Druck auf einen Eierstock während des Geschlechtsverkehrs herrühren. Das kommt vor, wenn Ihre Gebärmutter einen Knick nach hinten hat. Probieren Sie eine andere Stellung aus. Wenn das nichts hilft, könnte Ihr Arzt zu einem operativen Eingriff raten, der die Gebärmutter wieder in die richtige Lage bringt.

NEIN

Haben Sie mehr Ausfluß als sonst üblich? Sieht er anders aus und riecht anders? Leiden Sie an einer Reizung der Scheide?

JA

Eine Infektion kann die Ursache für Ihre Schmerzen sein. Siehe die Problemanalyse *Ausfluß*, S. 62.

NEIN

NEIN

Haben Sie häufig starken Harndrang, können jedoch nur eine sehr kleine Menge Urin abgeben?

JA → Wahrscheinlich leiden Sie an einer Infektion der Harnwege. Ihr Arzt kann Ihnen ein Antibiotikum verschreiben. Nehmen Sie einstweilen viel Flüssigkeit zu sich, verwenden Sie beim Geschlechtsverkehr ein Gleitmittel und entleeren Sie Ihre Blase bald danach.

NEIN

Ist Ihre Scheide nicht feucht genug, so daß es für Ihren Partner schwierig ist, in Sie einzudringen?

JA

Sind Sie im oder nach dem Klimakterium?

JA → Manchmal tritt im Klimakterium eine Reduzierung der natürlichen vaginalen Feuchtigkeit auf, und die Scheidenwände werden dünner; dadurch kann der Geschlechtsverkehr unangenehm werden. Ihr Arzt kann eine Hormontherapie durchführen (siehe *Sex und Alter*, S. 56). Aber vielleicht reicht auch schon ein Gleitmittel.

NEIN

Haben Sie die Beschwerden erst, seit Sie die Pille nehmen?

JA → Manche Frauen beobachten ein Austrocknen der Scheide nach Einnahme der Pille. Benutzen Sie eine Gleitcreme.

NEIN → Vielleicht produzieren Sie nicht ausreichend vaginale Feuchtigkeit, weil Sie nicht genügend sexuell erregt sind? Siehe *Lustlosigkeit*, S. 50.

NEIN

Entstehen die Schmerzen erst während des Geschlechtsverkehrs, und hält das wunde Gefühl noch mehrere Stunden danach an?

JA → Vielleicht leiden Sie unter einer leichten Pilzerkrankung im Scheidenbereich. Siehe *Scheidenentzündungen*, S. 61.

NEIN

Haben Sie das Gefühl, als sei Ihre Scheide zu eng, so daß eine Penetration schwierig oder unmöglich ist?

JA → Vielleicht ist Ihre Scheidenmuskulatur unwillkürlich verkrampft, weil Sie fürchten, eine Penetration könnte schmerzhaft sein. Siehe *Penetrationsangst*, S. 52.

NEIN

Unbehagen oder Schmerzen bei der Penetration können auf eine Allergie gegen Intimsprays, Badezusätze oder samenabtötende Mittel zurückzuführen sein. Auch Hämorrhoiden kommen als Ursache in Frage. Manchmal können auch Angstgefühle oder Konflikte mit dem Partner dafür verantwortlich sein. Wenn Ihr Arzt keine körperlichen Ursachen feststellt, ist Ihr Innenleben schuld an dem Problem.

MASTURBATIONS-ANGST

Fürchten Sie, daß Masturbation körperliche oder geistige Schäden verursacht?

JA

Keine einzige der alten Legenden über schädliche Auswirkungen der Masturbation ist wahr. Es ist auch ganz gleich, wie oft Sie es tun. Masturbation ist völlig unschädlich.

NEIN

Empfinden Sie Scham oder Schuldgefühle, wenn Sie sich selbst befriedigen, obwohl Sie wissen, daß es nicht schädlich ist?

JA

Nichts ist schwerer als Schuldgefühle abzubauen, die Ihnen schon als Kind eingeimpft wurden. Vielleicht beruhigt es Sie zu wissen, daß die meisten Frauen masturbieren, obwohl viele unter diesen ganz irrationalen Schuldgefühlen leiden. Im Kapitel *Kennenlernen des eigenen Körpers,* S. 111, erfahren Sie, wie Sie das Masturbieren lustvoll genießen und sich dadurch entspannen können, statt von Scham- und Schuldgefühlen gequält zu werden.

NEIN

Haben Sie Angst, Sie würden dadurch, daß Sie masturbieren, beim Geschlechtsverkehr nicht zum Orgasmus kommen?

JA

Das Gegenteil ist der Fall. Die Wahrscheinlichkeit, zusammen mit einem Partner einen Orgasmus zu haben, ist viel größer, wenn Sie beim Masturbieren dazu in der Lage sind.

NEIN

Haben Sie die Sorge, daß Sie beim Geschlechtsverkehr nicht zum Höhepunkt kommen, obwohl Sie beim Masturbieren einen Orgasmus haben?

JA

Wenn Sie immer nach derselben Methode masturbieren (Sie pressen zum Beispiel die Beine zusammen), dann kommen Sie wahrscheinlich so auch beim Geschlechtsverkehr leichter zum Höhepunkt. Experimentieren Sie, wenn Sie masturbieren, und nehmen Sie Stellungen ein (zum Beispiel knien oder auf dem Rücken liegen), die Sie auch beim Liebesakt wählen würden. Gehen Sie zärtlicher mit sich um, und lassen Sie sich Zeit. Siehe *Der Weg zum Orgasmus,* S. 140.

NEIN

Glauben Sie, Masturbation sei nur erlaubt, wenn Sie keinen Partner haben, um Sex zu erleben?

JA

Masturbation kann ein Ersatz für Geschlechtsverkehr sein, zum Beispiel, wenn Sie keinen Partner haben oder wenn Ihr Partner keine Lust auf Sex hat, sie aber sehr wohl. Und manchmal ist es auch einfach ein gutes Gefühl für Sie, sich ganz so zu befriedigen, wie es Ihnen gefällt, ohne auf jemanden Rücksicht nehmen zu müssen. Sie nehmen Ihrer Partnerschaft nichts weg, wenn Sie masturbieren.

NEIN

Masturbieren ist die einfachste Art und Weise für eine Frau, um herauszufinden, auf welche Reize sie sexuell anspricht. Masturbieren hält außerdem das Interesse wach, das ohne regelmäßigen Sex leicht dahinschwindet. Siehe *Selbstbefriedigung.* S. 116.

SCHEIDEN-ENTZÜNDUNGEN

Haben Sie gegenwärtig einen Scheidenausfluß, der sich in Farbe und / oder Konsistenz (Beschaffenheit) vom normalen unterscheidet?

JA → Siehe *Ausfluß,* S. 62.

NEIN ↓

Sieht die Haut um die Vagina anders aus als normal?

JA → Sie können an einer Hautreizung oder einer Allergie leiden. Klären Sie das bei Ihrem Arzt.

NEIN ↓

Haben Sie an den anderen Körperstellen Juckreiz?

JA → Sie können an einer Hautreizung oder einer Allergie leiden. Klären Sie das bei Ihrem Arzt.

NEIN ↓

Machen Sie Scheidenspülungen, benutzen Sie Badezusätze, Intimsprays oder samenabtötende Mittel?

JA → Alle diese Mittel können Scheidenentzündungen hervorrufen. Viele Ärzte warnen vor Scheidenspülungen und raten, keine Intimsprays und Badezusätze zu benutzen. Sie sind auch ganz unnötig, wenn Sie sich täglich waschen. Wenn Sie die Vermutung haben, ein samenabtötendes Mittel könnte die Ursache sein, oder wenn Sie feststellen, daß die Entzündung anhält, dann suchen Sie einen Arzt auf.

NEIN ↓

Ist Ihre Urinmenge größer als üblich, oder müssen Sie nachts wegen Harndrangs aufstehen?

JA → **Bemerken Sie an sich eines der folgenden Symptome: ständiger Durst, Gewichtsverlust oder grundlose Müdigkeit?**

JA → Diese Symptome deuten in Verbindung mit vaginalem Juckreiz darauf hin, daß Sie Diabetes haben könnten. Gehen Sie zum Arzt.

NEIN ↓

Waren Sie schon oder sind Sie gerade in den Wechseljahren?

JA → Manchmal bewirkt das Absinken des weiblichen Hormonspiegels im Klimakterium ein Dünnerwerden der Scheidenwand und eine vaginale Trockenheit, die zu Scheidenentzündungen führen kann. Waschen Sie den Intimbereich täglich, cremen Sie ihn mit einer lindernden Salbe ein, und verwenden Sie keinen Talkumpuder. Tragen Sie Baumwollunterwäsche und -strümpfe und keine Nylonstrumpfhosen. Wenn sich die Situation nicht innerhalb von zwei Wochen bessert, sollten Sie zum Arzt gehen, der eine Salbe auf Östrogenbasis oder eine Hormontherapie verschreibt (siehe S. 57).

NEIN ↓

Wenn Ihr Arzt keine körperliche Ursache für die Entzündung feststellt, dann liegt wahrscheinlich eine seelische Problematik vor, vielleicht Schwierigkeiten mit Ihrem Sexualpartner. Holen Sie sich Rat von Fachleuten in einer Beratungsstelle. Siehe *Ausfluß,* S. 62.

AUSFLUSS

Haben Sie Ausfluß und gleichzeitig Juckreiz in der Scheide?

JA

Ist der Ausfluß weiß und quarkig?

NEIN

JA

Das deutet auf eine Pilzerkrankung hin, eine häufige Infektion, die entsteht, wenn die normale Scheidenflora zum Beispiel durch Antibiotika, Scheidenspülungen, Intimsprays oder Badezusätze gestört ist. Bei sexuell aktiven Frauen erhöht sich die Wahrscheinlichkeit für eine Pilzinfektion. Die Symptome umfassen eine Reizung der Scheide und des umliegenden Bereiches sowie einen weißen, hefeartigen Ausfluß. Es kann zu vermehrtem und schmerzhaftem Urinieren kommen und auch zu Schmerzen beim Geschlechtsverkehr.

Die Behandlung erfolgt mit Tabletten, Zäpfchen und einer Salbe für den äußeren Genitalbereich. Wenn Sie öfter unter Pilzinfektionen leiden, wird Ihr Arzt vorschlagen, auch Ihren Partner zu behandeln, denn er kann Träger der Infektion sein und sie immer wieder an Sie weitergeben. Tragen Sie Baumwollunterwäsche und -strümpfe und keine Strumpfhosen aus Nylon oder anderen Kunstfasern.

NEIN

Hat der Ausfluß eine grünlich-gelbe Farbe und einen unangenehmen Geruch?

NEIN

JA

Wahrscheinlich leiden Sie unter Trichomonadenbefall. Das ist eine sehr häufige Scheideninfektion, deren Symptome denen einer Pilzinfektion ähneln; jedoch ist der Ausfluß stärker, und statt des Juckreizes tritt ein Wundgefühl auf. Die Infektion kann vom und auf den Partner übertragen werden, der jedoch keine Krankheitssymptome aufweist. Mit einer kurzen Tablettenkur für beide Partner ist die Infektion zu beheben.

Hat Ihr Ausfluß einen unangenehmen Geruch?

JA

Haben Sie Schmerzen im Unterbauch?

JA

Gehen Sie unverzüglich zum Arzt. Der Ausfluß kann von einer entzündlichen Unterleibserkrankung herrühren, die zu Sterilität führen kann, wenn sie nicht behandelt wird. Siehe *Krankheit und Sex,* S. 240.

NEIN

Haben Sie vergessen, ein Tampon oder Ihr Diaphragma zu entfernen?

JA

Das kann die Ursache für die Infektion sein. Wenn Sie den Fremdkörper entfernt haben, sollte der Ausfluß aufhören. Ist das nicht der Fall, suchen Sie Ihren Arzt auf.

NEIN

NEIN

NEIN

NEIN

Der Ausfluß hängt wahrscheinlich zusammen mit einer unspezifischen Vaginitis, der am häufigsten vorkommenden Scheideninfektion. Kennzeichnend ist, daß der Ausfluß weißlich, geruchsintensiv, aber nicht reizerzeugend ist. Der Geruch verstärkt sich nach dem Geschlechtsverkehr und wird meist als »fischig« beschrieben. Der Ausfluß kann medikamentös behandelt werden. Diese Infektion zählt nicht zu den sexuell übertragbaren Erkrankungen. Deshalb braucht auch der Partner nicht mitbehandelt zu werden.

Ist der Ausfluß stärker als normalerweise üblich?

JA → Verstärkt sich der Ausfluß etwa in der Mitte zwischen zwei Perioden?

JA → Vermehrter Scheidenausfluß in der Mitte des weiblichen Zyklus ist ganz normal, nämlich zur Zeit des Eisprungs. Damit sendet der Körper sozusagen ein Signal aus, das besagt: Jetzt ist der beste Zeitpunkt für eine Befruchtung.

NEIN → Nehmen Sie die Anti-Baby-Pille, oder sind Sie schwanger?

JA → Die hormonellen Veränderungen, die während der Schwangerschaft, aber auch durch die Einnahme der Pille stattfinden, können einen verstärkten, doch völlig harmlosen Ausfluß zur Folge haben.

NEIN → Tragen Sie eine Spirale?

JA → Dieser Fremdkörper löst manchmal verstärkten, aber völlig harmlosen Ausfluß aus.

NEIN

NEIN → Jede Frau hat einen natürlichen Ausfluß, der, obwohl er geruch- und farblos ist, auf der Unterwäsche gelbe oder bräunliche Flecken hinterläßt. Wenn Sie sexuell erregt sind, verstärken sich die Absonderungen. Selbstverständlich sind sie auch noch durch den Samenerguß Ihres Partners vermehrt, wenn Sie gerade Geschlechtsverkehr hatten.

Sex und Menstruation

Es ist völlig ungefährlich, wenn Sie und Ihr Partner während Ihrer Blutungen miteinander schlafen. Möglicherweise werden sogar die krampfartigen Schmerzen, die während der Periode auftreten können, durch den Geschlechtsverkehr gelindert. Wenn Sie ein Diaphragma haben, können Sie es benutzen, um den Blutfluß zu hemmen. Anderenfalls legen Sie sich einfach auf ein Handtuch.

KONFLIKTE MIT HETERO- UND HOMOSEXUALITÄT

Ist Ihr Hauptproblem, daß es Sie belastet, lesbisch zu sein und daß Sie die Angst haben müssen, Ihre Familie oder Ihre Freunde könnten es herauskriegen?

JA: Es braucht Mut, zu seinen eigenen Gefühlen zu stehen, angesichts der Repressalien von außen. Schließen Sie sich einer Lesben-Gruppe an. Hier wird Ihnen geholfen, den Lebensstil zu finden, der Sie glücklich macht. Siehe *Dazu stehen,* S. 151.

NEIN

Fühlen Sie sich sexuell zu Frauen und Männern gleichermaßen hingezogen?

JA: Wahrscheinlich müssen Sie erst in verschiedenen Beziehungen Erfahrungen sammeln, ehe Sie sich darüber klar werden können, was Ihnen am besten entspricht. Lassen Sie sich bis dahin alle Möglichkeiten offen, und zwingen Sie sich nicht dazu, sich eindeutig homo- oder heterosexuell festzulegen. Siehe *Die Entscheidung,* S. 150.

NEIN

Besteht Ihr Problem darin, daß Sie keine anderen Lesben kennen, oder haben Sie Angst, sie gefielen Ihnen nicht, wenn Sie welche kennenlernen?

JA: Vielleicht gibt es einen Telefondienst an Ihrem Wohnort, über den Sie mit anderen lesbischen Gruppen in Ihrer Gegend Verbindung aufnehmen können. Die Frauen dort haben Verständnis für Ihre Schwierigkeiten, weil sie ähnliches durchgemacht haben. Sie *Beratungsstellen,* S. 248.

NEIN

Sind Sie verheiratet oder mit einem Mann liiert?

JA

Falls Sie Kinder haben: Haben Sie die Sorge, daß Sie Ihre Kinder aufgeben müssen, wenn Sie sich zu einem neuen Leben mit einer Frau entschließen?

JA: Das muß nicht sein, aber vielleicht werden Sie um das Sorgerecht kämpfen müssen, vor allem dann, wenn der Vater sogenannte »normale Verhältnisse« zu bieten hat. Siehe *Die Entscheidung,* S. 150.

NEIN

Haben Sie im Augenblick weder für Männer noch für Frauen besonderes sexuelles Interesse?

JA: Sie haben sich wahrscheinlich innerlich noch nicht entschieden, was Sie wirklich wollen. Ihr Wunsch nach einem weiblichen Partner hat vielleicht Ihre sexuellen Gefühle zurückgedrängt, damit Sie sich leichter in die heterosexuelle Rolle einfügen. Siehe *Die Entscheidung,* S. 150.

NEIN

NEIN

NEIN

Seien Sie absolut ehrlich mit sich selbst. Was wollen Sie wirklich? Eine Beziehung, die ausschließlich Schaufenster-Charakter hat, damit Sie in Ihrem sozialen Umfeld akzeptiert werden und es bequem haben, ist für keinen der Beteiligten befriedigend. Wenn Ihnen Beziehungen mit Frauen auf emotionalem und körperlichem Gebiet wirklich erstrebenswert erscheinen, werden Sie auf die Dauer glücklicher sein, wenn Sie akzeptieren, daß Ihre lesbischen Gefühle stärker sind als Ihre heterosexuellen. Siehe *Lesbische Liebe*, S. 150.

NEIN

Haben Sie sich bereits für einen lesbischen Lebensstil entschieden, sind aber immer noch der Meinung, daß das für Sie sehr problematisch ist?

JA

Liegt das daran, daß es Ihnen widerstrebt, sich einer anderen Frau sexuell zu nähern, weil Sie befürchten, abgewiesen zu werden?

JA

Frauen waren lange Zeit im traditionellen Rollenverständnis die umworbenen Partner, nicht diejenigen, die selbst werben. Darum fällt es Ihnen oft schwer, den ersten Schritt zu tun. Wahrscheinlich müssen Sie sexuell aktiver werden und ihre Wünsche deutlicher ausdrücken, als es in einer Partnerschaft mit einem Mann üblich ist. Siehe *Probleme lesbischer Beziehungen*, S. 154.

NEIN

Haben Sie das Gefühl, Ihrer Partnerin zwar emotional sehr nahe zu sein, aber Sie hätten gern ein aktiveres Sexualleben?

JA

Sprechen Sie mit Ihrer Partnerin darüber. In lesbischen Beziehungen geschieht es häufig, daß sich beide Partnerinnen mehr Sex wünschen, aber keine traut sich so recht, aus sich herauszugehen. Siehe *Probleme lesbischer Beziehungen*, S. 154.

NEIN

NEIN

Sie werden es sicher im Leben etwas schwerer haben, wenn Sie Frauen lieber mögen als Männer, aber wenn Sie sich selbst gegenüber positiv eingestellt sind, werden auch andere Ihren Lebensstil akzeptieren. Das Kapitel *Lesbische Liebe*, S. 150, soll Sie davon überzeugen, daß lesbische Liebe eine durchaus glücklichmachende Alternative zur heterosexuellen ist.

Bisexualität

Wahrscheinlich ist nur eine von hundert Frauen ausschließlich lesbisch veranlagt. Aber Frauen scheinen ganz allgemein mehr Freude an Beziehungen zu beiden Geschlechtern zu haben. Und mehr Frauen als Männer bezeichnen sich selbst als bisexuell. Die Frauenbewegung hat wohl ihren Teil dazu beigetragen, daß Frauen heute bereitwilliger zu Ihrer Bisexualität stehen. Viele an und für sich heterosexuell eingestellte Frauen schließen sich der Bewegung aus ideologischen Gründen an und finden seelischen Rückhalt, manchmal auch körperliche Befriedigung in der guten gleichgeschlechtlichen Gemeinschaft, die hier gepflegt wird.

Dieses Kapitel soll Ihnen helfen, Ihre sexuellen Fähigkeiten voll zu entfalten, neue Wege zu einem wirklich befriedigenden Sexualleben zu finden und nach Auswegen zu suchen, falls es im Augenblick gestört ist. Die Ratschläge können allen Frauen von Nutzen sein, gleichgültig, ob sie eine feste Beziehung haben oder allein leben, und unabhängig von Alter und Erfahrung.

Wie gut Ihr Sexualleben auch sein mag: Es ist schön, etwas Neues auszuprobieren, ein wenig zu experimentieren. Dadurch wird das Interesse aneinander wachgehalten, und Ihre Beziehung bleibt so sinnlich wie eh und je.

Ihr Alter und die Dauer Ihrer Beziehung sollten Sie nicht davon abhalten, Ihr Sexualleben um neue Spielarten zu bereichern – im Gegenteil: Es ist gut möglich, daß die vorgeschlagenen Aktivitäten Ihnen jetzt sogar besser gefallen als früher, als Sie noch jünger waren, denn jetzt sind Sie sich ihrer selbst und Ihres Partners sicher.

In diesem Zusammenhang werden auch Schwierigkeiten angesprochen, die den Genuß am Sex erheblich beeinträchtigen können. Auch wenn Sie sich schon lange mit einem sexuellen Problem herumquälen, sollten Sie nicht etwa denken, es sei zu spät, einen neuen Anlauf zu nehmen, um es zu lösen. Wenn Sie die Empfehlungen unserer Selbsthilfeprogramme befolgen, werden Sie vermutlich schon bald eine spürbare Verbesserung Ihres Sexuallebens bemerken und vielleicht sogar Ihre Probleme insgesamt bewältigen können.

3

WEGE ZU EINEM BESSEREN SEXUALLEBEN

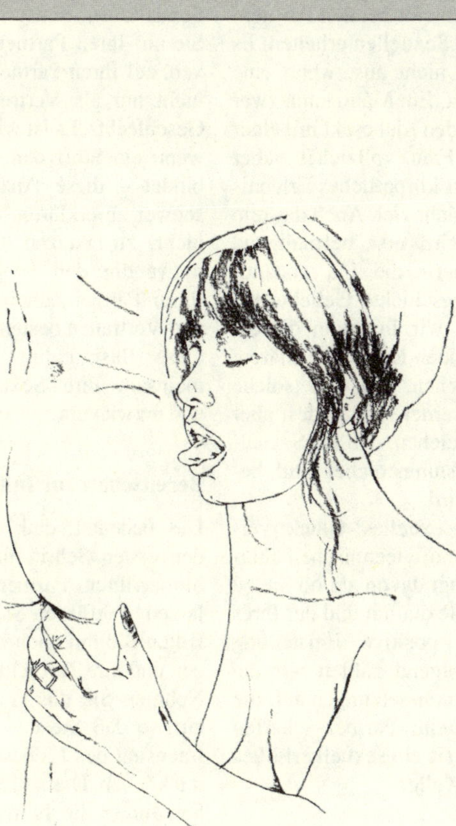

BEREICHERUNG DES SEXUALLEBENS

Einen guten Sexualpartner zeichnet vor allem die Fähigkeit aus, das Intimleben lebendig und interessant zu gestalten. Er entdeckt immer wieder Neues. So bleibt bei den Partnern die Freude am Sexuellen erhalten. Es reicht einfach nicht aus, wenn eine Frau nur ja sagt. Ein Mann kann zwar ohne weiteres den Liebesakt mit einer unbeteiligten Frau vollziehen, aber ein solches, nur körperliches Erlebnis bedeutet ihm nicht viel. Auch das rein Körperliche wird erst befriedigend mit einer Partnerin, die eine verständnisvolle und geschickte Geliebte ist. Später wollen wir Ihnen in diesem und den folgenden Kapiteln erklären, was Sie brauchen, um eine solche Partnerin zu werden. Zumindest aber wollen wir erreichen, daß Ihr Sexualleben abwechslungsreicher und befriedigender wird.

Wirkliches sexuelles Glück verlangt mehr als nur »technische Fähigkeiten«; es hängt davon ab, ob Sie zu Ihrer eigenen Sexualität und der Ihres Partners eine positive Einstellung haben. Nachfolgend zählen wir die wichtigsten Voraussetzungen auf, die eine Frau und ihr Partner schaffen müssen, wenn sie ein sexuell erfülltes Leben führen wollen.

Anziehungskraft und Zuneigung

Die Sexualität ermöglicht nur eine schmale Bandbreite der Empfindungen. Was sie für viele Menschen aus dem Alltäglichen heraushebt, ist die Qualität einer Partnerschaft, und sie allein garantiert auch ein glückliches Sexualleben. Es ist sehr wichtig, daß Sie auf Ihren Partner anziehend wirken, auf Ihren Partner als Person und nicht nur als Vertreter des anderen Geschlechts. Es ist wie in der Chemie, wenn ein Stoff den anderen an sich bindet – diese Anziehungskraft ist schwer zu erklären, aber auch durch nichts zu ersetzen. Es ist außerdem notwendig, daß zwischen Ihnen und Ihrem Partner Zuneigung, Ehrlichkeit und Vertrauen bestehen, denn nur auf dieser Basis gelingt es, daß Sie gemeinsam Ihre Sexualität erkunden und entwickeln.

Bereitschaft zur Initiative

Das bedeutet, daß auch Sie einmal den ersten Schritt tun müssen, statt immer Ihrem Partner den Vortritt zu lassen. Verführen Sie ihn ab und zu: Bitten Sie ihn, sich bequem hinzulegen und Ihre Zärtlichkeit zu genießen. Nehmen Sie die Frau-oben-Stellung ein, so daß Sie das Tempo und die Intensität des Liebesaktes kontrollieren können. Das soll nicht heißen, daß Sie immer die führende Rolle übernehmen sollen. Nur wenige Frauen oder Männer wären mit einem totalen Rollentausch zufrieden. Es geht darum, daß Sie flexibel sind!

Engagement und Begeisterung

Scheuen Sie sich nicht zu zeigen, daß Sie Spaß am Geschehen haben, wenn Sie sich lieben. Wenn Sie sich jetzt noch nicht so verhalten, dann lernen Sie, daß Sex ein Quell gegenseitiger Freude ist, nicht etwas, das Ihnen widerfährt. Das Kapitel *Lust zu zweit*, S. 121, wird Ihnen dabei helfen.

Phantasie

Die Fähigkeit, das Sexualleben mit Phantasie zu bereichern, ist in einer langjährigen Beziehung besonders wichtig. Langeweile kann alle sexuellen Freuden verderben, selbst wenn Sie dem Partner wirklich eng verbunden sind. Strengen Sie Ihre Einbildungskraft an, um Abwechslung in die sexuelle Routine zu bringen; bei aller Vertrautheit soll immer ein Schuß Abenteuerlust dabeisein (siehe *Steigerung des Lustempfindens*, S. 94).

Mangelnde Aufgeschlossenheit

Als im Jahre 1953 der Kinsey-Report über die weibliche Sexualität veröffentlicht wurde, kannte weniger als die Hälfte der befragten Frauen etwas anderes beim Geschlechtsverkehr als die traditionelle Mann-oben-Stellung. Obwohl es heutzutage schon üblich ist, daß die Paare eine ganze Reihe von Stellungen ausprobieren, glauben einige Frauen immer noch, es sei irgendwie falsch. die »Missionars«- sie meinen, sie würde von der Norm abweichen.

Wenn Sie es vorziehen, immer die gleichen bewährten sexuellen Aktivitäten beizubehalten, dann fragen Sie sich, was Sie eigentlich davon abhält, einmal ein wenig abenteuerlustig zu sein. Vielleicht nur die Tatsache, daß Ihr Partner nie etwas Neues vorgeschlagen hat? In der Regel ist es wohl immer noch so, daß der Mann eine neue Sexualpraktik vorschlägt. Vielleicht haben Sie sich aber auch seinen Vorschlägen widersetzt, weil Sie insgeheim befürchten, lächerlich oder würdelos zu wirken? Oder denken Sie, wenn Sie sich erst einmal zu Experimenten bereit erklärt haben, könnte Ihr Partner immer mehr von Ihnen verlangen, so daß schließlich von Ihnen etwas erwartet wird, das Ihnen wirklich unangenehm ist – Analverkehr zum Beispiel?

Die folgenden Gesichtspunkte sollten Sie im Gedächtnis behalten, wenn Sie glauben, daß Sie gern einige der auf Seite 72 aufgeführten Aktivitäten in Ihr sexuelles Repertoire aufnehmen würden.

- Fast jede sexuelle Aktivität ist etwas ganz und gar Normales. Da Sex so gut wie immer eine sehr private Sache ist, beschränken sich die Kenntnisse darüber auf eigene Erfahrungen und das, was man gelesen oder gehört hat. Ausgefallene sexuelle Praktiken sind selten, und obwohl es ungewöhnlichere und akrobatischere Stellungen gibt als die in diesem Buch

■ Wenn Ihr Partner ein neues Liebesspiel vorschlägt, das Sie nicht besonders begeistert, lehnen Sie es trotzdem nicht sofort ab. Sagen Sie Ihrem Partner statt dessen, daß Sie noch nicht bereit sind, es auszuprobieren, aber darüber nachdenken wollen und dann vielleicht zustimmen.

■ Sehen Sie nicht jede neue sexuelle Aktivität als eine Herausforderung an, die Sie auf die Probe stellt, sondern nur als eine mögliche Quelle der Lust. Das einzige Risiko, das Sie eingehen, ist, daß die Lust ausbleibt. Lassen Sie sich hier immer von Ihrem Gefühl leiten. Eine neue Erfahrung muß nicht unbedingt auch eine gute Erfahrung sein, und wenn Sie etwas wirklich nicht mögen, dann tun Sie es nicht. Wenn Sie etwas Neues versuchen und merken, daß es Ihnen wirklich keinen Spaß macht, dann wiederholen Sie es nicht.

■ Glauben Sie ja nicht, beim Sex gäbe es nichts zu lachen. Tatsächlich ist es doch sehr wahrscheinlich, daß Sie sich unbeholfen fühlen, wenn Sie etwas Neues ausprobieren, und dann kommt es zu komischen Situationen. Aber macht das was, solange nur Sie und Ihr Partner an dem Spaß beteiligt sind?

BEWERTUNG IHRES SEXUELLEN REPERTOIRES

Die Liste auf Seite 72 soll Ihnen helfen, den gegenwärtigen Stand Ihrer sexuellen Erfahrung zu bestimmen.

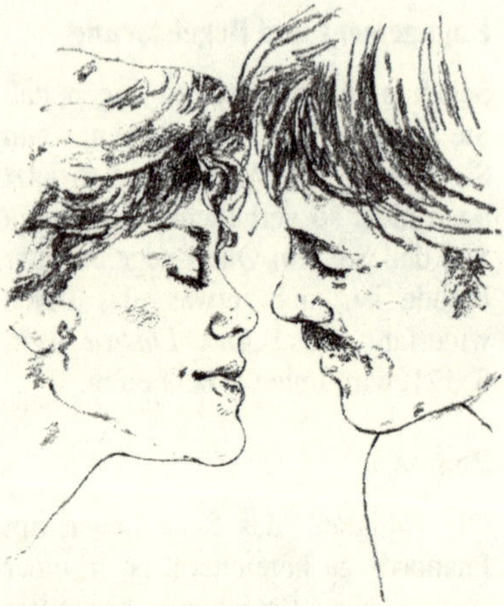

Bleibende Liebe
Wenn die erste Aufregung vorbei ist, hängt die sexuelle Erfüllung davon ab, wie echt die gegenseitige Zuneigung ist.

Vielleicht finden Sie unter den aufgeführten Möglichkeiten auch solche, die Sie noch nie ausprobiert haben, die Ihnen aber trotzdem Spaß machen, und das könnte Ihren Horizont erweitern. Außerdem können Sie anhand der Liste den Befriedigungsgrad beurteilen, den Sie zur Zeit bei sexuellen Aktivitäten erreichen, und Sie können feststellen, wie ausgeglichen das Verhältnis von Geben und Nehmen zwischen Ihnen und Ihrem Partner (falls Sie einen haben) ist.

Wenn zu Ihren Vorlieben auch Praktiken gehören, die Sie gern für Ihren Partner tun und die Sie sich selbst ebenso gern gefallen lassen, dann können Sie bestimmt eine befriedigende Beziehung gestalten.

Benutzen Sie die Bewertungsskala von 0–4 und tragen Sie den für Sie zutreffenden Wert in die vorgesehenen Spalten wie folgt ein: erstens, wie sehr Sie die jeweilige Aktivität genießen (»Genußwert«), und zweitens, wie oft Sie sie praktizieren (»Häufigkeitswert«).

Die Liste stellt nur eine begrenzte Auswahl dar, daher können Sie weitere Aktivitäten, die Sie pflegen, die aber hier nicht aufgeführt sind, noch hinzufügen.

Bewertung der Ergebnisse

Im Idealfall müßten Sie zu dem Ergebnis kommen, daß Aktivitäten mit hohem Genußwert auch häufig praktiziert werden. Falls das allerdings nicht der Fall ist, überlegen Sie die Ursache.

Sollte es andererseits vorkommen, daß Sie Aktivitäten mit hoher Häufigkeit einem niedrigen Genußwert zugeordnet haben, dann machen Sie sich ernsthafte Gedanken darüber, warum das so ist. Tun Sie irgendwelche Dinge, die Ihnen nicht besonders behagen, ausschließlich Ihrem Partner zuliebe?

Wenn ja, dann ist diese Einstellung an sich recht positiv zu bewerten – doch nur bis zu einem gewissen Grad. Wenn Sie häufig sexuelle Aktivitäten praktizieren, die Sie nicht mögen, dann können daraus nicht nur Verstimmungen entstehen, sondern Sie werden allmählich unfähig, den Liebesakt mit innerer Beteiligung zu vollziehen.

Eine ausgewogene Partnerschaft

Am besten gehen Sie die folgenden Fragen gemeinsam mit Ihrem Partner durch, um zu überprüfen, wie gut Ihre Antworten zusammenpassen.

Unter den Fragen 2, 6, 8, 10, 12, 14, 22 und 24 sind Praktiken aufgeführt, mit denen Sie Ihren Partner erregen und beglücken können. Unter 3, 7, 9, 11, 13, 15, 23 und 25 finden Sie Praktiken, die Ihr Partner bei Ihnen anwenden kann.

Die Werte für Häufigkeit und Genuß sollten bei beiden Aktivitätsarten ausgeglichen, wenn nicht sogar genau gleich sein.

Falls nicht, woran könnte es liegen? Ist einer von Ihnen beiden, wenn es um Lust und Vergnügen geht, lieber der Gebende und der andere der Empfangende? Wenn es so ist, werden Sie beide schon herausfinden, wie eine größere Ausgewogenheit zwischen Ihren Rollen mehr Erfüllung bringen kann.

Wenn Sie die Checkliste durchgehen, können Sie auch Praktiken erwägen, die Ihnen besonders genußvoll erscheinen, die Sie aber aus irgendeinem Grund noch nicht ausprobiert haben. Diese bekommen dann natürlich einen hohen Genußwert, aber ihre Häufigkeit ist gleich Null. Wenn Sie erst einmal erkannt haben, in welchen Bereichen eine sexuelle Erfüllung bisher ausgeblieben ist, dann sollten Sie darüber mit Ihrem Partner reden, vor allem dann, wenn Experimente in dieser Richtung bisher vor allem durch seine Abneigung verhindert wurden.

Werte für Genuß Sehr hoch 4, Hoch 3, Mittel 2, Gering 1, Fehlt 0	Genuß	Häufigkeit	**Werte für Häufigkeit** Regelmäßig 4, Oft 3, Manchmal 2, Selten 1, Nie 0	Genuß	Häufigkeit
1 Zungenkuß			**14** Den Partner mit der Hand zum Orgasmus bringen		
2 Streicheln des bekleideten Partners			**15** Vom Partner mit Hand zum Orgasmus bringen lassen		
3 Sich im bekleideten Zustand streicheln lassen			**16** Geschlechtsverkehr in der Mann-oben-Stellung		
4 Den Partner nackt sehen			**17** Geschlechtsverkehr in der Frau-oben-Stellung		
5 Sich nackt zeigen			**18** Geschlechtsverkehr Seite an Seite		
6 Streicheln des nackten Partners			**19** Geschlechtsverkehr von hinten (vaginal)		
7 Sich nackt streicheln lassen			**20** Geschlechtsverkehr im Sitzen		
8 Küssen der Brust und der Brustwarzen des Partners			**21** Geschlechtsverkehr im Stehen		
9 Brüste und Brustwarzen küssen lassen			**22** Gesäß und After des Partners streicheln und küssen		
10 Genitalbereich des Partners erforschen und streicheln			**23** Gesäß und After streicheln und küssen lassen		
11 Den eigenen Genitalbereich erforschen, streicheln lassen			**24** Orale Stimulation des Partners bis zum Orgasmus		
12 Den Genitalbereich des Partners lecken und küssen			**25** Durch orale Stimulation zum Orgasmus bringen lassen		
13 Den eigenen Genitalbereich lecken und küssen lassen					

STIMULIERUNGS-TECHNIKEN

Die hier beschriebenen Techniken werden für gewöhnlich als »Vorspiel« bezeichnet. Die meisten Paare praktizieren sie, um sich vor dem Geschlechtsverkehr sexuell zu erregen. Das Vorspiel ist nach landläufiger Meinung fast ausschließlich die Domäne des Mannes. Im allgemeinen wird außerdem angenommen, daß der Mann diese Art der Stimulierung nicht braucht oder nicht brauchen sollte, daß er ohnehin allzeit bereit ist, komme, was kommen mag. Das ist ein Trugschluß: Männer brauchen oft direkte Stimulierung, um erregt zu werden, vor allem dann, wenn sie älter werden. Darüber hinaus werden die Männer durch diese Auffassung einer ganzen Reihe sexueller Empfindungen beraubt, die von denen des Geschlechtsverkehrs ganz verschieden sind.

Sie können diese Stimulierungstechniken nicht nur als Vorspiel für beide, sondern auch als Alternative zum Geschlechtsverkehr praktizieren. Sie sind gut zu gebrauchen, wenn ein Geschlechtsverkehr nicht in Frage kommt, beispielsweise wenn einer von Ihnen eine Infektion hat oder wenn Sie während der Periode keinen Koitus mögen. Vielleicht wollen Sie aber auch einfach aus reinem Spaß an der Sache mal etwas anderes ausprobieren, oder Sie sind zu einer Zeit, an einem Ort zusammen, wo diese Techniken besser geeignet sind.

Die Initiative ergreifen

Wenn Sie sich bei dem Gedanken an diese Art des Liebesspiels noch ein wenig unwohl fühlen oder furchtsam sind, dann stellen Sie sich vor, dies sei eine ganz formelle Übung, um anzufangen. Konzentrieren Sie sich deshalb für den Anfang auf die Übungsprogramme im Kapitel *Lust zu zweit,* S. 90. Wahrscheinlich brauchen Sie keine besonderen Anweisungen, wie Sie Ihren Partner liebkosen sollen, denn die meisten Menschen wollen die Person, die sie lieben, ganz instinktiv umarmen, küssen, liebkosen. Lernen hingegen muß jede Frau die Technik der genitalen Stimulierung, denn darauf kommt sie nicht durch bloße Intuition. Dazu gehört, daß Sie Ihren Partner so einfühlsam wie möglich mit Ihren Händen oder Ihrem Mund sexuell erregen, seine sexuelle Erregung verlängern und ihn schließlich zum Orgasmus bringen.

Stimulierung des Penis mit der Hand

Zu wissen, wie der Penis zu stimulieren ist, gehört zu den wertvollsten Fähigkeiten, die eine Frau besitzt. Ihr Partner ist dabei sicher der ideale Lehrmeister für Sie. Mit großer Wahrscheinlichkeit hat er masturbiert, folglich weiß er, wie er am wir-

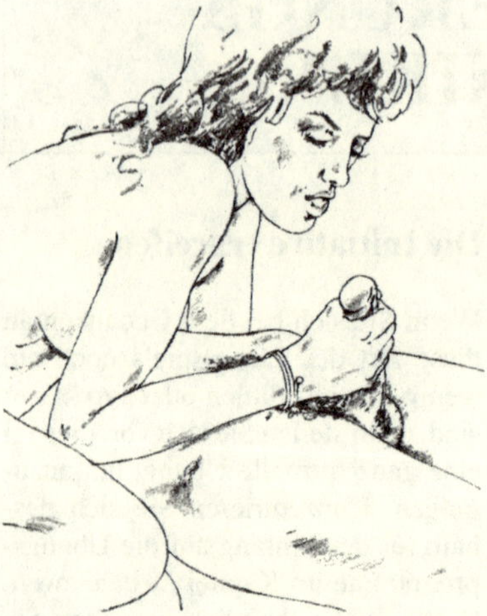

Die richtige Stellung
Experimentieren Sie so lange, bis Sie eine Position gefunden haben, die effektive Stimulierung erlaubt, ohne ermüdend oder unbequem zu sein.

kungsvollsten zu erregen ist, er kennt die empfindlichsten Stellen seines Penis und den Druck und den Rhythmus. Bitten Sie ihn, Ihre Hand zu führen, bis Sie es richtig machen. Die folgenden Ratschläge vermitteln Ihnen eine gute Grundlage, falls Sie sich nicht trauen, Ihren Partner zu fragen, oder er zu gehemmt ist, es Ihnen zu zeigen. Besser geht es allerdings, wenn Sie offen mit Ihrem Partner darüber sprechen können.

1 Wenn Sie Rechtshänderin sind, sollten Sie rechts von Ihrem Partner sein und seinen Penis fest umfassen, wobei der Daumen zum Nabel zeigt. Wenn Sie Linkshänderin sind, ist Ihr Platz auf der linken Seite. Aber Sie werden merken, daß Sie in jeder Stellung, die Sie einnehmen, den Penis auch mit der anderen Hand wirkungsvoll stimulieren können. Nun können Sie mit Ihrem Daumen allmählich den Druck auf die empfindliche Stelle an der Unterseite des erigierten Penis verstärken. Dieser Teil des Peniskopfes heißt Frenulum, und die Technik ist besonders nützlich, wenn Ihr Partner Erektionsprobleme hat. Ein Gleitmittel kann das Lustempfinden noch steigern und ist bei Erektionsschwierigkeiten zu empfehlen.

2 Bewegen Sie jetzt in regelmäßigem Rhythmus Ihre Hand auf und ab. Probieren Sie aus, ob Ihrem Partner kurze oder lange Bewegungen lieber sind. Fassen Sie fest zu – der häufigste Fehler, den Frauen machen, ist, zu sanft oder zu vorsichtig zu sein.

3 Wenn Sie den Rhythmus verlangsamen, verlängern Sie das Vergnügen Ihres Partners. Wenn Sie ihn beschleunigen, intensivieren Sie seine Empfindungen und bringen ihn zum Orgasmus. Die Gangart der Stimulation, die er wünscht, wenn die Ejakulation herannaht, wird wahrscheinlich viel schneller sein als seine Stöße beim Geschlechtsverkehr.

4 Setzen Sie Ihre Bewegungen fort, bis die Ejakulation ganz vorüber ist. Sie werden spüren, wie seine Spannung nachläßt. Unmittelbar nach der Ejakulation ist der Penis üblicherweise äußerst empfindlich. Also wird Ihr Partner nicht wollen, daß Sie ihn noch berühren.

Wenn Sie ein wenig mehr Erfahrung mit der Masturbation Ihres Partners haben, lernen Sie die Zeichen des kommenden Höhepunktes zu deuten. Seine Muskeln spannen sich an, am deutlichsten erkennbar die der Oberschenkel, und sein Atem geht schneller. Die Hoden werden eng an den Körper gezogen und können anschwellen. Der Kopf des Penis vergrößert sich leicht, die Farbe vertieft sich. Ein oder zwei Tropfen Flüssigkeit (»Wonnetröpfchen«) erscheinen an der Spitze.

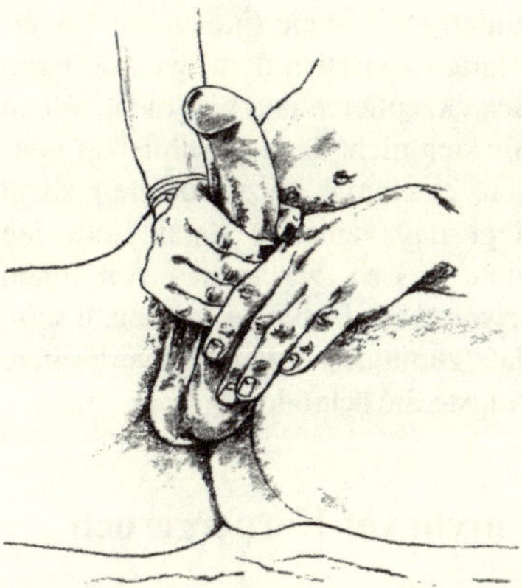

Der richtige Rhythmus
Es kann sein, daß Ihrem Partner schnelle Handbewegungen lieber sind, oder auch langsame, aber auf jeden Fall behagt ihm ein sanfter, gleichmäßiger Rhythmus mehr als Schwankungen und Unterbrechungen.

Zwischen den Brüsten
Sie können sich und Ihrem Partner eine sehr intime Zärtlichkeit bieten, indem Sie Ihre Brüste um seinen Penis schließen, so daß er zwischen ihnen sanft hin und her stoßen kann.

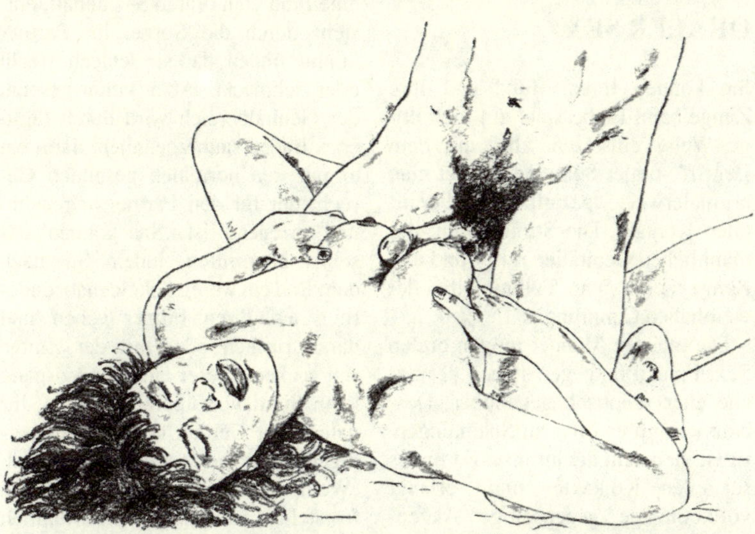

Andere manuelle Techniken

Die oben beschriebene Technik ist wahrscheinlich die effektivste Art und Weise, Ihren Partner mit der Hand zum Orgasmus zu bringen. Aber es gibt viele andere Möglichkeiten, den Penis zu stimulieren, und die einzigen Grenzen werden allein von Ihrer Einbildungskraft gesetzt.

Versuchen Sie zum Beispiel, den Penis zwischen den Handflächen zu massieren, ihn abwechselnd fest zu drücken und loszulassen, die empfindliche Spitze mit Ihrem Finger sanft zu streichen, oder mit Ihren Fingerspitzen, leicht vibrierend, von einer Seite zur anderen über das Frenulum zu streichen. Durch Experimentieren können Sie sich ein reiches Repertoire an Techniken aneignen oder zumindest herausfinden, was Ihrem Partner am besten gefällt.

ORALER SEX

Sie können Ihren Mund und Ihre Zunge beim Liebesspiel auf vielfältige Weise einsetzen, aber mit dem Begriff »oraler Sex« bezeichnet man normalerweise speziell den oral-genitalen Kontakt. Die Stimulierung der männlichen Genitalien mit Mund und Zunge nennt man Fellatio, die der weiblichen Cunnilingus.

Die meisten Männer mögen oralen Sex, Frauen hingegen stehen der Sache eher skeptisch gegenüber. Deshalb kommt es öfter zu Spannungen. Er ist vielleicht die intimste Form des sexuellen Kontaktes und verlangt vollkommene gegenseitige Akzeptanz, sowohl emotional wie körperlich. Aus diesem Grund kann oraler Sex außerordentlich befriedigend für beide sein; für den, der gibt, wie für den, der empfängt. Oraler Sex ist auch ein sehr gutes Mittel für beide, um den Partner zu erregen und zum Orgasmus zu bringen.

Nichtsdestotrotz ist die orale Stimulation für viele Frauen ein Grenzstreifen zwischen dem, was sie beim Sex akzeptieren und was nicht. Wenn Sie sich nicht dazu entschließen können, es einmal auszuprobieren, dann liegt das vielleicht daran, daß Sie nicht wissen, was genau von Ihnen erwartet wird, aber es kann auch sein, daß zumindest zwei weitverbreitete Ängste Sie behindern.

Furcht vor Körpergeruch

Vielleicht die schlimmste Angst, die eine Frau vom oralen Sex abhält, entsteht durch die Sorge, ihr Partner könnte finden, daß sie schlecht riecht oder schmeckt. Aber vorausgesetzt, der Genitalbereich wird durch tägliches Baden saubergehalten, dann hat er nur den normalen gesunden Geruch, der für den Partner angenehm und erregend ist. Sie können das selbst überprüfen, indem Sie nach dem Bad ein wenig Scheidenabsonderung auf Ihren Finger geben und daran riechen oder mit der Zunge schmecken. Dieser einfache Vorgang kann Sie davon überzeugen, daß Ihr natürlicher Geruch keinesfalls beleidigend für die Nasen anderer ist. (Wenn Sie einen schlechten Geruch feststellen, haben Sie wahrscheinlich eine Scheideninfektion und sollten zum Arzt gehen.) Verwenden Sie keine Intimsprays, machen Sie keine Scheidenspülungen mit Deodorants und nehmen Sie keine Badezusätze. Derartige Mittel sind völlig unnötig und können Entzündungen in der Vagina hervorrufen.

Angst vor Sperma

Obgleich die Samenflüssigkeit wie die Scheidenabsonderung unschädlich und fast geruch- und geschmacklos ist, ist vielen Frauen, selbst wenn sie nichts gegen oralen Sex haben, allein schon der Gedanke zuwider, sie könnten die Samenflüssigkeit verschlucken oder auch nur das Ejakulat ihres Partners in den Mund bekommen. Sie haben vielleicht auch Angst, sich mit dem HIV-Virus (Aids) zu infizieren. Die meisten Ärzte halten es zwar theoretisch für möglich, diese Krankheit durch oralen Sex zu übertragen, schätzen dieses Risiko jedoch als sehr niedrig ein. Möglicherweise, weil der Speichel eine Substanz enthält, die das Virus unschädlich macht. Jedoch geht jemand, der eine Entzündung im Mund oder Zahnfleischbluten hat (sehr verbreitet), ein Risiko ein, wenn ein infizierter Partner in seinen Mund ejakuliert.

Oraler Sex muß jedoch nicht unbedingt bis zum Orgasmus führen, sondern ist häufig nur ein Mittel zur gegenseitigen Erregung vor dem eigentlichen Liebesakt. Wenn Ihr Partner bis zur Ejakulation gehen möchte, dann kann er sich Ihnen kurz vorher mitteilen. Sie können sich dann zurückziehen und ihn die letzten Sekunden mit der Hand stimulieren. Eine sicherere Lösung wäre es, wenn er beim oralen Sex ein Kondom benutzt (siehe *Richtlinien zum Safer Sex*, S. 242)

Erstickungsangst

Wieviel Sie vom Penis Ihres Partners in den Mund nehmen, bleibt ganz Ihnen überlassen. Wenn Sie zum ersten Mal Fellatio ausprobieren, ziehen Sie es wahrscheinlich vor, nur den Kopf des Penis mit der Zunge zu liebkosen und zu küssen, bis Sie sich genügend vertraut fühlen. Aber auch wenn Sie mehr Übung haben, kann es vorkommen, daß Sie würgen müssen, wenn der Penis an Ihren Gaumen kommt. Das ist eine ganz natürliche Reaktion, und Ihr Partner versteht sie bestimmt. Sie können ganz einfach etwas dagegen tun, indem Sie die Peniswurzel mit der Hand umfassen – das wirkt wie eine Bremse bei seinen Stößen.

Fellatio

Wenn Sie den Penis Ihres Partners mit dem Mund stimulieren möchten, aber unsicher sind, wie Sie vorgehen sollen, dann lesen Sie die folgenden Instruktionen.

1 Stellen Sie sich vor, der Penis Ihres Partners wäre eine Eiskremtüte. Halten Sie den Schaft in einer Hand und lassen Sie die Zunge sanft um die Spitze kreisen.

2 Dann erkunden Sie den Schaft, indem Sie mit der Zunge um den Rand des Peniskopfes herumstreifen und schließlich sanft am Frenulum vibrieren.

3 Öffnen Sie den Mund und nehmen Sie den ganzen Peniskopf hinein. Achten Sie dabei darauf, daß Ihre Zähne von den Lippen bedeckt sind.

4 Bewegen Sie Ihren Mund am Penis auf und ab. Die Bewegungen sollen so sein, daß es Ihnen beiden gefällt. Ihr Partner kann den Rhythmus andeuten, indem er Ihren Kopf mit den Händen führt, aber er sollte darauf achten, ihn nicht tiefer als Sie wollen hinunterzudrücken. Es ist besser, wenn er jetzt nicht stößt, damit Sie die Kontrolle behalten.

Vorsichtsmaßnahmen
Denken Sie daran, wenn Sie den Penis Ihres Partners in den Mund nehmen, daß der Kopf ganz besonders empfindlich ist. Halten Sie die Zähne zurück und schützen Sie sie mit den Lippen.

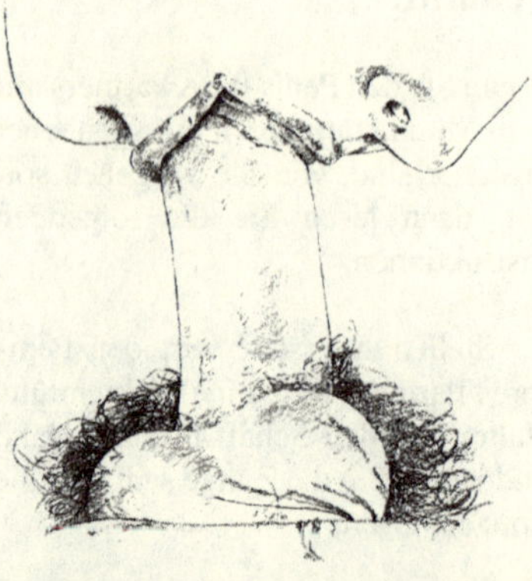

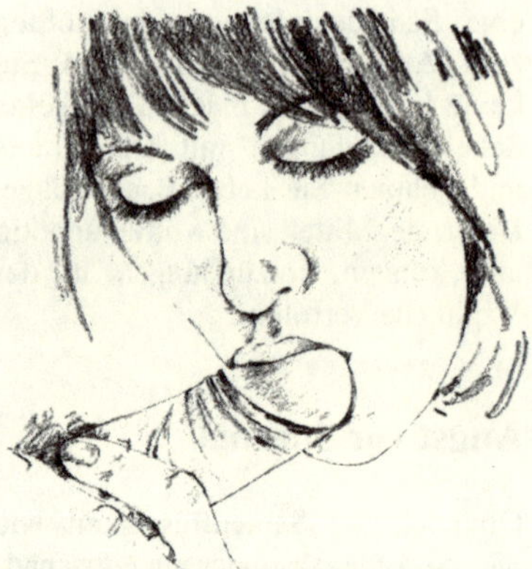

Nichts übereilen
Wenn Sie noch nie oralen Sex ausprobiert haben, ist es Ihnen wahrscheinlich lieber, den Penis Ihres Partners nur zu küssen, statt gleich daran zu saugen.

5 Verlängern Sie Ihren Mund, indem Sie den unteren Teil des Penis mit Daumen und Zeigefinger umspannen und bewegen Sie Hand und Mund im selben Rhythmus auf und ab. Mit zunehmender Selbstsicherheit wollen Sie vielleicht den Penis ein Stück weiter in den Mund nehmen. Wenn Sie Ihre Hand als »Stop« einsetzen, kann Ihr Partner nicht zu tief stoßen, und Sie brauchen keine Angst zu haben, daß Sie würgen müssen. Halten Sie einen stetigen Rhythmus und einen kräftigen Druck bei, und denken Sie daran, die Zähne fernzuhalten.

6 Steigern Sie langsam die Geschwindigkeit. Wenn Sie es gewohnt sind, Ihren Partner mit der Hand zum Orgasmus zu stimulieren, erkennen Sie sicher die Zeichen der bevorstehenden Ejakulation. Wenn es soweit ist, können Sie sich zurückziehen, falls Sie nicht wollen, daß er in Ihren Mund ejakuliert. Bringen Sie ihn dann mit der Hand zum Orgasmus, oder gehen Sie zum Geschlechtsverkehr über.

Schutz vor Würgen

Der Angst, würgen zu müssen, können Sie begegnen, indem Sie den Penis mit einem oder mit mehreren Fingern umfassen. Das begrenzt das Eindringen bei Ihren Auf-und-Ab-Bewegungen oder bei den Stößen Ihres Partners.

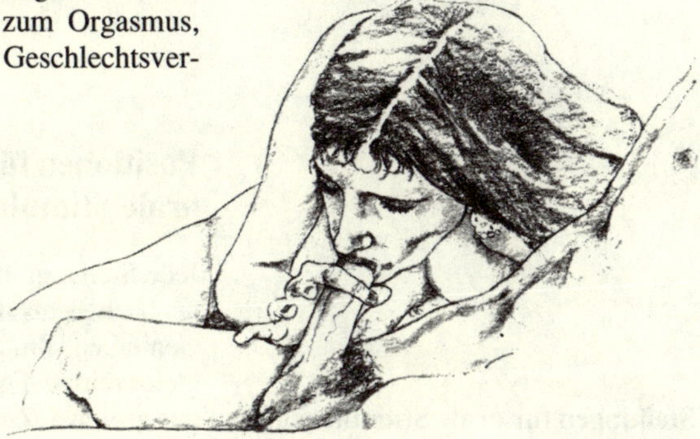

Cunnilingus

Da die Zunge weitaus zarter ist als die Finger, ist sie für eine sanftere Erregung der Klitoris und der Schamlippen wie geschaffen. Ihr Partner kann Ihnen so zu einem sehr hohen Lustgewinn verhelfen, aber erklären Sie ihm unbedingt, was Sie am meisten erregt. Die Empfindlichkeitsskala der Klitoris und ihrer Umgebung ist nämlich sehr weit.

Orales Vorspiel

Wenn Ihr Partner den gesamten Vaginalbereich mit der Zunge liebkost, erregt Sie das wahrscheinlich mehr als die direkte Stimulierung des Kitzlers.

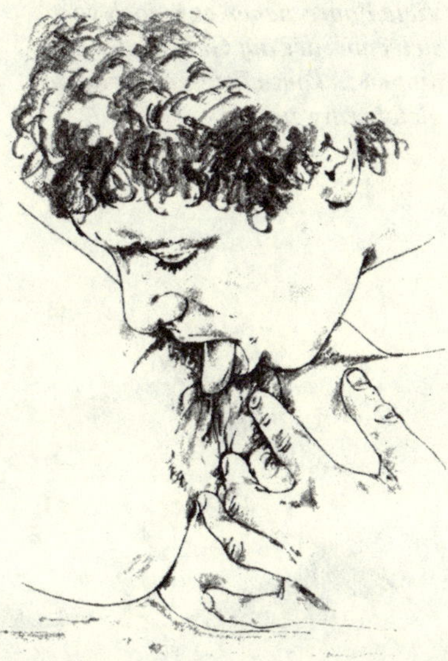

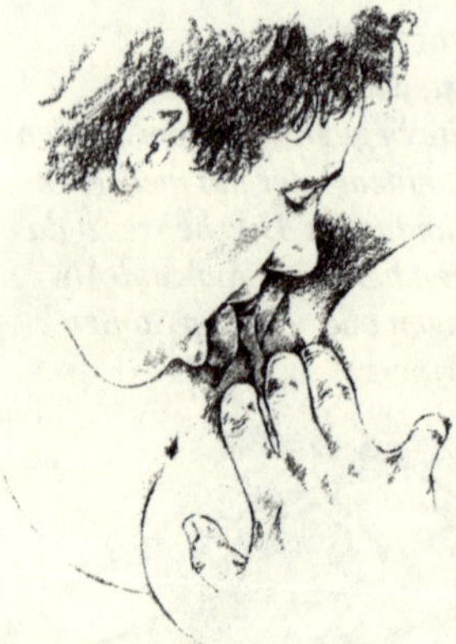

Eindringen der Zunge
Es kann höchst erregend für Sie sein, wenn Ihr Partner mit der Zunge in die Vagina eindringt. Viele Frauen bevorzugen jedoch die Stimulierung der Klitoris.

Positionen für orale Stimulierung

Jede Stellung, in der die beiden Partner sich bequem erreichen und ihre Genitalien stimulieren können, ist für gleichzeitige Fellatio und Cunnilingus geeignet. Zwar können diese Stellungen in höchstem Grade erregend sein, aber die Schwierigkeit, zur selben Zeit Lust zu geben und zu empfangen, mindert oft den Genuß. Vielen Paaren gefällt oraler Sex besser, wenn sie nacheinander die aktive Rolle spielen.

Stellungen für orale Stimulierung
Die 69er-Stellung erlaubt gegenseitigen oral-genitalen Kontakt und kann in höchstem Maße erregend wirken. Viele Paare ziehen es jedoch vor, sich entweder auf Geben oder Empfangen zu konzentrieren, als beides gleichzeitig zu tun.

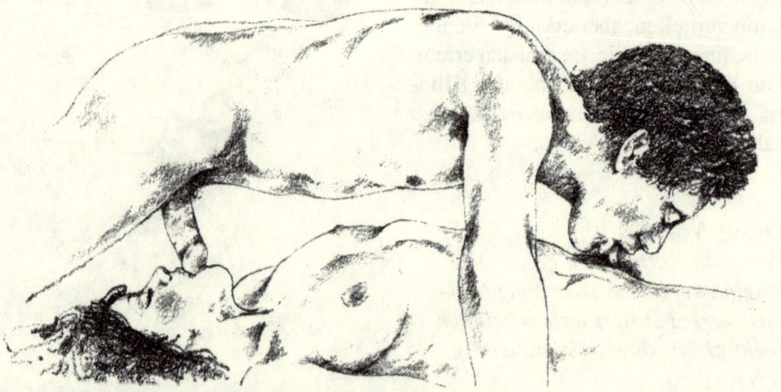

ANALVERKEHR

Die Vorstellung von analem Sex ruft bei vielen Frauen sehr starke, meist negative Gefühle hervor. Aber analer Sex ist nicht unbedingt mit Analverkehr gleichzusetzen. Die einfachste und üblichste Form analer Stimulation ist »das Vorbeikommen«, das Berühren des Afters des Sexualpartners während des Geschlechtsverkehrs oder beim oralen Sex. Außerdem kann man auch mit einem Finger in den After eindringen. Falls Sie das versuchen wollen, cremen Sie Ihren Finger vorher gut ein, und achten Sie darauf, daß Ihre Fingernägel keine scharfen Kanten haben. Sie werden feststellen, daß Sie die Prostatadrüse Ihres Partners stimulieren können, indem Sie Ihren Finger etwa fünf Zentimeter tief einführen und gegen die vordere Wand leicht nach unten drücken. Für viele Männer ist das sehr erregend. Wenn Sie selbst sexuell sehr erregt sind, macht es Ihnen vielleicht Spaß, wenn auch Ihr Partner mit seinem Finger in Ihren After eindringt.

Der Vorschlag zum Analverkehr kommt, wenn überhaupt, fast immer vom Mann, und zwar oft zu Zeiten, wenn normaler Geschlechtsverkehr aus irgendeinem Grund – zum Beispiel bei einer Scheideninfektion – nicht in Frage kommt. Oder der Mann möchte es einfach mal ausprobieren, um seine Neugierde zu stillen. Sie sollten dies jedoch vermeiden, wenn auch nur die geringste Möglichkeit besteht, daß Ihr Partner mit Aids infiziert ist. Die Darmwand ist dünn, zart und verletzlich, und das heißt, daß das HIV-(Aids-)Virus beim Analverkehr leichter übertragen wird als bei jeder anderen Form sexueller Aktivität.

Wenn Sie es beide einmal ausprobieren möchten, dann wird das Risiko kleiner, wenn Ihr Partner immer ein starkes Kondom trägt. Benutzen Sie darüber hinaus ein Spermizid oder ein Gleitmittel, das Nonoxynol-9 enthält, von dem bekannt ist, daß es das HIV-Virus abtötet. Ihr Partner sollte langsam und vorsichtig eindringen, zunächst nur mit dem Kopf des Penis, und bereit sein, sofort aufzuhören, wenn Sie ihn darum bitten. Es wird einfacher, wenn Sie leicht pressen, um Ihren Schließmuskel zu entspannen. Vielleicht finden Sie es auch leichter, wenn Sie oben sind, so daß Sie das Eindringen seines Penis selbst kontrollieren können.

Nach einem Analverkehr sollten Sie nie vaginalen Geschlechtsverkehr haben, ohne daß Ihr Partner seinen Penis vorher gut wäscht. Sie riskieren sonst, daß eine Infektion vom Darm in die Vagina übertragen wird.

STELLUNGEN BEIM GESCHLECHTSVERKEHR

Es gibt sechs Hauptgruppen von Stellungen beim Geschlechtsverkehr mit zahllosen Varianten, die sich nur unerheblich voneinander unterscheiden, beispielsweise in der Position der Gliedmaßen oder im Winkel der Körper zueinander.

Einige dieser Stellungen sind für bestimmte Situationen geeignet – zum Beispiel während der Schwangerschaft. Andere sollen einfach nur Spaß machen und haben keinen besonderen Vorteil als den, daß Sie Ihrem Repertoire etwas Neues hinzufügen. Vielleicht reizt es Sie, auch diese Stellungen einmal auszuprobieren.

Der Sinn des Experimentierens

Fühlen Sie sich nicht gezwungen, sich beim Ausprobieren einer neuen Stellung haargenau an das Buch zu halten. Sobald Sie Unbehagen verspüren, nehmen Sie kleine Veränderungen vor, bis Sie und Ihr Partner sich wohl fühlen. Ganz gleich, wie viele Stellungen Sie ausprobieren, Sie werden feststellen, daß Sie stets wieder auf die wenigen Positionen zurückkommen, die Ihnen und Ihrem Partner den größten Genuß verschaffen. Wenn Sie dabei bleiben, dann heißt das nicht, daß Sie einfallslos und träge sind, sondern Sie haben dann eben genügend experimentiert und wissen genau, was Sie mögen und was nicht. (Die beste Zeit für Experimente ist der Beginn einer neuen Beziehung, wenn Sie gegenseitig Ihre Körper erforschen und die Vorlieben des anderen kennenlernen wollen. Sinnvoll sind Experimente auch dann, wenn Ihre Beziehung schon lange dauert und Sie Ihr gemeinsames Liebesspiel durch etwas Neues beleben wollen.) Beachten Sie stets:

- Ihr Partner kann am leichtesten in Sie eindringen, wenn Sie Ihre Beine weit auseinanderspreizen. Ein Kissen unter Ihren Hüften kann das noch unterstützen.
- Stellungen, bei denen Sie die Knie hoch an Ihre Brust ziehen, erlauben ein besonders tiefes Eindringen.
- Stellungen, bei denen Ihre Beine geschlossen sind, bieten dem Penis ein Höchstmaß an Stimulation.
- Wenn Sie den Orgasmus Ihres Partners hinauszögern wollen, dann wechseln Sie in eine Frau-oben-Stellung, da viele Männer dies weniger stimulierend finden.

STELLUNGEN MIT DEM MANN OBEN

Mann-oben-Stellungen und vor allem die »Missionarsstellung«, bei der der Mann zwischen den leicht gespreizten Beinen der Frau liegt, kommen wahrscheinlich am häufigsten vor. Sie gestatten dem Man eine nahezu vollständige Kontrolle über den Geschlechtsverkehr, die Frau jedoch hat sehr wenig Bewegungsfreiheit.

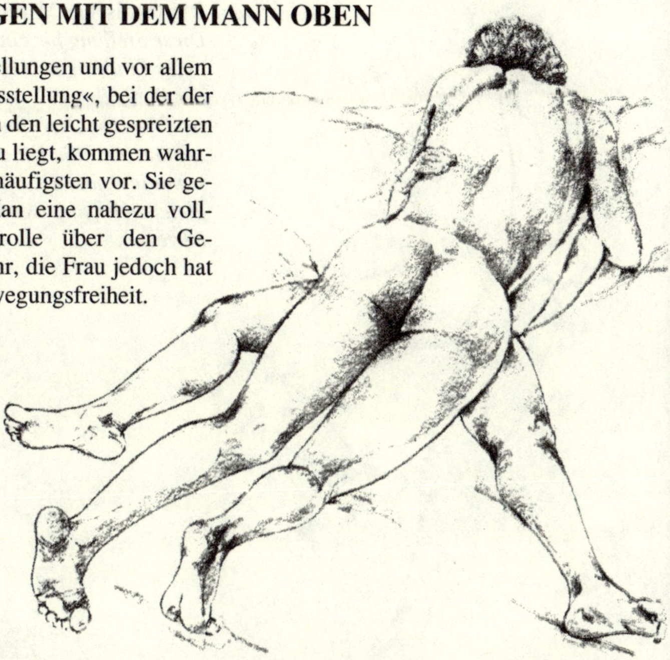

Tiefes Eindringen

In dieser Stellung ist die Vulva etwas stärker nach unten geneigt als in der häufiger praktizierten Stellung mit angewinkelten Beinen. Die Folge ist eine stärkere Reizung der Klitoris. Das Eindringen ist tief, und der Scheideneingang ist verengt, so daß der Penis ebenfalls stärker stimuliert wird.

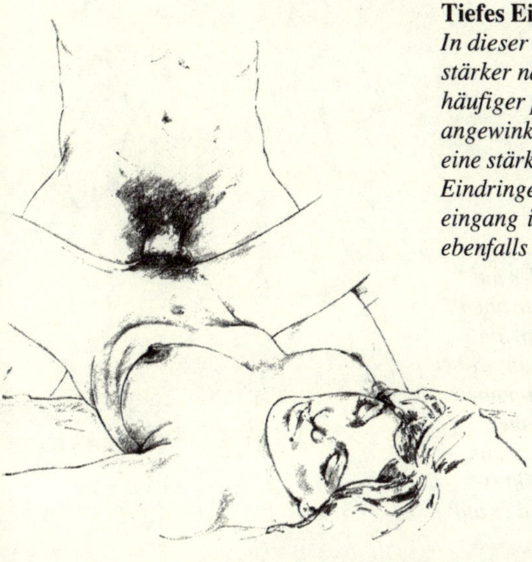

»Winkel«-Stellung

In dieser »Zwei-Stufen-Stellung« liegen Sie auf dem Bett, und Ihr Partner steht oder kniet daneben. Indem er Sie leicht anhebt, kann er den Penetrationswinkel verändern.

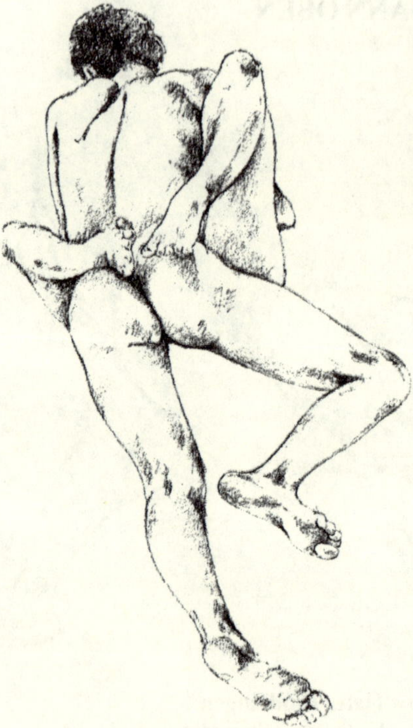

Rhythmisches Miteinander

Diese Stellung für ein besonders tiefes Eindringen bietet sich an, wenn der Penis Ihres Partners sehr kurz ist. Die Scheidenöffnung ist entspannt, aber die Klitoris wird gut stimuliert, und Sie können sich im gleichen Rhythmus mit Ihrem Partner bewegen.

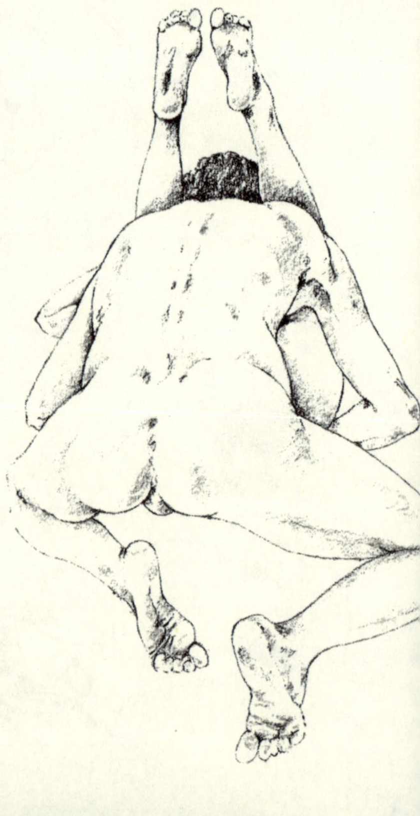

Penetration von oben

In diese Stellung kann von der auf der gegenüberliegenden Seite oben gezeigten gewechselt werden. Sie gestattet eine tiefe Penetration, wobei der Penis praktisch genau von oben eindringt. Es müßte Ihnen dabei größtes Vergnügen bereiten, wenn Sie Ihre Beine um den Hals Ihres Partners klammern, während er auf die Vagina zusteuert.

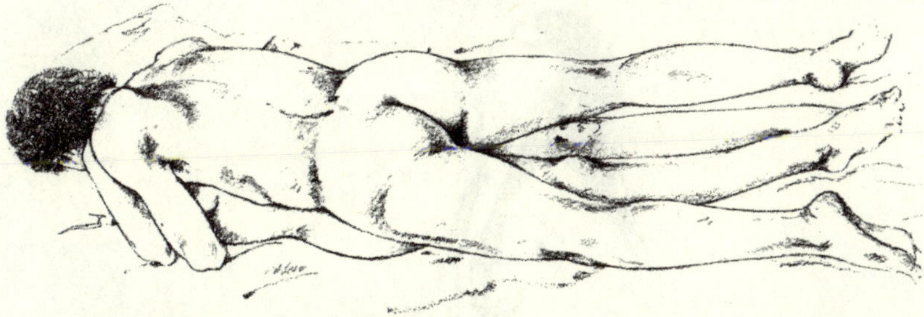

Position mit geschlossenen Beinen
Wenn Sie Ihre Beine fest geschlossen halten, üben Ihre Schamlippen einen kräftigen Druck auf den Penis aus. Sie empfinden es sicher als besonders lustvoll, wenn Sie den Penis so fest umschließen und gleichzeitig Ihr Kitzler intensiv gereizt wird.

STELLUNGEN MIT DER FRAU OBEN

Viele Paare finden solche Stellungen befriedigend, bei denen die Frau sich über dem Mann befindet. Diese Stellungen erlauben Ihnen, Ihren Partner aktiv zu lieben: Sie können selber die Tiefe des Eindringens bestimmen – was Ihnen vielleicht ganz angenehm ist, wenn Sie noch etwas ängstlich und unerfahren sind – und Sie können auch den Rhythmus angeben. Solche Stellungen bieten sich an, wenn Sie schwanger sind oder wenn Ihr Partner viel schwerer ist als Sie.

Intensive Stimulierung
Von allen Frau-oben-Stellungen bietet diese die beste Kombination von intensiver Stimulation des Penis und ungehinderter Bewegungsfreiheit der Frau. Ihre Auf-und-Ab-Bewegungen sind weniger ermüdend als die horizontalen Bewegungen mit ausgestrecktem Körper.

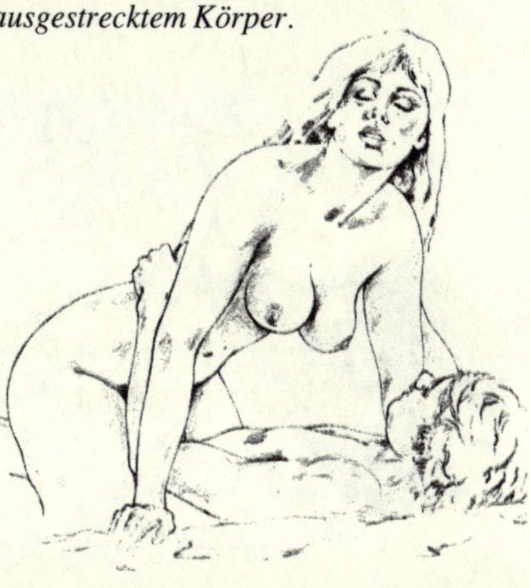

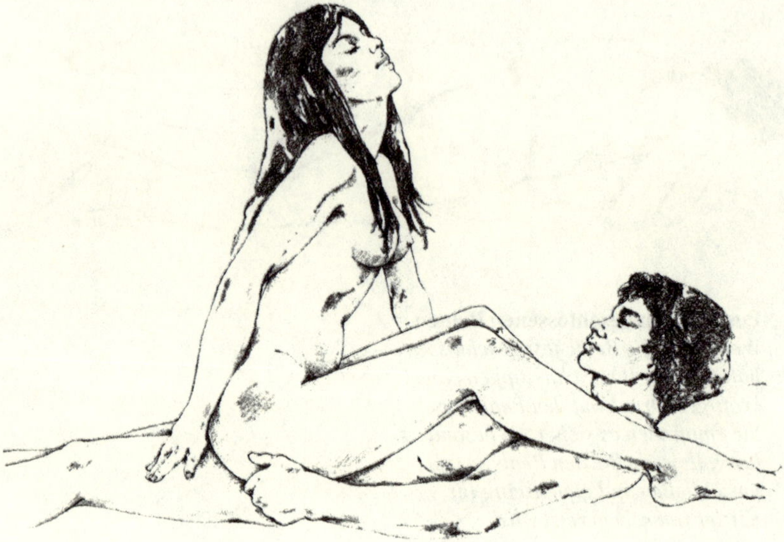

Rittlings mit Blickkontakt
Diese Stellung, die für beide Partner sehr aufregend sein kann, gestattet Ihrem Partner, Ihre Brüste und Ihre Klitoris zu streicheln, und außerdem können Sie beide sich dabei anschauen. Sie können sich seitlich hin- und her- und auch vor- und zurückbewegen oder kreisende Bewegungen auf dem Penis ausführen. Wenn Sie die genitale Stimulation für beide noch intensivieren wollen, brauchen Sie sich nur leicht zurückzulehnen.

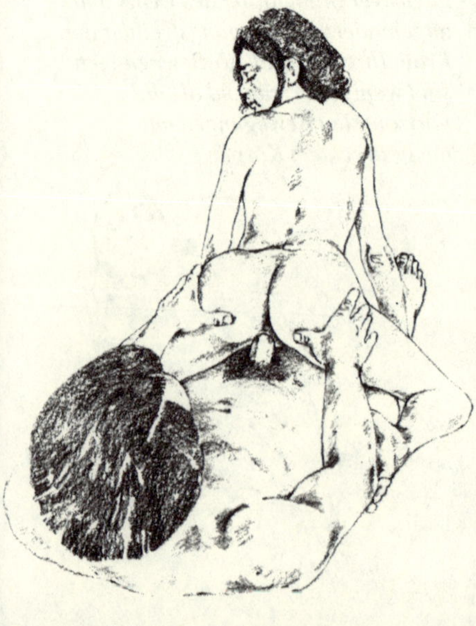

Rittlings mit zugewandtem Rücken
Stellungen, bei denen der Mann auf dem Rücken liegt, sind für ihn sehr bequem. In dieser Stellung dringt er nicht so tief ein, und auch die Reizung des Penis ist nicht sonderlich intensiv, daher fällt es ihm leichter, die Ejakulation zu verzögern. Wenn Sie oben sind, können Sie heftige und sehr erregende Bewegungen machen.

Enge Umarmung
Körperliche Nähe ist das Kennzeichen dieser Stellung, aber die Bewegungen verlangen von beiden Partnern einigen Kraftaufwand im Oberkörper und in den Schenkeln. Dennoch kann gerade diese Anstrengung sich als besonders gut erweisen, da beiden das Gefühl vermittelt wird, gemeinsam dem Orgasmus entgegenzutreiben.

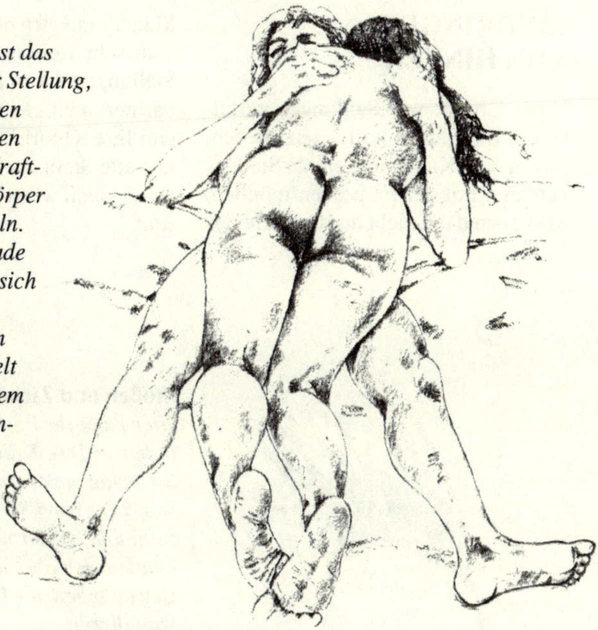

Gleichzeitiger Orgasmus

Zwei Partner, die ihre eigenen sexuellen Reaktionen und die des anderen gut kennen, können sich beim Geschlechtsverkehr so aufeinander einstellen, daß sie beide mehr oder weniger gleichzeitig zum Höhepunkt kommen. Bei einigen Paaren wird es jedoch fast schon zur fixen Idee, darauf zu achten, wie weit erregt der Partner ist, und den eigenen Erregungszustand entsprechend zu steuern, weil sie glauben, ein gleichzeitiger Orgasmus sei etwas Besonderes und erstrebenswerter als alles andere. Aber wenn Sie sich so darauf konzentrieren, den richtigen Zeitpunkt abzupassen, werden Sie von Ihren eigenen Empfindungen abgelenkt, so daß Sie vielleicht selbst nicht mehr zum Höhepunkt gelangen. Außerdem können Sie die Lustempfindungen Ihres Partners beim Orgasmus viel mehr genießen, wenn Sie nicht völlig mit sich selbst und Ihrem eigenen Orgasmus beschäftigt sind. Ein gleichzeitiger Orgasmus ist etwas Großartiges, wenn man ihn ohne besondere Anstrengungen erreicht, aber sehen Sie nicht mehr darin als eine Möglichkeit sexuellen Lustgewinns unter vielen.

EINDRINGEN VON HINTEN

Diese Gruppe von Stellungen gestattet ein Eindringen im Liegen, Stehen, Sitzen oder Knien, und einige Stellungen sind mit der Frau oben möglich. Sie haben dann nicht das Gewicht des Mannes auf sich und können sich deshalb sehr frei bewegen. Die meisten Stellungen haben den Vorteil, daß Ihr Partner auch gleichzeitig Ihre Brüste und Ihre Klitoris streicheln kann, und fast alle Stellungen sind für Sie angenehm, auch wenn Sie hochschwanger sind.

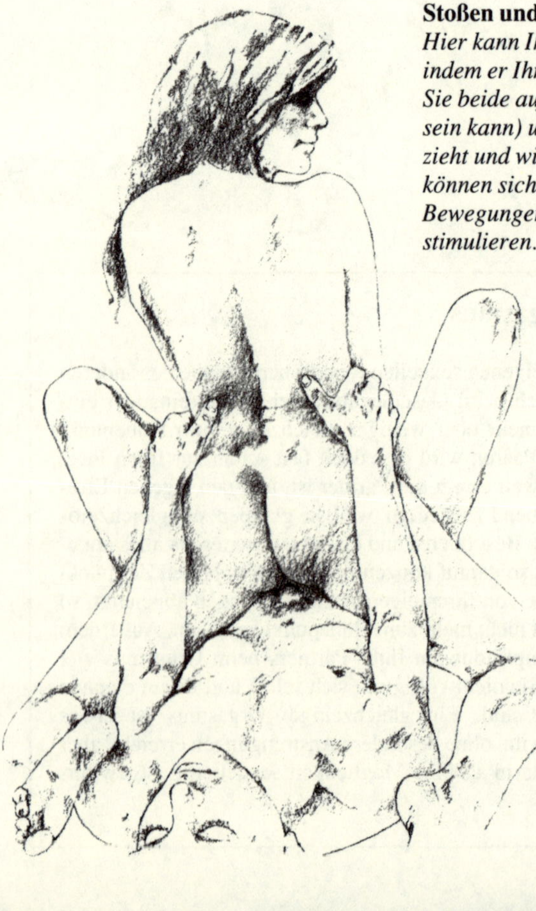

Stoßen und Ziehen
Hier kann Ihr Partner kräftig stoßen, indem er Ihre Taille erfaßt (was für Sie beide außerordentlich erregend sein kann) und Sie zu sich herunterzieht und wieder nach oben stößt. Sie können sich aber auch durch andere Bewegungen, die Ihnen gefallen, stimulieren.

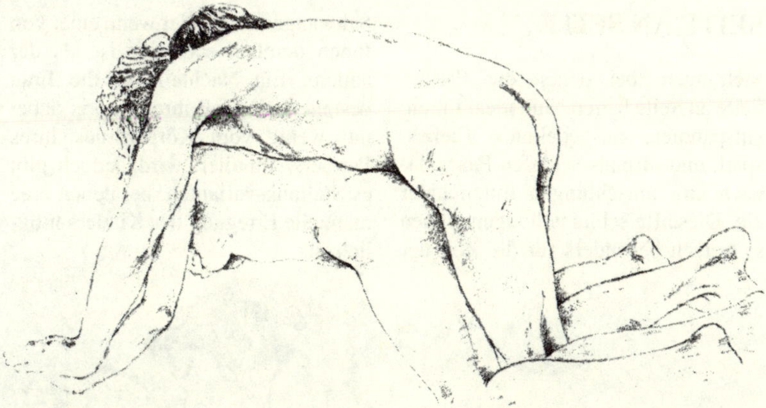

Der Mann kniet

Die meisten Stellungen, bei denen der Mann von hinten in die Vagina eindringt, sind physiologisch sehr günstig, da die Vagina sich dem erigierten Penis geradezu entgegenwölbt. Vielen Frauen mißfällt jedoch die sogenannte »Hundestellung«, besonders mit gesenktem Kopf, da sie ihnen zu unterwürfig erscheint. Wenn Ihnen dabei die Nähe fehlt, kann Ihr Partner Ihnen den Rücken und die Brüste streicheln.

Der Mann steht

Wenn Sie knien und Ihr Partner neben dem Bett steht, kann er tief in Sie eindringen. Die leicht nach oben gekehrte Vagina bewirkt ein starkes Reibungsgefühl.

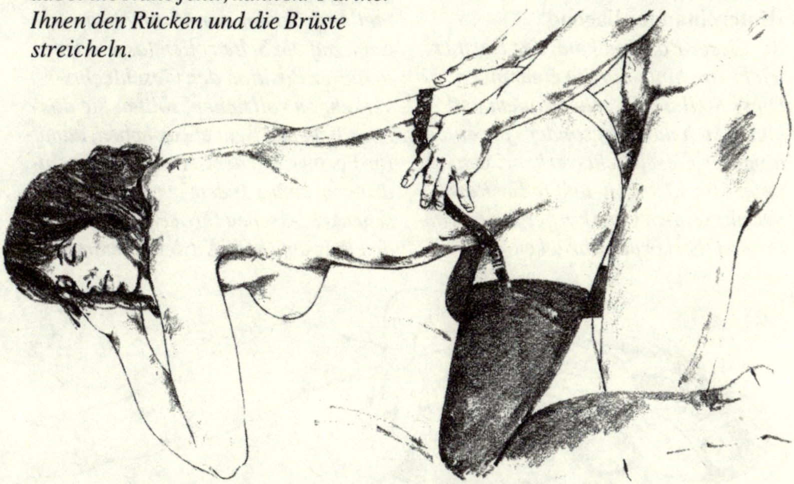

SEITE AN SEITE

Stellungen, bei denen die Partner Seite an Seite liegen, sind ideal für ein entspanntes, ausgedehntes Liebesspiel, und oftmals schlafen Paare danach eng umschlungen miteinander ein. Diese Beischlafstellungen eignen sich auch besonders für die Zeit der Schwangerschaft oder wenn einer von Ihnen deutlich schwerer ist als der andere. Ein Nachteil für die Frau besteht darin, daß ihre Klitoris dabei nur wenig vom Körperdruck ihres Partners stimuliert wird; jedoch gibt es Stellungsvarianten, bei denen eine manuelle Erregung des Kitzlers möglich ist.

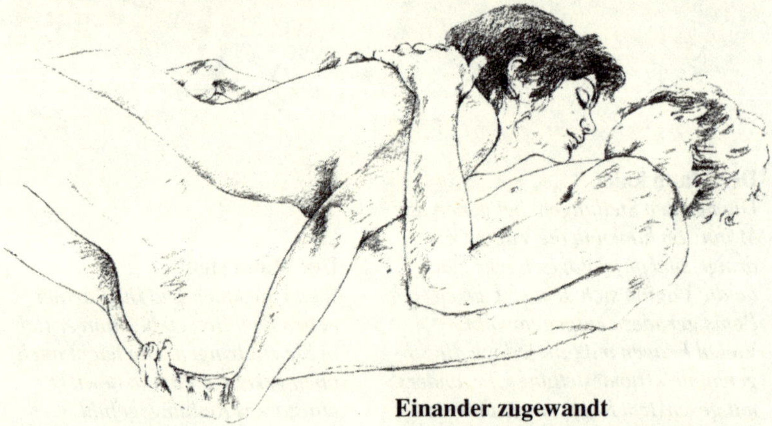

Hintereinander liegend
Bei dieser Position kann der Partner leicht von hinten in Sie eindringen. Diese Stellung ist sehr bequem und eignet sich daher besonders für einen längeren Geschlechtsverkehr. Um tiefer einzudringen, müßte Ihr Partner mit seinem Oberkörper etwas von Ihrem Oberkörper abrücken.

Einander zugewandt
In diese intime und entspannte Lage gelangen Sie, wenn Sie sich aus einer Stellung, bei der der Mann oben liegt, auf die Seite rollen lassen. Um in dieser Position den Geschlechtsverkehr zu vollziehen, sollten Sie das oben liegende Bein etwas heben, damit Ihr Partner von der Seite her in Sie eindringen kann. Indem er seine Oberschenkel zwischen Ihre schiebt, kann er den Reiz auf Ihren Kitzler verstärken.

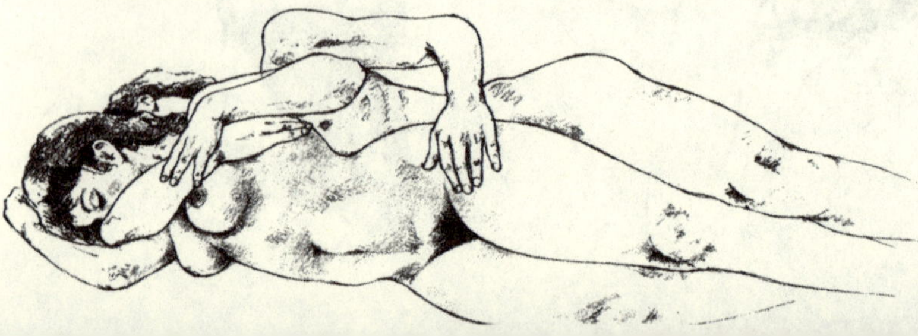

Entspannter Körperkontakt

»Im Löffel liegen« ermöglicht ein entspanntes Beieinander und erlaubt beiden Partnern ein hohes Maß an Bewegungsfreiheit. Da Ihr Partner Sie dabei nicht mit seinem Gewicht belastet, ist diese Stellung besonders empfehlenswert, wenn Sie hochschwanger sind.

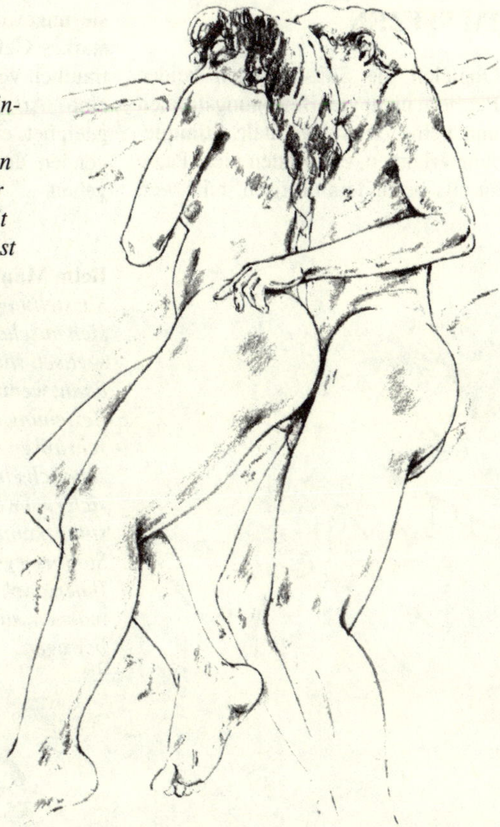

Stellungswechsel

Es ist durchaus üblich, während des Geschlechtsverkehrs öfter die Stellung zu wechseln. Wenn Sie beim Liebesakt jedoch zu viele Varianten ausprobieren, ähnelt er am Ende mehr einer Turnübung als einem zärtlichen Beisammensein. Doch welche Stellung Sie auch einnehmen, bleiben Sie nicht die ganze Zeit passiv. Bewegen Sie Ihre Hüften, spannen und entspannen Sie Ihre Vaginalmuskeln, so werden Sie und Ihr Partner eine viel größere Befriedigung erfahren.

IM SITZEN

Obgleich die Sitzstellungen beiden Partnern nicht viel Bewegungsfreiheit und keine direkte genitale Stimulierung erlauben, empfinden viele Paare sie als besonders erotisch, teils weil sie ungewohnt ist, teils weil sie ein starkes Gefühl an Intimität und Vertrautheit vermitteln. Sie sind auch als eine Art ruhigeres Zwischenspiel geeignet, ehe Sie nach einer anstrengenden ersten Runde in die zweite gehen.

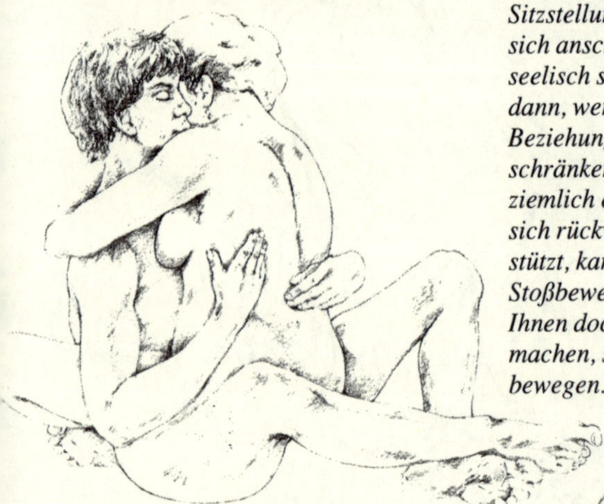

Beim Mann auf dem Schoß
Sitzstellungen, bei denen die Partner sich anschauen, sind vor allem seelisch stimulierend, und besonders dann, wenn der Reiz noch neu, die Beziehung noch jung ist, allerdings schränken sie die Bewegungsfreiheit ziemlich ein. Doch wenn Ihr Partner sich rückwärts mit den Händen aufstützt, kann er mit seinem Unterleib Stoßbewegungen ausführen oder es Ihnen doch wenigstens leichter machen, sich auf seinem Penis zu bewegen.

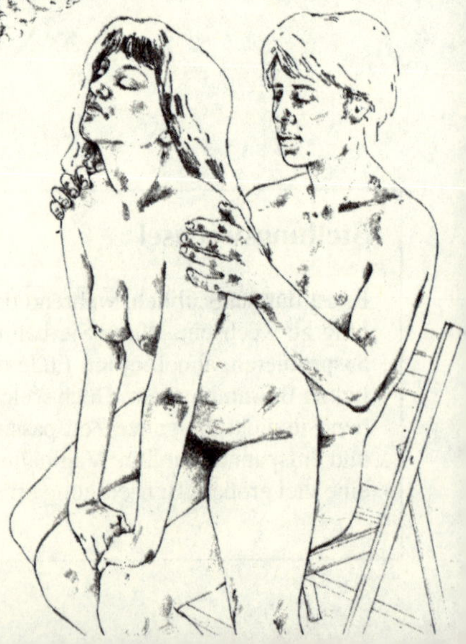

Auf einem Stuhl
Ein Stuhl bietet eine günstige Rückenstütze für Ihren Partner; so kann er Sie besser umarmen und streicheln. Die Stellung ist sehr intim, erlaubt jedoch wenig Bewegungsfreiheit, so daß Sie beide wahrscheinlich nur zum Orgasmus kommen, wenn Sie sehr geschickt mit Ihrer Vaginalmuskulatur umgehen können.

IM STEHEN

Wie bei den Sitzstellungen besteht auch hier der Reiz vor allem in der Neuartigkeit. Allerdings ist ein Eindringen oft schwierig, vor allem, wenn Sie viel kleiner sind und sich dafür erst auf etwas draufstellen müssen.

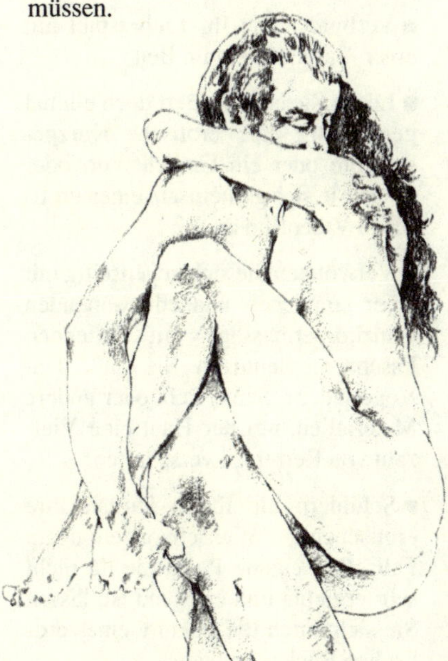

Zwischenspiel
Diese Haltung erfordert einen erheblichen Aufwand an Kraft und Gelenkigkeit und eignet sich deshalb wohl nur als Variante der rechts gezeigten Position.
Ihr Partner kann Sie, wenn Sie leicht sind, in der auf dem Bild gezeigten Weise festhalten oder Sie mit einer Hand oder beiden Händen unter dem Gesäß abstützen.

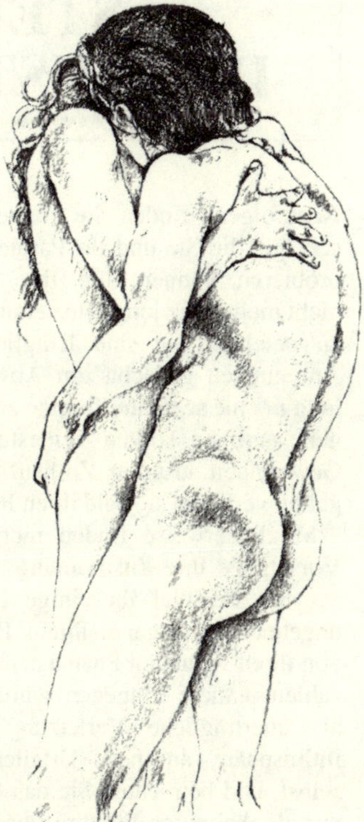

Grundstellung
Dies ist die einfachste Position im Stehen, die oft benutzt wird, wenn beide Partner kein ausgedehntes Vorspiel wollen. Um den Penis vor dem Herausrutschen zu bewahren, sollten Sie am besten die Oberschenkel zusammenpressen.
Falls Ihr Partner heftige Stöße ausführen möchte, sollten Sie sich besser gegen eine Wand lehnen.

STEIGERUNG DES LUSTEMPFINDENS

Nachfolgend finden Sie einige Vorschläge, die Sie und Ihr Partner ausprobieren können, um Ihre schon nicht mehr ganz junge Beziehung neu zu beleben. Sie sind lediglich als Anregungen gedacht, um Abwechslung in eine sexuelle Routine zu bringen, und sie sollten keinesfalls in Gewohnheit ausarten. Zu häufig ausgeübt, verlieren sie bald ihren Reiz.

Möglicherweise finden nicht alle Vorschläge Ihre Zustimmung. So ist es zum Beispiel für einige Frauen ungeheuer aufregend, ihrem Partner von ihren sexuellen Phantasien zu erzählen, andere hingegen würden es als unerträgliche Verletzung ihrer Intimsphäre ansehen. Urteilen Sie selbst, und betrachten Sie das Ganze nur als Anregung für Ihre Phantasie, sich neue Wonnen auszudenken.

- Baden oder duschen Sie gemeinsam.
- Lieben Sie sich im Dunkeln, wenn Sie gewöhnlich Licht bevorzugen, oder umgekehrt.
- Lieben Sie sich einmal woanders als im Bett.
- Lieben Sie sich zu einer anderen Zeit als gewöhnlich.
- Benutzen Sie einen Spiegel, um sich beim Liebesspiel zu beobachten.
- Lieben Sie sich in der freien Natur, aber suchen Sie sich dazu einen Platz, wo Sie ungestört sind.
- Schaffen Sie mit Musik und Kerzenlicht eine sinnliche Atmosphäre.
- Verbinden Sie Ihr Liebesspiel mit einer Flasche Wein im Bett.
- Lesen Sie sich im Bett doch einmal gegenseitig eine erotische Kurzgeschichte oder ein Gedicht vor, oder sehen Sie sich gemeinsam einen erotischen Videofilm an.
- Verwöhnen Sie sich gegenseitig mit einer sinnlichen und entspannenden Ganzkörpermassage mit duftenden Essenzen. Benutzen Sie außerdem Vogelfedern, Samt, Pelz oder andere Materialien, um der Haut eine Vielzahl von Reizen zu verschaffen.
- Schildern Sie Ihrem Partner Ihre erotischen Wunschvorstellungen. Falls Ihre eigene Phantasie da nicht sehr ergiebig und erregend ist, lassen Sie sich durch die Lektüre eines erotischen Buches anregen.
- Benutzen Sie einen Vibrator.
- Am meisten Lust verspricht es immer noch, wenn Sie sich für die Liebe Zeit nehmen, viel Zeit, damit Sie so entspannt, sinnlich und lange zusammen sind, wie Sie Lust haben.

Planen Sie Ihr Beisammensein genauso wie jede andere außergewöhnliche Aktivität. Es ist kein Kompliment für Ihren Partner und schmälert mit Sicherheit auch Ihr eigenes Vergnügen, wenn Sex für Sie etwas ist, das nach der letzten Fernsehsendung auf die schnelle erledigt wird.

VIBRATOREN

Masturbation mit einem Vibrator ist wahrscheinlich für eine Frau die leichteste Methode, zum Orgasmus zu kommen. Ein Vibrator kann die Klitoris so sanft und doch so intensiv stimulieren, daß selbst Frauen, die Schwierigkeiten haben, manuell zum Höhepunkt zu kommen, sich damit leichttun. Da auch der empfindliche Kopf des Penis auf eine solche Art von Stimulierung positiv reagiert, ist ein Vibrator doppelt nützlich für ein Paar, das etwas Abwechslung in die Liebesspiele bringen will.

Es gibt Vibratoren mit Batterie- und mit Netzanschluß. Die batteriebetriebenen sind meist geräuschvoller und schwächer, aber sehr praktisch auf Reisen. Die beste Investition ist wahrscheinlich ein netzbetriebener Vibrator mit austauschbaren Aufsätzen, der sowohl zur Massage des ganzen Körpers als auch zur Stimulierung der Klitoris geeignet ist. Nicht zu empfehlen sind Vibratoren, die über die Finger zu stülpen sind; sie erbringen nicht die gewünschte Stimulierung, ihr Gebrauch ist ermüdend.

Sie müssen sich auch nicht unbedingt einen phallusförmigen Vibrator aussuchen. Tatsächlich benutzen nur wenige Frauen einen Vibrator, um die Vagina zu stimulieren. Kaufen Sie sich ein Modell, das möglichst mehrere Geschwindigkeitsstufen hat.

Der Gebrauch des Vibrators

Die folgenden Anleitungen sind für Frauen gedacht, die noch nie einen Vibrator benutzt haben, und für Frauen, die nicht wissen, wie sie ihren Vibrator optimal einsetzen sollen.

Zu Ihrer Vorbereitung lesen Sie am besten das Kapitel *Selbstbefriedigung*, S. 116, und machen sich erst richtig mit Ihrer Klitoris vertraut.

1 Geben Sie ein Gleitmittel auf die Klitoralzone und halten Sie den Vibrator so, daß er nur die Spitze der Klitoris berührt. Dann halten Sie den Vibrator mit leichter Hand und üben nur sanften Druck aus – erst auf den Schaft des Kitzlers, noch durch die Haube, dann direkt auf den Schaft und schließlich wieder durch die Haube auf die Eichel (für eine direkte Stimulierung ist die Spitze der Klitoris meist zu empfindlich).

2 Versuchen Sie, einen Rhythmus zu finden, der so erregend ist, wie Sie ertragen können. Bewegen Sie den Vibrator vom Schaft zur Eichel, wobei die Haube erst wieder die Eichel bedecken soll, ehe Sie mit dem Vibrator in diese Zone kommen.

3 Die Eichel wird in zunehmendem Maße empfindlicher. Sie sollten den Druck auf die Klitoralzone nur verringern, falls die Berührung unangenehm wird. Möglicherweise spüren Sie den heißen Strom eines bevorstehenden Höhepunktes, schalten Sie den Vibrator aber nicht ab, stimulieren Sie weiter, auch während des Orgasmus, bis die Kontraktionen der Vagina aufgehört haben.

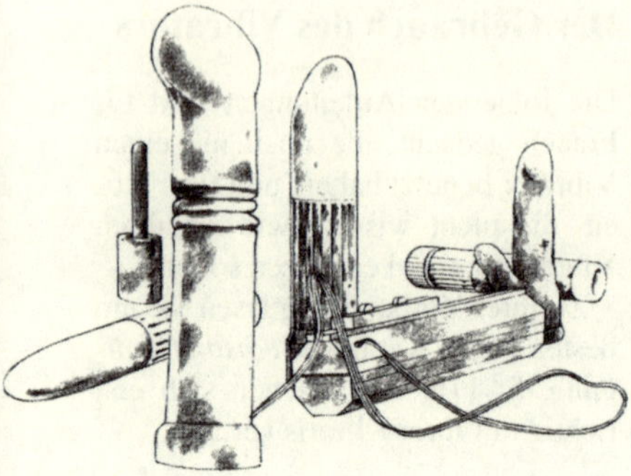

Der richtige Vibrator
Das Angebot ist umfassend. Manche Modelle sehen so aus, als wären sie einem Phalluskult zu verdanken, doch die Größe hat keinen nennenswerten Einfluß auf die Wirksamkeit. Wichtig ist hingegen die Gestalt des Kopfes, der ja im wesentlichen die genitale Stimulation erzeugt.

Vorsichtsmaßnahmen gegen Aids

Um das Aids-Risiko zu meiden, sollten Vibratoren – und alle anderen sexuellen Hilfsmittel, die Sie benutzen – niemals mit anderen geteilt werden, außer sie sind nach dem Gebrauch gründlich gereinigt worden. Das HIV-Virus wird von gewöhnlichen Haushaltsreinigungs- oder -bleichmitteln zerstört, ebenso durch flüssiges Geschirrspülmittel, das in heißem Wasser aufgelöst wurde.

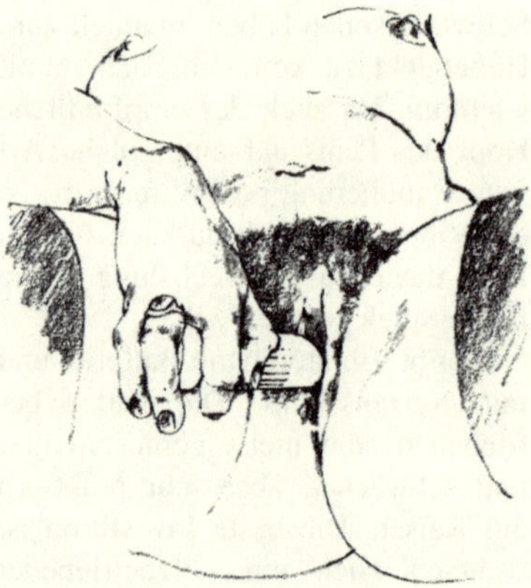

Teilweises Eindringen
Die meisten Frauen konzentrieren sich beim Gebrauch des Vibrators auf die Klitoralzone, aber viele stimulieren auch gern mit der Spitze des Vibrators die Klitoralöffnung.

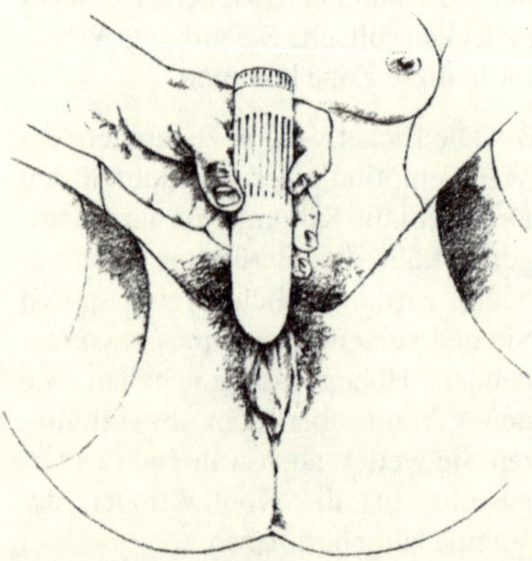

Stimulierung der Klitoris
Entweder Sie oder Ihr Partner können den Vibrator zur Stimulierung Ihrer Klitoris benutzen. Am genußvollsten ist für Sie wahrscheinlich der indirekte Druck auf die Haut der Schamlippen.

ABBAU VON HEMMUNGEN

Hemmungen sind Gefühle, die Ihnen den Spaß am Sex verderben und die es Ihnen darüber hinaus schwermachen, auf die Wünsche Ihres Partners einzugehen.

In extremen Fällen können Hemmungen dafür verantwortlich sein, daß eine Frau unfähig ist, den Orgasmus zu erreichen, und sie können eine Frau mitunter dazu bringen, daß sie die Sexualität für etwas so Furchterregendes oder so Abscheuliches hält, daß sie auf diesen »ganzen Unfug« verzichtet.

Viele Vorurteile und Widerstände, die Frauen im sexuellen Bereich bis heute noch belasten, sind aus überkommenen Vorstellungen entstanden, die äußerst zählebig und hartnäckig sind und immer noch vorschreiben, was eine Frau empfinden darf und was nicht.

Begriffe wie »haltlos« und »ordinär« werden niemals auf Männer, stets nur auf Frauen angewendet. Sie beinhalten die Ansicht, Frauen seien Sexualobjekte, und es liege allein in ihrer Verantwortung, sexuelle Zurückhaltung zu üben.

Derart unterdrückt fällt es vielen Frauen schwer, die Selbstkontrolle aufzugeben und sich ungehemmt auf eine reife sexuelle Partnerschaft einzulassen, und manche Frauen haben sogar so tiefsitzende Schuldgefühle, daß sie ihre sexuellen Begierden ganz und gar abtöten.

Bejahen Sie Ihre Sexualität

Sinn und Zweck der nachfolgenden Ratschläge ist es, daß Sie sich mit einigen der Schuld- und Angstgefühle befassen, die in Ihnen stecken und Ihnen den Genuß am Sex verleiden. Sie sollen Ihnen helfen, Ihre Persönlichkeit »aufzubauen«, ungeeignete Verhaltensmuster zu ändern und durch neue zu ersetzen.

Wenn Sie meinen, Sie seien eine Frau, die nur wenig Interesse oder Verlangen nach Sex hat, dann ist es wahrscheinlich nötig, daß Sie sich selbst einmal die »Erlaubnis« geben, sexuell zu empfinden, zu glauben, daß Freude am Sexualleben etwas ist, worauf jeder, auch Sie, ein Recht hat. Das heißt keinesfalls, Sie müßten Ihre Gefühle zu etwas zwingen oder Sie sollten etwas tun, das Sie nicht tun wollen. Die folgenden Hinweise werden Ihnen helfen.

Entwickeln Sie Phantasie!

Dies dürfte ein guter Start sein, denn es fällt leichter, Hemmungen zunächst in Ihrer Vorstellung abzubauen, als in der Realität. Falls es Ihnen schwerfallen sollte, eigene Phantasien zu entwickeln, dann nehmen Sie sexuell erregende Literatur oder Bilder zu Hilfe.

Lassen Sie sich nicht abschrecken, wenn in Ihren Phantasien auch noch andere Menschen vorkommen als Ihr Partner oder Aktivitäten auftauchen (Gruppensex beispielsweise), die Sie in der Wirklichkeit ablehnen würden. Ihre Phantasie dient hier nur dazu, mit Gefühlen zu experimentieren, sie sagt nichts aus über Ihre eigentlichen Vorlieben und gibt keine Hinweise, daß Sie sie jemals ausleben.

Lernen Sie, Ihren eigenen Körper zu akzeptieren!

Verlegenheit gegenüber Ihrem Körper, Angst, nicht begehrenswert zu sein, gehören zu den wichtigsten Faktoren, die den Sexualtrieb der Frauen unterdrücken. Wenn Sie keine positive Einstellung zu Ihrem Körper haben, dann fällt es Ihnen schwer, sich vorzustellen, daß ihn ein anderer begehren und bewundern könnte. Die Übungen in den Kapiteln *Kennenlernen des eigenen Körpers,* S. 111, und *Selbstbefriedigung,* S. 116, sind wichtige Teile eines Programms, das Ihnen helfen soll, mit Ihrem Aussehen zufrieden zu sein, und das Ihnen zeigt, daß Sex zur Freude da ist.

Werden Sie egoistisch!

Versuchen Sie zumindest, etwas selbstsüchtiger zu sein, als Sie es im Augenblick sind. Einige Frauen sind so beschäftigt, es Ihrem Partner recht zu machen, daß sie kaum einen Gedanken darauf verwenden, was sie selbst empfinden. Versuchen Sie beim nächsten Liebesspiel, nicht über die Reaktionen Ihres Partners zu grübeln, sondern konzentrieren Sie sich auf Ihre eigenen.

Seien Sie nicht nur Zuschauerin!

Wenn Sie schon immer Schwierigkeiten hatten, Ihre eigenen sexuellen Gefühle zu akzeptieren, dann neigen Sie wahrscheinlich dazu, sich auch beim Geschlechtsverkehr geistig zurückzuziehen. Sie trennen sich sozusagen von sich selbst, indem Sie an andere Dinge denken und sich fragen, ob Sie wohl zum Orgasmus kommen, anstatt zu erleben, was mit Ihnen geschieht. Konzentrieren Sie sich auf Ihre Gefühle, die Sie während des Liebesaktes überkommen, und genießen Sie den Körper Ihres Partners, wenn Sie ihn berühren, und Ihren eigenen Körper, wenn er Sie berührt. Die Übungen im Abschnitt *Programm zur Steigerung des Lustgewinns,* S. 123, sollten Ihnen dabei helfen.

Lassen Sie sich gehen!

Wenn Sie sexuell gehemmt sind, stört Sie vielleicht die Vorstellung, Sie könnten beim Liebesspiel die Kontrolle über sich verlieren und Ihrem Partner in einem ungünstigen Licht erscheinen. Manchmal hält sich eine Frau auch zurück, weil sie fürchtet, ihr könnte Sex zu gut gefallen, wenn sie sich ihm hingibt, und daß sie dadurch promiskuitiv würde und ihre feste Partnerschaft in Gefahr brächte. Vielleicht war der Geschlechtsakt für Sie immer etwas, das schweigsam und geräuschlos vor sich gehen muß, weil er dann »nebenbei«, eben als etwas, das keine Beachtung verdient, geschehen kann. Vielleicht meinten Sie auch, es sei irgendwie falsch, sich gehenzulassen oder Zeichen der sexuellen Befriedigung von sich zu geben. Eine Möglichkeit, diese Gewohnheiten zu überwinden, besteht darin, die Selbstkontrolle beim Sex willentlich aufzugeben. Bekennen Sie sich zu Ihren Empfindungen, indem Sie sich zum Beispiel mehr bewegen, heftiger atmen oder laut schreien. Tun Sie Ihren Gefühlen keinen Zwang mehr an, geben Sie Ihrer Lust auf jede nur denkbare Weise Ausdruck. Anfangs wird Ihnen das möglicherweise leichter fallen, wenn Sie es beim Masturbieren versuchen und es erst dann beim Liebesakt mit Ihrem Partner ebenso machen.

Überdenken Sie Ihre Einstellung!

Sehen Sie doch einmal mit neuen Augen, unter dem Eindruck Ihrer jetzigen Erfahrung, an, welche sexuellen Einstellungen Ihnen in der Jugend aufgezwungen wurden. Beschleicht Sie Unbehagen, wenn Sie an das »Brave Mädchen haben nichts für Sex übrig« denken? Oder daß Sex Männer mehr angeht als Frauen? Oder wurde Ihnen als Kind eingeimpft, daß Sie auf Sexuelles verlegen, beschämt, mit Schuldgefühlen zu reagieren haben? Ist es nicht so, daß Ihre Vorurteile einfach die gefühlshafte Antwort auf diese Eindrücke sind? Rational ist das nicht zu rechtfertigen.

Werden Sie ein Genußmensch!

Ein allgemein verbreiteter Wesenszug bei Frauen, die unter starken sexuellen Schuldgefühlen leiden, ist ihre Überzeugung, daß alles Vergnügen um des Vergnügens willen von Übel ist. Wenn Sie ein schlechtes Gewissen bekommen, wenn Sie sich einmal ausruhen, statt zu arbeiten, oder wenn Sie sich ab und zu einen kleinen Luxus leisten, dann wird es Ihnen bestimmt auch unbehaglich bei der Vorstellung, Sie sollten Ihr Leben genießen. Öffnen Sie sich mehr für Lust und Vergnügen, indem Sie in Ihrem Leben Raum für sinnliche Genüsse schaffen – für gutes Essen, Musik, Malerei, erotische Literatur oder für eine gelegentliche Massage oder einen Saunabesuch zum Beispiel. Dann werden Sie begreifen, daß auch die Sexualität nichts anderes ist als eine erlaubte Quelle der Lust.

Umgang mit Sexualängsten

Sexuelle Angstgefühle zerstören die sexuelle Lust ebenso wie Schuldgefühle. Sie sind schuld an Ihrer übertriebenen Zurückhaltung und an Ihrer Verkrampftheit. Wer aber nicht entspannt sein kann, ist auch nicht fähig, sich sexuell zu erregen und volle Befriedigung zu erlangen. Oft entstehen solche inneren Widerstände aus mangelndem Wissen – in diesem Fall ist nicht mehr nötig, als die Sexualität etwas besser zu verstehen. Nachfolgend werden einige der häufigsten sexuellen Ängste, die Frauen haben, unter die Lupe genommen.

Penetrationsangst

Bei einigen Frauen gibt es durchaus eine rationale Erklärung für ihre Befürchtungen. Wenn Sie einmal ein traumatisches sexuelles Erlebnis hatten oder eine schmerzhafte gynäkologische Untersuchung, dann ist Ihre Angst vor dem Geschlechtsverkehr verständlich. Oft glaubt eine Frau fälschlicherweise, ihre Vagina sei zu klein oder sie könnte, sie weiß selbst nicht wie, durch den Liebesakt körperlichen Schaden erleiden. Und schon ist sie in einen Teufelskreis geraten. Die Frau verkrampft sich, sträubt sich gegen den Geschlechtsverkehr, und so wird der Liebesakt wirklich zu einer Pein.

Das Kapitel *Überwindung der Penetrationsangst,* S. 133, beschäftigt sich mit der Frage, wie die Angst vor dem Geschlechtsverkehr überwunden werden kann.

Leistungsdruck

Da Frauen traditionsgemäß die passiven Partner sind, macht ihnen häufig die Unsicherheit zu schaffen, was von ihnen im Bett erwartet wird. Nur in einem ist sich jede Frau sicher: Man erwartet, daß sie jedesmal einen Orgasmus hat – eine Erwartungshaltung, die ganz unmöglich erfüllt werden kann.

Kommt die Frau nicht zum Höhepunkt, so gerät sie immer mehr unter Leistungsdruck, ihr Lustempfinden wird noch mehr unterdrückt, und so verliert sie ihre Fähigkeit zum Orgasmus.

Wenn Sie sich Sorgen machen, ob Sie im Bett »gut« sind, dann lassen Sie sich von den Vorschlägen im Kapitel *Bereicherung des Sexuallebens,* S. 68, anregen, vor allem von den einführenden Bemerkungen. Entstehen Ihre Ängste daraus, daß es Ihnen schwerfällt oder unmöglich ist, zum Orgasmus zu kommen, oder wissen Sie nicht so recht, ob das, was Sie spüren, ein Orgasmus ist oder nicht, dann lesen Sie *Der Weg zum Orgasmus,* S. 140. Ihre Ängste verschwinden, wenn Sie Ihre Sexualität und Ihre sexuellen Reaktionen besser verstehen.

Furcht vor Schwangerschaft

Die Sorge, Sie könnten eine ungewollte Schwangerschaft riskieren, verdirbt fast immer Ihre sexuelle Befriedigung, aber dieses Risiko ist heutzutage so minimal, daß es eigentlich ignoriert werden kann. Das Kapitel *Empfängnisverhütung,* S. 202, wird Ihnen helfen, eine für Sie geeignete und sehr zuverlässige Methode zu finden.

Jedoch, trotz jeder denkbaren Vorsicht, geht Ihnen vielleicht die Möglichkeit einer Schwangerschaft nicht aus dem Kopf. Wenn dies der Fall ist, dann ist für Sie wahrscheinlich Sexualität untrennbar mit Fortpflanzung verbunden. Sie brauchen dann tatsächlich das Gefühl, eine Schwangerschaft zu riskieren, um überhaupt zur sexuellen Befriedigung fähig zu sein. Wenn Sie sich einige Wochen lang an das oben genannte Programm halten, müßte es Ihnen eigentlich gelingen, Ihre Einstellung zu ändern, so daß Sie die Sexualität als eine Quelle der Freude und nicht ausschließlich als ein Mittel der Fortpflanzung ansehen können.

Angst vor Intimität

Im Rahmen einer festen Beziehung ist Sex eine klare Sache: Sie können mitteilen, was Sie brauchen und Ihre Gefühle zeigen, ohne Angst, zurückgewiesen zu werden oder sich lächerlich zu machen. Zur Intimität gehören Ehrlichkeit, Vertrauen und gutes Einvernehmen. Das fällt manchen Menschen leichter als anderen. Wenn Sie einmal in einer früheren Beziehung zurückgewiesen oder verletzt worden sind, sind Sie jetzt verständlicherweise zurückhaltend, um weniger verletzbar zu sein. Auch Ihre Familie spielt eine wesentliche Rolle: Kommen Sie aus einer Familie, in der Gefühlsäußerungen selten vorkamen und jeder für sich lebte, dann wird es Ihnen auch schwerfallen, eine enge Beziehung aufzubauen.

Wenn Sie sich Ihrem Partner näher fühlen wollen, dann werden Ihnen die folgenden Vorschläge helfen. Da Sie sich anschicken, einen wesentlichen Teil Ihres Charakters zu ändern, werden Sie mit einem hohen Maß an Entschlossenheit zu Werke gehen müssen. Doch Sie werden merken, daß sich die Mühe lohnt, weil Ihr Gefühls- und Sexualleben reicher wird.

■ Wählen Sie den richtigen Partner oder tun Sie doch alles, damit Sie nicht an einen völlig unpassenden geraten. Lesen Sie hierzu das Kapitel *Wie man eine dauerhafte Beziehung aufbaut,* S. 223; dort wird Ihnen gezeigt, wie Sie Ihre Erfolgschancen sabotieren, wenn Sie sich in eine Beziehung begeben, die von vornherein zum Scheitern verurteilt ist.

■ Nehmen Sie sich täglich etwas Zeit, um mit Ihrem Partner die Ereignisse des Tages durchzusprechen und Probleme zu diskutieren. Sagen Sie, was Sie am meisten bewegt, und sparen Sie keinesfalls emotionelle oder sexuelle Themen aus. *Wie man sich dem Partner mitteilt,* S. 171, bringt dazu wertvolle Hinweise.

■ Zeigen Sie Ihrem Partner auch Ihre »schlechte« Seite. Es ist sehr einfach, jemand über Ihre guten Eigenschaften aufzuklären, viel schwieriger hingegen, Bereiche Ihrer Persönlichkeit aufzudecken, die Sie stören oder die Sie nur mit Angst- oder Schuldgefühlen besprechen können. Dabei schafft das Offenbaren eben dieser Probleme wirkliche Intimität.

■ Zeigen Sie Ihre Gefühle. Zärtliche Berührungen zeigen am deutlichsten Ihr Bedürfnis nach Nähe. Zeigen Sie auch offen Ihren Ärger, falls Ihnen danach zumute ist, aber gehen Sie dabei nicht zu weit, zerstören Sie nicht die Partnerschaft. Siehe *Umgang mit Ärger,* S. 174.

■ Geben Sie Ihrem Partner die Chance, etwas für Sie zu tun, und geben Sie dadurch ruhig ein wenig von Ihrer Unabhängigkeit preis, die Ihnen so viel bedeutet. Es ist überaus wichtig, daß Sie manchmal um etwas bitten. Indem Sie das tun, zeigen Sie, wie sehr Sie darauf angewiesen sind, daß Ihr Partner Ihnen hilft.

■ Unternehmen Sie in Ihrer Freizeit etwas gemeinsam. Gebrauchen Sie keine Entschuldigungen wie die, Sie hätten zu arbeiten, um keine Zeit für Ihren Partner opfern zu müssen.

■ Schaffen Sie keine Distanz, indem Sie zum Beispiel einen Streit vom Zaun brechen, wenn Sie das Gefühl haben, daß Ihr Partner Ihnen zu nahe auf den Leib rückt.

■ Starren Sie nicht auf die Mängel Ihres Partners oder auf seine weniger anziehenden Eigenarten; das tun Sie doch nur, um Ihr sexuelles Interesse an ihm abzubauen, sobald Sie merken, daß Sie stärker in Ihre Beziehung verwickelt sind, als Sie eigentlich wollten.

■ Die Sensibilisierungsübungen im Kapitel *Lust zu zweit,* S. 121, sollen das intime Beisammensein schöner machen. Aber – und darüber sollten Sie sich klar sein – sie geben Ihnen auch die glänzende Möglichkeit zur Selbst-Sabotage, nämlich jede Taktik anzuwenden, um Intimitäten – und sie sind doch Ihr Problem! – aus dem Wege zu gehen. Erlauben Sie sich nicht, daß Sie zu müde oder zu beschäftigt sind, um die Übungen zu machen, und denken Sie auch nicht, wieviel Unrecht Ihnen früher widerfuhr, und lassen Sie keine Krankheit bei sich entstehen, sobald Sie anfangen, eine seelische und körperliche Befriedigung zu verspüren.

Angst vor Gerüchen und Ausscheidungen

Wenn die beim Geschlechtsverkehr unvermeidlich auftretenden Gerüche und Sekrete Sie abstoßen, dann vielleicht deshalb, weil Sie Sex mit der Ausscheidung von Urin in Verbindung bringen. Die Ausscheidung sexueller Sekrete und die Ausscheidung von Urin sind jedoch zwei völlig voneinander getrennte Körperfunktionen, und sofern die Genitalien durch tägliches Waschen saubergehalten werden, riechen sie normalerweise nicht. Wenn Sie jedoch sexuell erregt sind, bekommen Ihre Genitalien einen ganz charakteristischen Geruch, und das ist auch bei Ihrem Partner so. Die meisten Menschen finden das nicht nur angenehm, sondern sogar erregend. Überdies sind die sexuellen Sekrete – Vaginal- und Samenflüssigkeit – völlig unschädlich, nahezu geruch- und geschmacklos. Ein Bad oder eine Dusche gemeinsam mit Ihrem Partner, bevor Sie Sex haben, und Entspannung – das zerstreut Ihre Sorge, Ihr Partner könnte Sie »nicht riechen«.

STEIGERUNG DES SELBSTWERTGEFÜHLS

Selbstachtung zu besitzen bedeutet, das Gefühl zu haben, daß man als Persönlichkeit wertvoll ist. Eine geringe Selbstachtung beeinflußt nicht nur Ihr Verhalten gegenüber anderen Menschen – Schüchternheit und Eifersucht zum Beispiel sind fast immer die Folge einer geringen Selbstachtung –, sondern auch die Art und Weise, wie andere auf Sie reagieren, denn die Menschen begegnen Ihnen entsprechend Ihrer eigenen Selbsteinschätzung. Ein Mangel an Selbstachtung verschafft Ihnen im sozialen Bereich eine Position der Unterlegenheit, denn aus Angst vor Ablehnung setzen Sie alles daran, anderen zu gefallen, und Sie schrecken davor zurück, jemandem zu widersprechen. Und auch Ihr Vertrauen auf Attraktivität gegenüber möglichen Sexualpartnern wird direkt von Ihrem Selbstwertgefühl beeinflußt.

Ursachen für geringe Selbstachtung

Schüchternheit und das Gefühl, immer wieder unweigerlich zu versagen, können tief in der Persönlichkeit einer Frau verankert sein. Sie sind meist die Folgen einer elterlichen Erziehung, die zu streng, übertrieben kritisch oder sogar lieblos war. Ein Kind übernimmt die Sicht seiner Eltern; wenn sie ihm nicht das Gefühl vermitteln, es sei gut, liebenswert und erfolgreich, dann überrascht es nicht, wenn es in dem Glauben aufwächst, es sei kein besonders wertvoller Mensch. Oft wird das Selbstbild einer Frau auch geprägt durch Hänseleien in der Kindheit, die sie davon überzeugen, sie werde wegen ihres Aussehens abgelehnt, oder durch unglückliche sexuelle Erfahrungen in der Jugend.

Sogar eine Frau mit gesundem Selbstvertrauen kann gelegentlich ihre Selbstachtung verlieren, wenn sie in einem Bereich versagt, der ihr wichtig ist. Ein Mißerfolg im Beruf oder das Zerbrechen einer Beziehung kann sich sehr negativ auf ihr sexuelles Selbstvertrauen und auf ihre allgemeine Gemütsverfassung auswirken.

Frauen wird außerdem – meist ohne daß es ihnen bewußt ist – eingeimpft, daß es unweiblich ist, sich in den Vordergrund zu stellen. Sie sollen der gebende, nicht der nehmende Teil einer Partnerschaft sein und die Bedürfnisse anderer befriedigen, ehe sie an sich selbst denken. Dienstbeflissenheit ist eine schlechte Grundlage für ein befriedigendes Sexualleben und doch ist sie vielen Frauen – vielleicht den meisten – zu einer lieben Gewohnheit geworden. Wenn Sie eine geringe Selbstachtung haben, wenn es für Sie selbstverständlich ist, sich immer an die zweite Stelle zu setzen, dann ist es für Sie eine dankbare Aufgabe, anspruchsvoller zu werden.

Bewältigung von gelegentlichen Rückschlägen

Wenn Ihre Selbstachtung einen schweren Schlag erlitten hat, ist es wichtig, daß Sie zuerst Ihr Versagen aus der richtigen Perspektive betrachten: nämlich als Rückschlag, der Sie und Ihr Leben nur zum Teil betrifft und nicht alles zerstört. Richten Sie den Blick auf andere Bereiche, in denen Sie mehr Erfolg haben. Konzentrieren Sie einstweilen Ihre ganze Energie auf eine Sache, in der Sie unmöglich versagen können und die Ihre Selbstsicherheit wiederherstellt. So hilft es Ihnen vielleicht nach dem Bruch einer Beziehung, wenn Sie sich noch intensiver als vorher in Ihre Arbeit stürzen.

Vermeiden Sie es nach einem Prestigeverlust oder einer Kränkung Ihrer Selbstachtung, sei es im Beruf oder privat, sich gleich wieder in eine neue Affäre zu stürzen, denn damit – so scheint es – ist Ihr angeschlagenes Ich am einfachsten und schnellsten wieder aufzubauen. Derartige überstürzte Affären sind ein riskanter Weg, mit dem Problem zurechtzukommen, denn die Wahrscheinlichkeit, auch hier zu scheitern, ist groß. Vermutlich ist es günstiger, damit abzuwarten, bis Sie Ihr emotionales Gleichgewicht wiedergefunden haben.

Sollten Sie nach zwei oder drei Monaten immer noch glauben, daß Sie zu den Benachteiligten gehören, dann liegt Ihr Problem möglicherweise tiefer. Das folgende Programm soll Ihnen helfen, mit solchen Schwierigkeiten fertig zu werden.

PROGRAMM ZUR STEIGERUNG DES SELBSTWERTGEFÜHLS

Dieses Programm soll Ihnen helfen, Ihre Selbstachtung aufzubauen und sich selbst als sexuell begehrenswerte Frau zu sehen. Andere Teile des Buches ergänzen das Programm, und Sie werden an entsprechender Stelle darauf verwiesen.

1 Selbsteinschätzung

Beurteilen Sie Ihre Stärken und Schwächen, indem Sie zwei Tabellen anlegen. Listen Sie zuerst Ihre positiven Punkte auf, sowohl in intellektueller und emotionaler als auch in körperlicher Hinsicht; dann stellen Sie Ihre Fehler zusammen – alles, was Sie für veränderungs- und verbesserungswürdig halten. Beachten Sie dabei folgende Hinweise:

- Seien Sie in Ihren Aussagen so präzise wie möglich. Schreiben Sie zum Beispiel nicht einfach »gutmütig« oder »unattraktiv«. Beschreiben Sie, warum Sie sich für gutmütig halten (Sie mögen Kinder, Sie sind freundlich und tolerant usw.), oder warum Sie unattraktiv sind (Sie sind zu dick, Ihr Haar ist strähnig, Sie sind jähzornig usw.).

- Übersehen Sie Ihre Vorzüge nicht und versuchen Sie auch nicht, sie herunterzuspielen. Fast jede Frau schreibt »unreine Haut« auf, wenn sie darunter leidet, aber weitaus weniger Frauen denken daran, sich für ihre reine Haut einen Pluspunkt zu geben.

■ Listen Sie unter Ihren Vorzügen auch solche Eigenschaften oder Fertigkeiten auf, die nicht unmittelbar mit Ihren sexuellen Fähigkeiten zusammenhängen. Kochen Sie zum Beispiel gut oder sind Sie eine gute Sportlerin? Führen Sie dementsprechend unter Ihren Schwächen auch Eigenschaften und Begabungen auf, die Sie an anderen bewundern und die Ihr Selbstvertrauen stärken könnten, etwa die Fähigkeit, ein Musikinstrument zu spielen, eine Fremdsprache zu beherrschen, mit Computern umzugehen.

Analysieren Sie nun die beiden Listen und vergleichen Sie sie miteinander. Sind die Schwächen sehr viel zahlreicher als die Vorzüge? Wenn ja, warum ist das so? Vielleicht sind Sie sich selbst gegenüber unfair. Ein negatives Selbstbild hat Sie vielleicht so selbstkritisch gemacht, daß einige Ihrer Vorzüge einfach als nicht erwähnenswert unter den Tisch gefallen sind. Betrachten Sie kritisch die Liste Ihrer Stärken. Haben Sie alle wirklich vorhandenen Vorzüge eingetragen? Wie oft erleben Sie Situationen, in denen Sie besonders positiv in Erscheinung treten? Wenn Sie zum Beispiel ein gutes Ballgefühl haben und gern Tennisspielen – sind Sie einem Club beigetreten? Spielen Sie wenigstens regelmäßig? Und wie steht's mit Ihrem Aussehen? Wenn Sie groß sind, so überprüfen Sie doch einmal Ihre Körperhaltung. Hängende Schultern lassen Ihre Haltung schlaff erscheinen. Wenn Sie schöne Augen haben, wissen Sie, wie man sie mit Make-up noch schöner macht? Und wissen Sie auch, wie Sie Ihre schönen Augen am wirkungsvollsten einsetzen (siehe *Augenkontakt,* S. 227)?

Nehmen Sie sich jetzt die Liste Ihrer Schwächen vor. Streichen Sie diejenigen, für die Sie nichts können. Sie können sich zum Beispiel nicht zehn Zentimeter größer machen, auch wenn Sie es noch so oft wollen. Danach wird die Liste immer noch eine Anzahl von Schwächen enthalten, die Sie verbessern könnten, wenn Sie bereit sind, Zeit und Energie dafür aufzuwenden.

2 An sich selbst arbeiten

Im zweiten Programmteil lernen Sie, Ihr Aussehen zu vervollkommnen und größere Selbstsicherheit zu gewinnen.

Besser aussehen

Gerade im Bereich der äußeren Erscheinung läßt sich besonders leicht etwas verändern, und das wird auch sehr schnell von Ihnen selbst und anderen bemerkt. Eine Frau, der es an Selbstachtung fehlt, beachtet oft zu sehr ihre körperlichen Unzulänglichkeiten. Wenn Sie sagen: »Mir ist es egal, wie ich aussehe«, dann versuchen Sie damit vielleicht nur, Ihre eigentliche Sorge zu verdrängen: »Auch wenn ich mich anstrenge – das bringt doch nichts.« Die Antwort auf diese Verteidigungsstrategie lautet, daß eine kleine Mühe sich eigentlich immer auszahlt. Frauen sind enorm im Vorteil, wenn sie ihr Aussehen ändern wollen, denn sie haben so viele Möglichkeiten: Make-up, Kleidung, eine andere Frisur. Es ist nicht übertrieben, zu behaupten, daß keine Frau unattraktiv sein muß.

Legen Sie sich einen flotten Haarschnitt oder eine neue Tönung zu, wenn Sie meinen, eine andere Frisur würde Ihnen mehr schmeicheln.

Denken Sie auch daran, daß die meisten Frauen, falls sie nicht ohnehin hinreißend aussehen, mit sorgfältig aufgetragenem Make-up mehr aus sich machen können. Machen Sie unbedingt auch etwas aus Ihren Augen. Wenn Sie eine Brille tragen, steht sie Ihnen gut zu Gesicht? Wenn nicht, warum versuchen Sie es nicht einmal mit Kontaktlinsen? Hungern Sie sich ein paar überflüssige Pfunde ab, waschen Sie Ihr Haar öfter und lassen Sie sich etwaige störende Gesichtshaare entfernen.

Dann unterziehen Sie Ihren Kleiderschrank einer kritischen Überprüfung. Wenn Sie sich bislang immer ziemlich unauffällig gekleidet haben, dann versuchen Sie ab jetzt, etwas mehr Aufmerksamkeit auf sich zu ziehen. Kaufen Sie nichts, das Ihnen nicht gut steht und worin Sie sich nicht wohl fühlen. Studieren Sie Zeitschriften, Anzeigen und Schaufenster, um ein Gefühl für Ihren ganz persönlichen Stil zu entwickeln. Kaufen Sie in Geschäften, die dem Bild entsprechen, das Sie gern repräsentieren möchten. Machen Sie Experimente, wenn Sie einkaufen gehen – Sie müssen nicht alles kaufen, was Sie anprobieren! Achten Sie mehr auf Farben und Schnitte, die Sie noch nie getragen haben, als auf Altgewohntes, von dem Sie »wissen«, daß es Ihnen am besten steht. Vielleicht sind Sie überrascht, wie gut Ihnen etwas steht, das Sie früher nie in die engere Wahl gezogen haben. Probieren Sie ein Parfum, auch wenn Sie noch nie eines benutzt haben. Ein angenehmer Duft wird schon bald zu Ihrem Image gehören. Vermeiden Sie jedoch ein Zuviel, wenn Sie nicht daran gewöhnt sind – eine Andeutung genügt völlig.

Schrittweise Verbesserung

Natürlich wollen und können Sie nicht alle Veränderungen auf einmal machen. Setzen Sie sich einen Zeitraum von sechs Monaten, damit Sie selbst und Ihre Umgebung sich allmählich an die Neuerungen gewöhnen können. Dadurch haben Sie auch Zeit, die veränderten Reaktionen Ihrer Mitmenschen zu verarbeiten. Man wird Sie bemerken, und das wird Sie, obgleich es Ihr Selbstvertrauen stärkt, zunächst einmal verwirren, wenn Sie immer zurückhaltend waren. Nun, da Sie schon dabei sind, Ihr Aussehen zu verändern, können Sie auch gleich die anderen Punkte auf Ihrer Liste der Stärken und Schwächen in Angriff nehmen. Einige dieser Ziele sind Langzeitaufgaben. Also lassen Sie sich viel Zeit dafür. Wenn Sie nämlich zuviel auf einmal erreichen wollen, dann werden Sie nur entmutigt und ungeduldig.

Dies ist auch der Zeitpunkt, Ihr Verhalten anderen gegenüber zu überdenken. Unsichere Menschen versuchen oft, ihre Minderwertigkeitskomplexe dadurch zu überspielen, daß sie immer recht haben wollen. Das gelingt ihnen am einfachsten, indem sie anderen gegenüber äußerst kritisch sind und versuchen, ihnen ständig nachzuweisen, daß sie unrecht haben, was sich natürlich auf jede Partnerschaft verheerend auswirkt. Wenn Sie auch bei sich diese Neigung entdecken, dann bedenken Sie, auch Sie können sich irren, und doch denkt deshalb keiner schlecht von Ihnen.

Und schließlich das Wichtigste: Ändern Sie Ihre Einstellung sich selbst gegenüber. Stellen Sie Ihre positiven Eigenschaften in den Vordergrund. Machen Sie sich nicht selbst schlecht. Menschen mit niedriger Selbstachtung tendieren zum Perfektionismus, und dadurch sind sie derart vorprogrammiert, daß sie ständig scheitern. Gratulieren Sie sich zu den Erfolgen, die Sie erreicht haben, und seien Sie tolerant gegenüber gelegentlichen Mißerfolgen.

Bekennen Sie sich zu sich selbst

Lernen Sie Ihr Gesicht und Ihren Körper so kennen und lieben, wie Sie wirklich sind. Frauen werden von den Medien tagtäglich darauf hingewiesen, was das weibliche Schönheitsideal ausmacht, so daß es ihnen schwerfällt, nicht niedergeschlagen und unzufrieden zu sein, wenn sie immer wieder mitbekommen, daß sie da nicht mithalten können. Nur wenige Menschen sind körperlich vollkommen und erwarten körperliche Vollkommenheit bei ihren Partnern. Die Übungen im Kapitel *Kennenlernen des eigenen Körpers,* S. 111, sollen Ihnen helfen, sich positiver zu sehen als bisher.

So überwinden Sie Ihre Schüchternheit

Bei einer kürzlich durchgeführten Umfrage erklärten über 80 Prozent der Befragten, sie seien gelegentlich gehemmt oder schüchtern; von diesen gaben wiederum 40 Prozent an, daß Schüchternheit ein ständiges Problem für sie sei. Die Chancen stehen also günstig, daß der Mensch, den Sie nicht anzusprechen wagen, genauso empfindet wie Sie.

Charakterisieren Sie sich nicht automatisch als »schüchtern«. Machen Sie sich statt dessen bewußt, daß Sie nur in bestimmten Situationen schüchtern reagieren – in Menschenmassen zum Beispiel, oder in Gegenwart attraktiver Leute. Stempeln Sie sich ncht ab – das ist der erste Schritt zur Bewältigung des Problems.

Haben Sie Vertrauen zu Ihrer Liebenswürdigkeit. Schüchterne Menschen haben meist nicht die Gabe, anderen den Eindruck zu vermitteln, daß es sich lohnt, sie kennenzulernen. Glauben Sie fest daran und Sie werden diesen Glauben auf Ihre Mitmenschen übertragen. Holen Sie sich dafür Anregungen im Kapitel *Soziale Kommunikation und Sexualität,* S. 227. Versuchen Sie, nicht ständig an Ihre Verklemmungen zu denken, und grübeln Sie nicht darüber, was andere Leute von Ihnen halten. Richten Sie statt dessen Ihre ganze Aufmerksamkeit auf Ihren jeweiligen Gesprächspartner oder auf die jeweilige Situation, gleichgültig, ob sie einen sexuellen Charakter hat oder nicht. Einige Psychologen empfehlen, sich sozial oder politisch zu engagieren, um

Schüchternheit zu überwinden. Ein solcher Schritt bietet die Gelegenheit, unbefangen in einer nicht sexuellen Situation einen neuen Anfang zu machen. Gemeinsame Interessen mit anderen, sich für eine Sache einsetzen, die Sie wirklich gut finden – dabei vergessen Sie Ihre Verklemmungen.

Achten Sie schließlich darauf, den richtigen Sexualpartner auszusuchen. Viele Frauen mit einer schwach ausgeprägten Selbstachtung scheinen geradezu darauf versessen zu sein, sich solche Partner zu wählen, die sie nur noch unsicherer machen. Nur wenige Frauen sind glücklich mit einem Liebhaber, der sie kritisiert und zurückweist. Eine Partnerschaft, die sich auf Liebe und Beistand gründet, ist unerläßlich für jeden, dessen Selbstachtung angeknackst ist oder für den Verklemmungen ein Problem sind.

Wie man sich selbst behauptet

Selbstbehauptung kann einer Frau sehr schwer fallen, denn in der traditionellen Mann-Frau-Beziehung ist der Mann der dominierende starke Partner, derjenige, der alle wichtigen Entscheidungen trifft, während die Frau passiv und unterwürfig ist. Wenn Sie sich in Ihrer Rolle wirklich wohl fühlen – gut. Aber wenn Sie zu nachgiebig und angepaßt sind, dann besteht die Gefahr, daß Ihre Beziehungen sexuell nie so befriedigend und harmonisch verlaufen werden, wie es an und für sich möglich wäre. Und das aus dem einfachen Grund, weil Sie unfähig sind (oder so tun, als wären Sie es), Ihrem Partner, Freund oder Kollegen zu sagen, was Sie wirklich wollen.

Üben Sie sich darin, zu Vorschlägen nein zu sagen, zu denen Sie sonst, obwohl Sie eigentlich nicht wollten, ja gesagt haben. Falls Sie sich angewöhnt haben, etwas zu tun, wozu Sie eigentlich keine Lust haben, wozu sie sich aber gezwungen fühlen, nur weil es von Ihnen erwartet wird – zum Beispiel allzu häufige Besuche bei Verwandten Ihres Partners oder bei den eigenen Verwandten –, brechen Sie mit dieser Gewohnheit. Wenn Ihr Partner Sie immer überredet, seine Lieblingsfernsehsendung mit ihm anzusehen, dann laden Sie ihn das nächste Mal zu Ihrem Fehrsehprogramm ein. Bestimmtheit darf nicht mit Aggressivität verwechselt werden. Gemeint ist nur, daß Sie sich so verhalten, wie Sie fühlen, und es beinhaltet keine Kritik an Ihrem Partner oder an anderen, wenn Sie etwas anderes wollen als sie.

Haben Sie keine Angst, um etwas zu bitten, das Sie sich wünschen. Fangen Sie damit an, Freunde um kleine Gefälligkeiten zu bitten. Oder bitten Sie jemand, der ohnehin einkaufen geht, ob er oder sie Ihnen etwas mitbringen kann. Manchmal werden nicht einmal diese kleinen Bitten erfüllt (auch andere Menschen treten eben sehr bestimmt auf), doch wenn Sie Bestimmtheit im Auftreten lernen wollen, dann müssen Sie auch gelegentliche Absagen hinnehmen können, ohne diese gleich als eine grundsätzliche Ablehnung Ihrer Person aufzufassen.

Üben Sie sich darin, Entscheidungen zu treffen, und wenn es um nichts Besonderes geht, vergeuden Sie keine Zeit damit, sich den Kopf zu zerbrechen, ob sie falsch oder richtig sind. Am besten nehmen Sie sich als ersten Schritt vor, nie mehr »Das ist mir egal« zu sagen, wenn Sie danach gefragt werden, ob Sie dieses oder jenes wollen. Falls Sie einer Sache den Vorzug geben, dann lassen Sie es die anderen wissen. Selbst wenn Ihnen etwas gleichgültig ist, treffen Sie eine klare und schnelle Entscheidung.

Gehen Sie manchmal bewußt das Risiko ein, aus der Haut zu fahren. Es geht, wenn Sie sich klarmachen, daß Sie nur »schauspielern«. Tun Sie so, als würden Sie die Beherrschung verlieren, wenn sich die Gelegenheit bietet und alle Beteiligten wissen, daß Sie jemand sind, der sich nie aufregt. Bestimmt gehen Ihre Mitmenschen davon aus, daß Sie es einfach nicht wagen, wütend zu sein, aber nun erleben sie, daß Sie sehr wohl heftig reagieren können, wenn es nötig ist, und das wirkt Wunder. Sie werden geachtet und folglich steigt auch Ihr Selbstvertrauen.

Ringen Sie sich bewußt dazu durch, daß Sie etwas tun, was Ihnen schwerfällt. Fangen Sie zum Beispiel ein Gespräch mit fremden Leuten an, oder bringen Sie eine begründete Beschwerde vor. Manchmal werden Sie sich genau die Abfuhr und sogar die feindselige Reaktion einhandeln, die Sie befürchten, doch viel öfter erhalten Sie eine zufriedenstellende Antwort und damit einen starken Auftrieb für Ihre Selbstachtung.

Wenn Sie an Selbstvertrauen gewonnen haben und es Ihnen nichts

Verbessern Sie Ihr Aussehen

Auch Ihre Stimme und Ihr Auftreten gehören zum Gesamteindruck, den Sie auf andere machen. Ihr Aussehen hingegen ist von nicht zu bestreitender Wichtigkeit – zumindest beim ersten Zusammentreffen. Alle positiven Veränderungen, die Sie an Ihrem Erscheinungsbild vornehmen, erregen das Interesse Ihrer Mitmenschen und stärken Ihr Selbstbewußtsein.

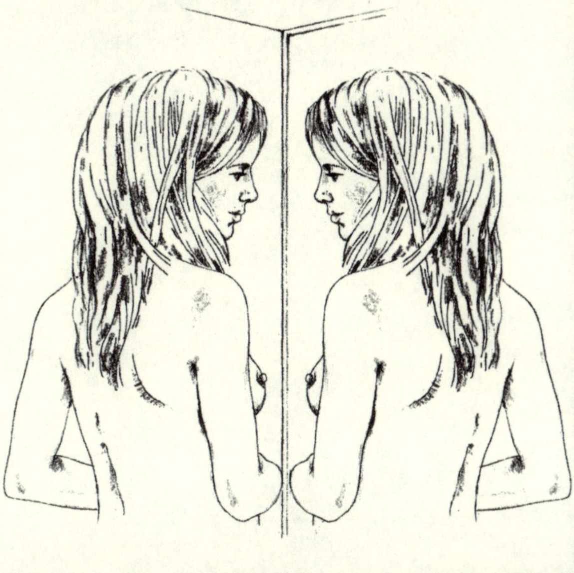

mehr ausmacht, gegenüber Bekannten und Freunden Ihre Wünsche zu äußern, dann übertragen Sie etwas mehr Bestimmtheit auch auf Ihre sexuellen Beziehungen. Das wird Ihnen schwerfallen, denn damit sind Auseinandersetzungen über Sex und Ihre sexuellen Empfindungen verbunden, doch das Kapitel *Wie man sich dem Partner mitteilt,* S. 171, wird Ihnen helfen, auch mit diesen Problemen fertig zu werden.

Bewertung des Erfolgs

Befolgen Sie das oben beschriebene Programm drei Monate lang. Beantworten Sie anschließend noch einmal den Fragebogen *Selbstvertrauen,* S. 26, und überprüfen Sie, ob Sie Fortschritte gemacht haben. Vergleichen Sie Ihr neues Ergebnis mit dem alten. Gibt es irgendeine Verbesserung? Stellen Sie fest, ob sich aus Ihren Antworten ein bestimmter Bereich herauskristallisiert, an dem Sie weiterarbeiten können. Falls auch Ihr neues Ergebnis niedrig ist, dann arbeiten Sie noch einmal den Abschnitt *Wie man sich selbst behauptet* durch.

Vergessen Sie nicht, daß die Vorstellungen, die Sie jetzt zu ändern versuchen, wahrscheinlich während des größten Teils Ihres Lebens für Ihre Selbsteinschätzung bestimmend waren. Es ist wie mit alten Gewohnheiten: Sie sind äußerst zählebig, aber lassen Sie sich dadurch nicht entmutigen. Wenn Sie entschlossen sind, Risiken einzugehen und dabei auch einige Enttäuschungen in Kauf zu nehmen, dann werden Sie am Ende bestimmt gewinnen.

KENNENLERNEN DES EIGENEN KÖRPERS

Den Körper des anderen anzusehen und zu berühren, das gehört für die meisten Paare zu den besonderen Freuden des Liebesspiels. Es fällt jedoch schwer zu glauben, daß ein anderer, auch wenn er verliebt ist, Ihren Körper akzeptiert und sich an ihm freuen kann, wenn Sie selbst mit ihm unzufrieden und unglücklich sind.

Das Idealbild der Frau

Es kommt sicher nicht von ungefähr, daß viele Frauen körperlicher Vollkommenheit so viel Bedeutung beimessen, denn dieses von den Massenmedien und der Modewelt geschaffene Idealbild ist weit verbreitet. Aber solche Klischees haben beileibe nichts zu tun mit der Anziehungskraft zweier Menschen, die sich lieben. Ihr Sexappeal, Ihre Wirkung auf jemand, der Sie anziehend findet, gehört zu Ihrer Persönlichkeit und hängt oft in einem Ausmaß, das kaum zu glauben ist, gerade von den Eigenarten ab, die Sie für Minuspunkte halten. Ihr Partner findet sie unwiderstehlich, weil sie Ihren einmaligen Charme ausmachen.

Noch aus einem weiteren Grund ist es wichtig, daß Sie mit Ihrem Aussehen zufrieden sind. Selbstvertrauen ist an sich bereits eine wertvolle, anziehende Eigenschaft, sogar eine, die ansteckt. Wenn Sie sich nackt ganz unbefangen geben können, statt aus Ihrer Nacktheit ein Geheimnis zu machen, indem Sie sich im Dunkeln ausziehen oder sich im Schlafanzug verstecken, dann werden Sie feststellen, daß Ihr Partner Sie ohne Vorbehalt so akzeptiert, wie Sie sind.

Bei vielen Frauen entsteht durch die einfache Tatsache, daß Sie mit Ihrem eigenen Körper nicht so vertraut sind, eine Schranke, die körperliche Intimität mit einem Partner nicht aufkommen läßt. Wenn Sie aufwachsen, ohne zu wissen, wie Ihre Genitalien aussehen, dann ist es nur zu verständlich, daß Sie sich unbehaglich oder verletzt fühlen, wenn Sie sich vorstellen, wie ein Liebhaber Sie erforscht.

Die beiden nachstehenden Übungsprogramme sollen Sie mit Ihrem Körper vertraut machen und Ihnen helfen, ihn so zu akzeptieren, wie er ist, statt sich danach zu sehnen. daß er Ihrer Vorstellung von Vollkommenheit entspricht. Sie sind auch der erste Schritt, um sich bewußt zu werden, daß der Körper eine Quelle der Freude sein kann.

PROGRAMM ZUR STEIGERUNG DES KÖRPERBEWUSSTSEINS

1 Selbstanalyse

Sie sollten für diese Übungen Ruhe haben und ganz ungestört sein und am besten nach einem Bad oder einer Dusche damit anfangen.

1 Ziehen Sie sich vor einem Garderobenspiegel aus. Betrachten Sie Ihren Körper vom Kopf bis zu den Zehen. Stellen Sie sich vor, Sie sähen sich zum erstenmal.

2 Beobachten Sie sich, während Sie knien, sich bücken und sich bewegen. Stellen Sie sich hin, setzen Sie sich, erst mit gespreizten, dann mit geschlossenen Beinen. Schauen Sie sich über die Schulter, um die Kurve Ihres Rückens und den Bau Ihres Gesäßes zu betrachten.

3 Stellen Sie fest, was es an Ihnen Besonderes gibt; nicht Vollkommenes, sondern Besonderes. Das genau sind die charakteristischen Eigenschaften (Eigentümlichkeiten, wenn Sie wollen), die Ihren Körper reizvoll machen und einzigartig in den Augen eines jeden, der sich zu Ihnen hingezogen fühlt.

4 Wie alle Menschen haben auch Sie Plus- und Minuspunkte. Betrachten Sie erneut Ihren Körper, doch nun konzentrieren Sie sich auf Ihre Vorzüge. Übergehen Sie alle Merkmale, die Ihnen nicht gefallen. Akzeptieren Sie sie, aber stellen Sie sie nicht in den Vordergrund.

5 Jetzt wenden Sie Ihre ganze Aufmerksamkeit den Besonderheiten zu, die Ihnen am meisten Kummer bereiten. Versuchen Sie, sie mit ganz neuen Augen zu sehen, geben Sie alle Vorurteile auf. Die Waage zeigt vielleicht ein paar Pfunde zu viel an, aber sieht man Übergewicht wirklich – und, was noch wichtiger ist, selbst wenn es sich bemerkbar macht, ist es nicht eher reizvoll als nachteilig? Ihr Busen ist Ihnen vielleicht zu groß oder zu klein – Ihr Liebhaber allerdings denkt wohl anders darüber. Er sieht ihn als einen Teil von Ihnen und findet, daß er vollkommen zu Ihrem übrigen Körper paßt.

6 Nehmen Sie einen Handspiegel, schaffen Sie gute Lichtverhältnisse, machen Sie es sich möglichst bequem und betrachten Sie Ihre Genitalien. Wenn Sie nicht mit deren Struktur vertraut sind, dann nehmen Sie die Zeichnung auf Seite 113 zu Hilfe. Hier sind die verschiedenen Teile benannt. Machen Sie sich keine Gedanken, wenn Ihre Genitalien anders aussehen als die auf der Zeichnung. Wie Ihr Gesicht und Ihr Körper sind auch sie einzigartig, und es gibt eine beträchtliche Variationsbreite in der Größe, der Farbe, der Form und in der Anordnung der weiblichen Geschlechtsteile. Auch darin gleicht keine Frau der anderen.

7 Der nächste Schritt besteht darin, daß Sie Ihre Genitalien berühren und ansehen. Machen Sie auf dieser Stufe der Übung nicht weiter, bis Sie sich beim bloßen Betrachten richtig wohl fühlen. Nichts zwingt Sie, sich zu beeilen, wenn Ihnen das nicht leicht-

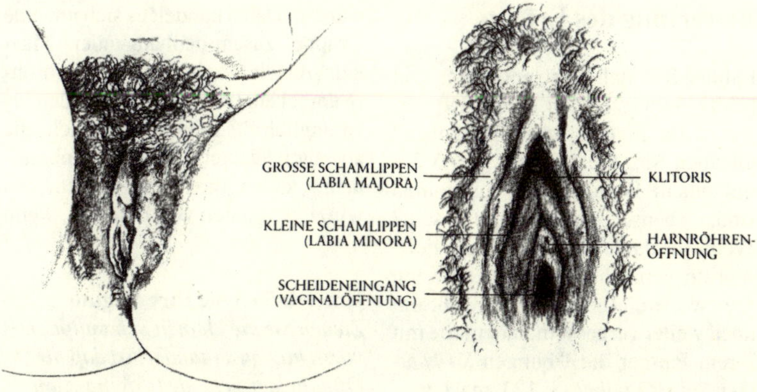

Die weiblichen Genitalien
Die äußeren weiblichen Geschlechtsteile werden als Vulva bezeichnet. Bei sexueller Erregung füllen sich die Schamlippen mit Blut und umhüllen den Scheideneingang wie ein Polster. Die äußeren, die großen Schamlippen verändern ihre Gestalt und Farbe, die inneren, die kleinen Schamlippen werden meist rosiger und feuchter.

Die Klitoris
ist mit einer Vielzahl von Nervenenden ausgestattet und deshalb ein hochempfindliches Organ. Selbst indirekte Stimulierung – durch die großen Schamlippen oder über den Venushügel zum Beispiel – kann zum Orgasmus führen.

fällt. Wichtig ist, daß Sie Ihre Erforschung, so oft Sie können, wiederholen.

8 Jetzt erforschen Sie den gesamten Bereich mit Ihren Fingern. Die Klitoris befindet sich an dem Punkt, an dem die kleinen Schamlippen vorn zusammentreffen. Um sie richtig zu sehen, müssen Sie die Hautkappe, die darüberliegt, zurückziehen. Die Klitoris zeigt sich dann als kleiner, rosafarbener Höcker und ist ungefähr einen Zentimeter lang. Sie ist extrem empfindlich, also berühren Sie sie vorsichtig.

9 Als nächstes lassen Sie Ihre Finger an den großen und kleinen Schamlippen entlanggleiten und dann das Perineum ertasten (das ist der Bereich zwischen Scheide und After). Finden Sie dabei heraus, welche Stellen am empfindlichsten sind.

10 Erforschen Sie jetzt den Eingang der Scheide, nachdem Sie die kleinen Schamlippen auseinandergezogen haben. Der Bereich um den Scheideneingang und das äußerste Drittel des Scheidenganges sind empfindlicher als die inneren zwei Drittel, deren Nerven nur auf Druck reagieren.

Bewertung des Erfolgs

Fühlen Sie sich jetzt entspannt und positiv eingestellt zu Ihrem Körper, wenn Sie in den Spiegel schauen? Glauben Sie, Sie könnten, wenn Sie mit einem Sexualpartner zusammen sind, ebenso unverkrampft sein? Wenn ja, dann haben Sie gute Fortschritte gemacht. Sie können, wenn Sie wollen, Ihr Körperbewußtsein noch weiter verbessern, indem Sie mit Ihrem Partner die Übungen *So kommen Sie sich näher,* S. 123, machen.

Vielleicht ist Ihnen der erste Teil des Übungsprogramms leichtgefallen, Schwierigkeiten hingegen gab es ab Stufe 6, als Sie Ihre Genitalien berühren sollten. Denken Sie daran, daß Sie nur in kleinsten Schritten vorangehen, dann kommen Sie leichter vorwärts. Wenn Sie Ihren anfänglichen Widerstand einmal überwunden haben, verschwindet auch allmählich Ihre Besorgnis. Es fällt Ihnen außerdem leichter, den für Sie schwierigsten Schritt zu tun, wenn Sie nicht so nahe herangehen – stellen Sie sich also über einen Spiegel, anstatt ihn nahe an Ihre Genitalien zu halten. In anderen Buchabschnitten finden Sie weitere Tips, beispielsweise in *Abbau von Hemmungen,* S. 97, und in *Steigerung des Selbstwertgefühls,* S. 103.

2 Wahrnehmung der Vagina

Der zweite Teil des Programms zur Steigerung des Körperbewußtseins besteht aus den »Kegel-Übungen«, mit denen die Muskeln zwischen dem Scham- und dem Steißbein gestärkt werden. Dabei handelt es sich um eine Gruppe zusammenhängender Muskeln, die die Vagina und die Harnröhre umgeben. Die Übungen wurden ursprünglich für Frauen entwickelt, die an einer leichten »relativen Inkontinenz« leiden, das heißt, sie scheiden winzige Mengen von Urin aus, wenn

Untersuchen Sie Ihre Vagina
Ziehen Sie die kleinen Schamlippen vorsichtig auseinander, so daß die Öffnung der Scheide (Vagina) zum Vorschein kommt. Dieser Bereich sollte jetzt feucht genug sein, so daß Sie, ohne es als unangenehm zu empfinden, einen oder mehrere Finger einführen können. Untersuchen Sie die unterschiedlichen Empfindungen in der Vagina. Der Eingang und der anschließende Bereich sind bei weitem empfindlicher als der weiter innen gelegene Teil.

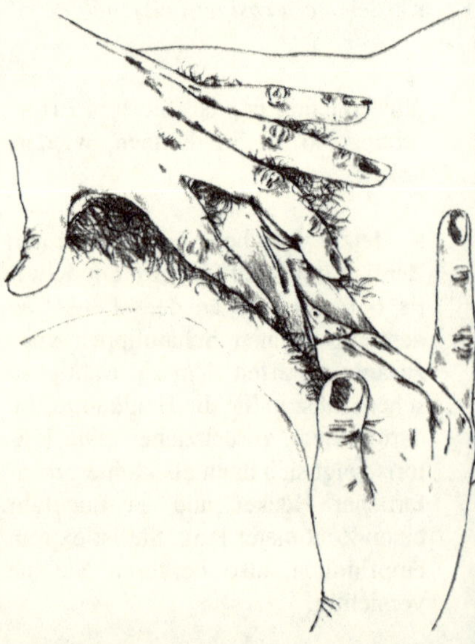

sie lachen, husten oder laufen. Man entdeckte jedoch, daß die Kegel-Übungen eine Reihe von positiven Nebenwirkungen haben. Sie können sie, wie wir hier vorschlagen, dazu verwenden, sich Ihre Vaginalempfindungen bewußtzumachen. Dadurch werden auch die Gefühle beim Geschlechtsverkehr für Sie und Ihren Partner stärker. Weil die Scham-Steißbein-Muskulatur sich beim Orgasmus zusammenzieht, spielen die Kegel-Übungen auch eine wichtige Rolle für Frauen, die Schwierigkeiten haben, zum Orgasmus zu kommen (siehe *Der Weg zum Orgasmus,* S. 140).

Die Übungen können außerdem dabei mitwirken, nach einer Geburt die Spannkraft der Scheidenmuskeln wiederherzustellen, und sie sind nützlich für Frauen nach dem Klimakterium, weil sie den Blutzufluß in den Vaginalbereich verstärken und damit auch die Entstehung der vaginalen Feuchtigkeit gewährleisten.

Die Kegel-Übungen sind leicht, können überall und jederzeit ausgeführt werden, und Sie brauchen keinen Partner dazu. Selbst wenn Sie bei der zweiten Hälfte des oben beschriebenen Selbsterkundungs-Programms Schwierigkeiten hatten, können Sie die folgenden Übungen ohne weiteres machen. Sie werden Sie mit Ihrem Körper und seinen Empfindungen vertrauter machen, und dann fällt Ihnen die Erforschung des Genitalbereichs leichter. Machen Sie die Übung dreimal täglich, und führen Sie dabei die auf den Stufen 2–5 erklärten Praktiken zehnmal bei jeder Sitzung durch.

1 Um den Scham-Steißbein-Muskel zu lokalisieren, urinieren Sie im Sitzen mit gespreizten Beinen und stoppen den Urinstrom plötzlich mehrere Male. Es ist der Muskel, den Sie anstrengen, um den Urinfluß zu stoppen.

2 Spannen Sie den Muskel drei Sekunden an, entspannen Sie ihn drei Sekunden, dann spannen Sie ihn wieder an. Vielleicht gelingt es Ihnen zunächst nicht, den Muskel drei Sekunden lang anzuspannen, aber Sie werden bald Fortschritte machen, sobald der Muskel stärker wird. Versuchen Sie, nicht gleichzeitig auch die Bauchmuskeln anzuspannen.

3 Jetzt spannen und entspannen Sie den Muskel zehnmal, so schnell Sie nur können, so daß er zu »flattern« scheint. Es dauert wahrscheinlich einige Zeit, bis Sie den Muskel auf diese Weise kontrollieren können.

4 Auf dieser Stufe spannen Sie den Muskel so lang ausdauernd und stark an, als wollten Sie einen Gegenstand in die Vagina hineinziehen. Halten Sie die Anspannung drei Sekunden lang durch.

5 Jetzt – das ist die letzte Stufe – drücken Sie, wie Sie es bei der Darmentleerung auch tun, aber mehr in der Vagina als im After. Halten Sie die Spannung drei Sekunden lang.

SELBST-BEFRIEDIGUNG

Während der Übungen des Kapitels *Kennenlernen des eigenen Körpers,* S. 111, haben Sie die unterschiedliche Empfindlichkeit der verschiedenen Teile Ihres Genitalbereichs bemerkt. Die folgenden Übungen erforschen diese Unterschiede und bringen Ihnen bei, sich selbst so zu stimulieren, daß Sie die Ihnen angenehmsten Gefühle bekommen.

Viele Frauen geben nur sehr ungern zu, daß sie masturbieren. Das ist immer noch so, obwohl eine großangelegte Umfrage in den siebziger Jahren ergeben hat, daß über 60 Prozent der befragten Frauen gelegentlich masturbieren und fast 70 Prozent der Verheirateten in der Ehe weiter masturbieren. Für viele Frauen ist die Masturbation nicht einfach nur ein Ersatz für den Geschlechtsverkehr, sondern ein fester Bestandteil ihres Sexuallebens.

Seelische Barrieren

Obwohl es überhaupt keinen vernünftigen Grund gibt, sich der Masturbation zu schämen, haben viele Frauen Schuldgefühle. Alle Behauptungen über körperliche oder seelische Schäden, die durch Masturbation entstehen sollen, sind tatsächlich völlig unbegründet. Wenn Sie noch nie masturbiert haben und auf diesen Teil des Buches verwiesen wurden, um Ihre sexuellen Reaktionen zu verstärken, oder wenn Sie noch nie einen Orgasmus hatten, dann kann es sein, daß Sie sehr starke innere Widerstände gegen das Masturbieren haben. Wenn es so ist, dann kommen Sie am besten weiter, wenn Sie zunächst etwas über die Vorteile der Masturbation erfahren.

■ Masturbation ist die einfachste Möglichkeit, um die wirkungsvollste Stimulierung herauszufinden. Wenn Sie einmal wissen, wie Sie sich selbst befriedigen können, dann können Sie auch Ihrem Partner erklären, wie er Sie befriedigen kann.

■ Sie ist eine sehr zuverlässige Methode, mit der Sie lernen, einen Orgasmus zu erreichen. Nur sehr wenigen Frauen gelingt es nicht, durch Masturbation einen Höhepunkt herbeizuführen.

■ Gleichgültig, ob Sie einen Partner haben oder nicht, ob Sie beide zur selben Zeit und mit gleicher Häufigkeit Sex wollen, durch Masturbation können Sie sich Ihre sexuelle Vitalität erhalten und Spannungen abreagieren.

Masturbationsübungen

Um diese Übungen mit Erfolg durchzuführen, dürfen Sie nicht gestört oder abgelenkt werden. Sorgen Sie also dafür, daß Sie während der

Übungen ganz für sich sind. Nehmen Sie sich reichlich Zeit. Verwenden Sie ein Gleitmittel (Massage- oder Babyöl beispielsweise, aber keine Vaseline), um die Empfindungen zu intensivieren und Hautreizungen zu vermeiden. Machen Sie die Übungen vier- bis fünfmal die Woche und jeweils 10 bis 20 Minuten. Vielleicht erreichen Sie einen Orgasmus, vielleicht auch nicht; das ist noch nebensächlich, denn auf dieser Stufe geht es lediglich darum, daß Sie Ihre Empfindungen kennenlernen.

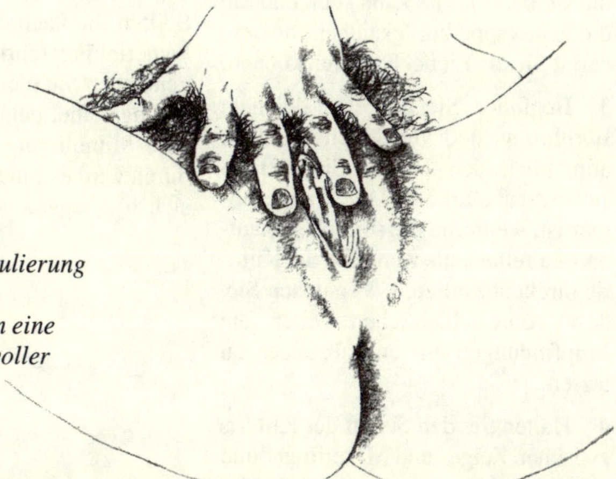

Streicheln der Schamlippen
Verändern Sie den Rhythmus der Stimulierung und die Stärke des Drucks. Sie erleben eine große Vielfalt lustvoller Empfindungen.

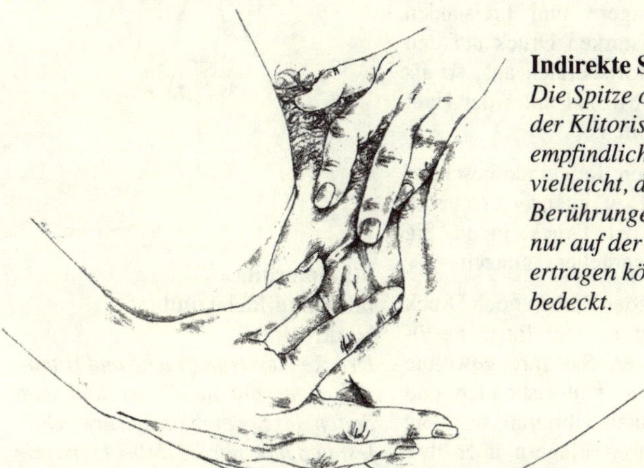

Indirekte Stimulierung
Die Spitze oder Eichel der Klitoris ist besonders empfindlich. Sie merken vielleicht, daß Sie Berührungen der Klitoris nur auf der Hautkappe ertragen können, die sie bedeckt.

1 Berühren und streicheln Sie die großen und kleinen Schamlippen und den umliegenden Bereich. Experimentieren Sie mit wechselndem Druck und verändern Sie den Rhythmus.

2 Jetzt erforschen Sie Ihre Klitoris: den Schaft, die Eichel und die Haube, die sie bedeckt. Es kann sein, daß Sie die Hautkappe zurückziehen müssen, damit Sie die Eichel berühren können.

3 Beginnen Sie mit einer leichten Berührung, und verstärken Sie dann allmählich den Druck. Sie merken sicher, daß stärkerer Druck angenehmer ist, wenn Sie die seitlichen Hautpartien reiben, als wenn Sie die Klitoris direkt stimulieren. Versuchen Sie, durch unterschiedlichen Druck die Empfindungen an- und absteigen zu lassen.

4 Halten Sie den Schaft der Klitoris zwischen Zeige- und Mittelfinger und versuchen Sie, an ihm auf und ab oder hin und her zu reiben. Dann üben Sie mit zwei Fingern und kreisenden Bewegungen starken Druck auf den gesamten Klitorisbereich aus, so als ob Sie einen Muskel unter der Haut massieren wollten.

5 Wenn Ihnen die gerade beschriebene Reizung zu intensiv erscheint, verteilen Sie den Druck, indem Sie den ganzen Handteller benutzen.

6 Sollten weder Reiben noch Druck starke Lustgefühle bei Ihnen auslösen, dann legen Sie Ihre gewölbte Hand über den Klitorisbereich und lassen sie schnell vibrieren, oder Sie reiben mit Ihren Fingern über Ihre Klitoris rasch hin und her.

Bewertung des Erfolgs

Wenn Sie diese Übungen ohne Angst, Schuldgefühle oder Befangenheit machen können und dabei entdeckt haben, wie Sie sich wenigstens zu angenehmen Empfindungen erregen können, dann sind Sie soweit, daß Sie zur nächsten Stufe übergehen können. Sollten Sie nach etwa sechs Wochen keinerlei Fortschritte verspüren, dann versuchen Sie gleichwohl die nächste Übungsreihe, denn hier ist eine stärkere Stimulierung verlangt, und dadurch wird es Ihnen leichter gemacht, sich zu erregen.

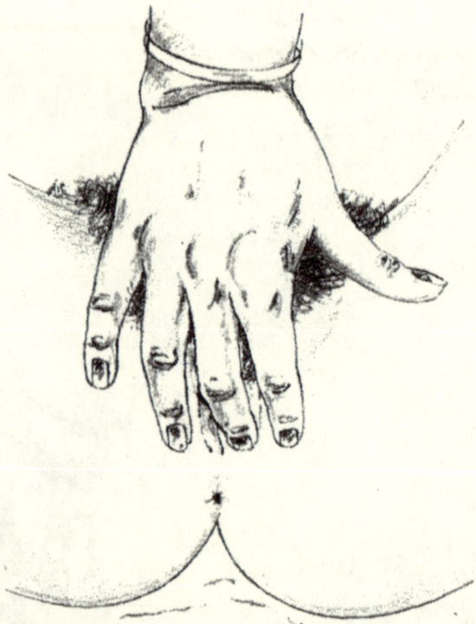

Stimulierung mit Handfläche und Handwurzel
Drücken Sie Handfläche und Handwurzel fest auf die Klitoris und beide Seiten des Schambeins, drücken Sie fest und machen Sie dabei kreisende Bewegungen.

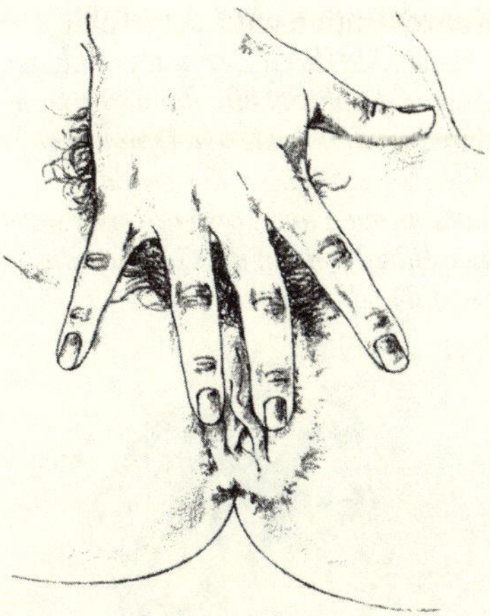

Reiben mit den Fingern
Als Alternative können Sie auch mit den Fingern in raschen Bewegungen über die Klitoris reiben.

Mit den folgenden Übungen soll die Intensität der genitalen Empfindungen bis zum Orgasmus gesteigert werden. Üben Sie wie bei den vorigen Übungen auch hier 10–20 Minuten je Sitzung, vier- oder fünfmal in der Woche.

1 Verwenden Sie ein Gleitmittel, streichen Sie zuerst sanft über die großen Schamlippen, und wenden Sie sich dann allmählich der Klitoris zu.

2 Stimulieren Sie die Klitoris durch die Haube, dann ziehen Sie diese zurück, so daß Sie Schaft und Eichel stimulieren können. Entwickeln Sie einen regelmäßigen Rhythmus, und wenden Sie stärkeren Druck auf den Schaft, schwächeren auf die Eichel an.

3 Die Eichel wird wahrscheinlich immer empfindlicher, je stärker Sie erregt werden. Möglicherweise ist es für Sie unerträglich, sie direkt zu berühren. Wenn es so ist, verringern Sie die Empfindungen etwas, entweder indem Sie sich mehr auf den Schaft als die Eichel konzentrieren, oder indem Sie auf die Schamlippen oder die Haube drücken. Behalten Sie – soweit möglich – denselben Rhythmus und dieselbe Stimulierungsart bei.

4 Schließlich spüren Sie ein Gefühl der Wärme in sich aufsteigen. Das ist noch nicht der Orgasmus, geht ihm aber gewöhnlich voraus. Es ist wichtig, daß Sie weiter stimulieren auf die gleiche Art und im gleichen Rhythmus. Wenn Sie aufhören, flaut der Erregungszustand ab, und er ist nur schwer wieder zu erreichen. Der Orgasmus selbst – eine Serie von Kontraktionen tief in der Vagina in rascher Folge – wird wahrscheinlich kurz darauf folgen. Am besten stimulieren Sie sich weiter, bis die Kontraktionen völlig abgeklungen sind. Sie sollten in dieser Übung nicht ausschließlich auf den Orgasmus hinarbeiten, aber lassen Sie ihn zu, wenn er kommt.

Bewertung des Erfolgs

Wenn Sie diese Übungen regelmäßig machen, dann werden Sie sicher bald ganz leicht durch Masturbation zum Orgasmus kommen, oder Sie werden zumindest die vororgastische Wärmeüberflutung erleben. Wenn Sie noch nicht zum Höhepunkt kommen, aber das Gefühl haben, daß eine kleine zusätzliche Stimulierung nötig wäre, um Sie über die Schwelle zum Orgasmus zu bringen, dann versuchen Sie es mit einem Vibrator. Masturbationstechniken mit dieser wirkungsvollen Hilfe sind näher im Kapitel *Steigerung des Lustempfindens*, S. 94, beschrieben.

Konzentration auf Lustgefühle
Cremen Sie Ihren Genitalbereich mit einem Gleitmittel ein, damit Sie kein Wundwerden riskieren. Dann streicheln Sie sanft über die großen Schamlippen und konzentrieren sich ausschließlich auf die Gefühle, die Sie dabei durchströmen.

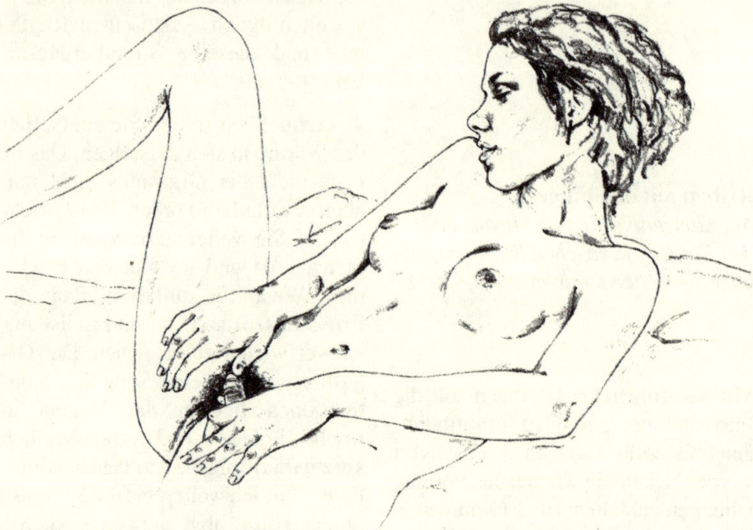

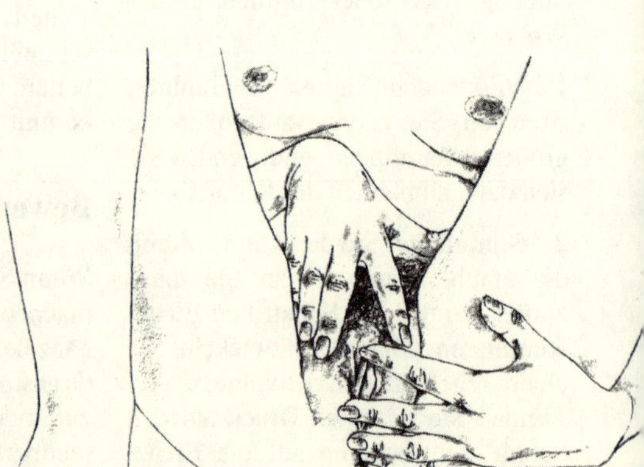

Stimulierung der Klitoris
Berühren Sie den Kitzler zunächst durch die Haube und dann – wenn Sie es aushalten können – bei zurückgezogener Haube.

LUST ZU ZWEIT

Eine der wichtigsten Komponenten für Lust am Sex in einer Partnerbeziehung ist die Reaktionsfähigkeit der Frau.

Ein Mann beispielsweise kann sehr wohl mit einer Frau den Geschlechtsverkehr vollziehen, wenn sie nicht reagiert und infolgedessen auch nicht erregbar ist; viel Freude haben daran allerdings beide nicht.

Da der Lustgewinn des Mannes bis zu einem gewissen Grade von dem der Frau abhängt, sieht Ihr Partner in Ihrer sexuellen Erregung einen Gradmesser dafür, wie sehr Sie ihn begehren; folglich glaubt er, daß Ihre mangelnde sexuelle Erregung oder Ihre unerfüllte Befriedigung ein Zeichen dafür sei, daß er bei Ihnen als Liebhaber versagt hat.

Wenn man diese Einstellung der Männer voraussetzt, kann man sich nur allzugut vorstellen, mit welchem negativen Beigeschmack für sie das Wort »Frigidität« belegt ist.

Mit diesem Begriff wird Gefühlskälte unterstellt, und damit ist gemeint, daß eine Frau nicht nur Sex ablehnt, sondern auch die Männer.

Im Grunde handelt es sich hier allerdings um eine ziemlich einfache Verteidigungsstrategie: Ein Mann, der nicht in der Lage ist, eine Frau für sich sexuell zu interessieren und zu erregen, beurteilt sie einfach als »frigide«, und schon ist er damit seine Schuld los geworden.

Gelegentliche Reaktionsunfähigkeit

Eine Frau ist in ihren sexuellen Reaktionen weitgehend von den Bedingungen abhängig, die der Mann schafft. Zum Beispiel werden Sie wenig Lust haben, viel Wärme aufzubringen, wenn Sie gerade aufgebracht oder wütend auf Ihren Partner sind. Daher ist es meist keine gute Idee, Sex als Mittel einzusetzen, das Streitigkeiten aus der Welt schaffen soll. Wenn der Streitfall nicht zuvor anständig gelöst wurde und keine einträchtige Beziehung wiederhergestellt ist, fühlen Sie sich wahrscheinlich mißbraucht, und Sie sind lustlos.

Auch wenn Sie die Anforderungen des häuslichen, beruflichen oder gesellschaftlichen Lebens so erschöpfen, daß Sie abends todmüde ins Bett fallen, werden Sie keine große Bereitschaft zum Sex mehr haben. Versuchen Sie, Ihr Leben besser zu organisieren, wenn Sie meinen, keine Energie für Sex mehr zu haben. Es mag zwar lächerlich klingen, Ihnen zu empfehlen, Sie sollten mit Ihrem eigenen Partner eine regelrechte Verabredung treffen und sie ebenfalls so ernst nehmen wie andere Aktivitäten und Verpflichtungen. Aber es lohnt sich, und manchmal ist es die einzige Möglichkeit für ein vielbeschäftigtes Paar, um sich sein Sexualleben als eine Quelle der Lust zu bewahren.

Auch fehlende Intimität und die Angst, beim Liebesspiel gestört zu werden, tragen zu einer mangelnden Reaktionsfähigkeit bei. Wenn Sie kleine Kinder haben, die nachts in Ihrem Schlafzimmer gern ein und aus gehen, so schließen Sie Ihre Türe ab. Ihre Kinder werden keinen Schaden davontragen, wenn Sie an der Tür rütteln und warten müssen, aber Sie können viel entspannter sein.

Andauernde Reaktionsunfähigkeit

Die oben erwähnten Ursachen für eine gelegentliche Reaktionsunfähigkeit machen den meisten Frauen hin und wieder zu schaffen und nehmen ihnen dann die Lust auf Sex. Gelegentlich baut eine Frau jedoch unbewußt dauerhafte Barrieren gegen sexuelle Gefühle auf. Manchmal ist diese innere Ablehnung so stark, daß sie keinerlei sexuelle Regungen mehr entwickeln kann.

Im allgemeinen entsteht Reaktionsunfähigkeit aber nur in einer bestimmten Partnerschaft oder unter außergewöhnlichen Umständen. Die Ursache kann zum Beispiel in irgendwelchen sexuellen Schwierigkeiten des Partners liegen, die im Laufe der Jahre das Liebesleben so unerfreulich und enttäuschend gemacht haben, daß die Frau einfach auf sexuellem Gebiet »abgeschaltet« hat. Falls das für Sie zutrifft, müssen Sie regelrecht lernen, Ihre Gefühle, die Sie so lange unterdrückt oder überhaupt noch nicht entwickelt haben, wiederzuerkennen und mit ihnen gut umzugehen.

Das unten beschriebene Trainingsprogramm ist darauf zugeschnitten, Ihre sexuellen Empfindungen wachzurufen. Dazu ist es wichtig, daß Sie sich auch darüber klarwerden, welche negativen Einstellungen Sie dazu gebracht haben, daß Sie einen so starken Verteidigungswall gegen Sexuelles aufgebaut haben. Im Kapitel *Abbau von Hemmungen,* S. 97, finden Sie nützliche Hinweise. Falls Sie schon lange unter sexueller Reaktionsunfähigkeit leiden, brauchen Sie wahrscheinlich die Hilfe eines Therapeuten, vor allem dann, wenn Ihre Widerstände sehr stark sind oder wenn Ihre Partnerschaft von wichtigen ungelösten Problemen belastet ist.

Das folgende Programm setzt einen kooperationswilligen Partner voraus. Es besteht keine Aussicht auf Erfolg, wenn Sie sich nicht leiden können oder kein Vertrauen zueinander haben, und es dürfen keine Probleme zwischen Ihnen bestehen, die an Ihrer Reaktionsunfähigkeit maßgeblich beteiligt sind.

Das Programm besteht aus vier Übungen, die Sie in der vorgegebenen Reihenfolge absolvieren sollten. Lesen Sie zunächst sämtliche Anweisungen mit Ihrem Partner zusammen durch, bevor Sie beide die Übungen beginnen, damit Sie wissen, was auf Sie zukommt.

Die ersten beiden Übungen *Streichelspiele* und *Intimspiele* sollen einfach zeigen, wie man Lust geben und empfangen kann. Obwohl diese Übungen als wichtige Teile zu jedem Selbsthilfe-Therapieprogramm gehören, kann jedes Liebespaar von diesen zärtlichen, phantasievollen Liebesspielen profitieren. Ohne den Geschlechtsakt oder den Orgasmus als eigentliches Ziel anzustreben, können beide Partner all die angenehmen Empfindungen wiederentdecken, deren ihre Körper fähig sind.

Den Partner entspannen
Massagen beginnen meist mit dem Rücken, da dieser Bereich gut geeignet ist, um insgesamt ein Gefühl der Ruhe und Entspannung zu erreichen. Streicheln Sie einfach den Rücken Ihres Partners oder fahren Sie sanft mit den Fingerspitzen über seine Haut, statt ihn zu massieren. Ganz gleich, was Ihnen lieber ist, auf jeden Fall hilft die Bauchlage Ihrem Partner, sich zu entspannen.

PROGRAMM ZUR STEIGERUNG DES LUSTGEWINNS

1 Streichelspiele

Eine Übung wie die folgende ist bekannt als »Sensibilisierungsübung«, weil sie Ihnen hilft, sich auf die Empfindungen zu konzentrieren, die entstehen, wenn Sie gegenseitig Ihre Körper streichelnd und liebkosend erforschen. Wichtig ist, daß es dabei nicht zum Geschlechtsverkehr kommt und zunächst auch keine Berührung der Genitalien stattfindet. Damit ist jeder »Leistungsdruck« von Ihnen genommen, und Sie brauchen sich nicht zu sorgen, ob Sie zum sexuellen Genuß fähig sind. Sie können nichts falsch machen, weil Richtigmachen und Erfolg nicht verlangt sind – Sie

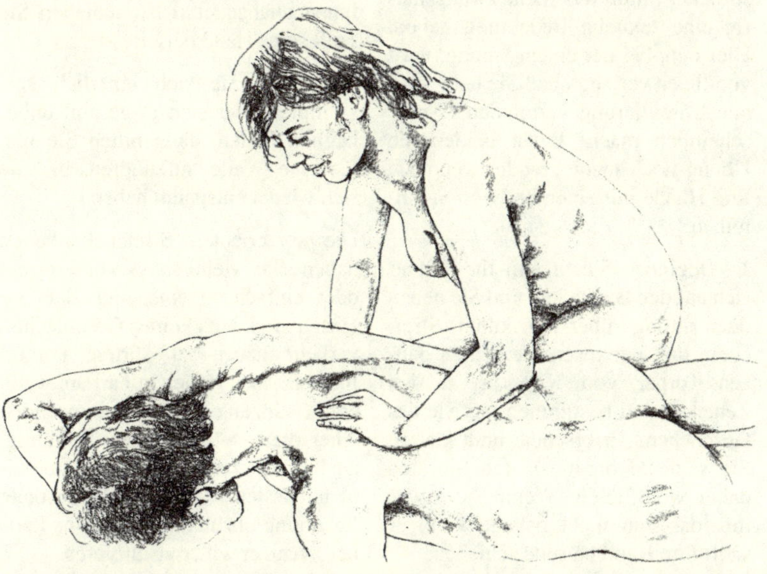

sollen nur Erfahrungen machen. Um gut entspannt zu sein, müssen Sie dafür sorgen, daß Sie reichlich Zeit haben und nicht gestört werden. Sie sollten beide nackt sein, und für viele Paare ist gemeinsames warmes Baden oder Duschen eine gute entspannende Vorbereitung.

Üben Sie den Teil *Zärtlichkeiten geben* mindestens zwei Wochen lang jeweils mindestens dreimal die Woche, bevor Sie zum nächsten Teil *Zärtlichkeiten empfangen* weitergehen. Dabei empfiehlt es sich, immer abzuwechseln, so daß der Partner, der bei der ersten Sitzung zuerst der Gebende ist, bei der nächsten Sitzung als Empfangender beginnt.

Zärtlichkeiten geben

Wenn man den Körper eines anderen streichelt, muß das nicht zwangsläufig eine sexuelle Bedeutung haben. Hier nun, bei der ersten Übung, wird von Ihnen verlangt, daß Sie jede genitale Stimulierung vermeiden. Wahrscheinlich macht Ihnen beiden die Übung noch mehr Freude, wenn Sie Ihre Hände mit einer Bodylotion einreiben.

1 Beginnen Sie, indem Ihr Partner sich auf den Bauch legt und Sie neben oder rittlings über ihm knien. Streicheln und liebkosen Sie seinen ganzen Körper, vom Kopf bis zu den Zehen. Dabei bestimmen nur Sie das Geschehen. Erforschen und küssen Sie seinen Körper so, daß Sie sich dabei wohlfühlen. Wenn Sie etwas tun, das ihm nicht behagt, kann er sanft Ihre Hand beiseite schieben.

2 Wechseln Sie nach zehn Minuten (oder länger, wenn Sie möchten) die Plätze. Nun entspannen Sie sich und genießen die Empfindungen, wenn Ihr Partner Sie liebkost und massiert. Spüren Sie bewußt, was mit Ihnen geschieht, und konzentrieren Sie Ihre Aufmerksamkeit auf jede Stelle, die er berührt. Versuchen Sie, mit Ihren Gedanken ganz dabei zu sein, und beobachten Sie Ihren Partner nicht.

3 Wechseln Sie wieder die Positionen, Ihr Partner liegt jetzt auf dem Rücken und läßt sich von Ihnen Gesicht und Körper liebkosen. (Auf dieser Stufe dürfen Sie seine Genitalien nicht berühren.)

4 Nun legen Sie sich auf den Rücken. Er verwöhnt Sie, nur die Brüste und die Genitalien bleiben unberührt. Versuchen Sie nicht, ihn zu steuern, aber falls er etwas tut, das Ihnen unangenehm ist, schieben Sie sanft seine Hand beiseite.

5 Sollten Sie sich innerlich verkrampfen oder sich insgesamt unbehaglich fühlen, dann bitten Sie ihn, für eine Weile aufzuhören, bis Sie sich wieder entspannt haben.

Die so erlebten Streicheleinheiten haben Sie vielleicht sexuell erregt oder einfach so entspannt, daß Sie einschlafen. Jetzt keinen Geschlechtsverkehr haben zu dürfen, kommt Ihren Partner vielleicht hart an, wenn er die Sitzung hoch erregt beendet. Aber diese »Abstinenz« ist wichtig, zu Ihrem, letztlich aber auch zu seinem Besten. Um die aufgestaute Spannung abzubauen, kann Ihr Partner, wenn er will, masturbieren.

Zärtlichkeiten empfangen

Nachdem Sie den ersten Übungsteil mindestens zwei Wochen lang absolviert haben, können Sie zum zweiten Teil übergehen. Es handelt sich um ähnliche Übungen, aber jetzt kommt es mehr auf die Reaktionen der Person an, die gestreichelt wird, als auf diejenigen des aktiven Partners. Anstatt die Zuwendungen nur einfach zu empfangen, übermittelt der passive Partner positive Rückmeldungen, die erkennen lassen, was besonders erregend ist. Die Verbannung des Geschlechtsverkehrs und jeder Berührung der Genitalien bleibt weiter in Kraft.

1 Legen Sie sich wie zuvor auf den Bauch, dann auf den Rücken, und lassen Sie sich von Ihrem Partner streicheln. Teilen Sie ihm mit Worten oder Gesten mit, was Sie am meisten genießen. Wenn Sie wollen, führen Sie ihn mit der Hand. Wenn er Sie küßt – eine bestimmte Stelle Ihres Körpers oder auf eine Weise, die Ihnen große Lust bereitet, dann sagen Sie es ihm. Konzentrieren Sie sich auf Ihre eigenen Empfindungen, und denken Sie nicht darüber nach, ob Ihr Partner müde wird oder Langeweile hat.

2 Jetzt liebkosen Sie Ihren Partner wie zuvor, versuchen aber diesmal, die empfindlichsten Stellen seines

Genuß empfangen
Konzentrieren Sie sich ganz auf den Genuß, den Sie erleben, wenn Ihr Partner Sie berührt. Halten Sie sich dabei nicht für egoistisch, denn er kommt doch auch an die Reihe. Wenn Sie die Übungen gewissenhaft ausführen, lernen Sie beide, vollen Genuß zu geben und zu empfangen.

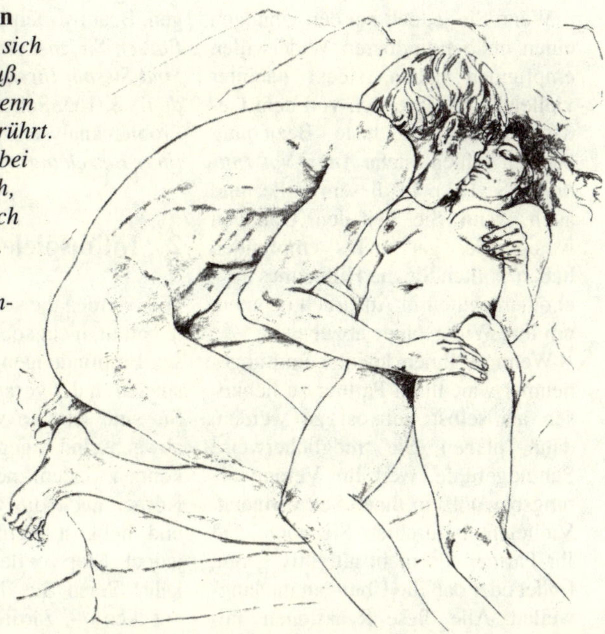

Körpers (ausgenommen sind seine Genitalien) und die für ihn angenehmste Stimulation herauszufinden. So kann es sein, daß er eine festere oder kräftigere Berührung bevorzugt, als es Ihnen selbst behagen würde.

3 Unterhalten Sie sich am Ende der Sitzung über Ihre Empfindungen, und erklären Sie einander, was Sie am meisten genossen haben.

Bewertung des Erfolgs

Wenn Sie nach einer Übungszeit von zwei oder drei Wochen entspannt und völlig unbeschwert bei diesen Übungen miteinander umgehen können, dann sind Sie soweit, zur dritten Stufe überzugehen, dem Programm *Intimspiele*.

Wenn Sie jedoch bei den Übungen einen unüberwindbaren Widerwillen empfunden haben, steckt dahinter vielleicht, daß Sie sich von dem Gedanken an eine feste Beziehung bedroht fühlen (siehe *Angst vor Intimität,* S. 101). In diesem Falle, und auch wenn Sie bei den Übungen wenig oder gar nichts empfunden haben, sollten Sie die Hilfe eines Psychotherapeuten in Anspruch nehmen, um Ihre Widerstände abzubauen.

Wenn es Ihnen leichter und angenehmer war, Ihren Partner zu liebkosen als selbst liebkost zu werden, dann plagen Sie möglicherweise Schuldgefühle, weil Ihr Verantwortungsbewußtsein Ihnen Sex verbietet. Vielleicht befürchten Sie auch, daß Ihr Partner Sie nicht attraktiv genug findet oder daß die Übungen ihn langweilen. Alle diese Reaktionen hindern Sie daran, sich auf Ihre eigenen Gefühle zu konzentrieren.

Tief in Ihrem Innern haben Sie vielleicht auch noch die Vorstellung, daß es die Aufgabe der Frau sei, sexuelle Lust zu schenken und nicht Lust zu empfangen. Versuchen Sie, Ihren Partner ganz konkret um das zu bitten, was Ihnen gefällt, und lassen Sie ihn in den nächsten vier Sitzungen nur tun, was Sie wirklich gern haben.

Vielleicht fällt es Ihnen leichter, sich zurückzulehnen und Zärtlichkeit zu bekommen, sich verwöhnen zu lassen, als eine aktive Rolle zu spielen. Falls Sie so empfinden, überprüfen Sie Ihre Gefühle, hauptsächlich, um zu sehen, ob vielleicht irgendein Haß auf Ihren Partner oder zwiespältige Gefühle es Ihnen unmöglich machen, Zuneigung und Zärtlichkeit zu zeigen. Beantworten Sie die Fragebögen *Passen Sie zueinander?,* S. 158, und *Sind Sie mit Ihrem Sex-Leben zufrieden?,* S. 165. Sehen Sie sich auch die Problemanalyse *Was stimmt nicht in Ihrer Beziehung?*, S. 170, an.

2 Intimspiele

Hier werden die sexuellen Lustgefühle betont, nicht so sehr die eher diffusen Empfindungen bei den Streichelspielen in der vorangehenden Übung. Sie sind jetzt so weit, daß Sie sich abwechselnd gegenseitig erregen können, indem neben dem ganzen Körper auch die Genitalien berührt und liebkost werden. Noch einmal jedoch: Stop vor dem Geschlechtsverkehr! Seien Sie darauf aus, ihn zu »necken« – zärtlich sein. dann die

Hand zurückziehen. Vermeiden Sie rhythmisches Stimulieren, das zum Orgasmus führen könnte. Konzentrieren Sie sich einfach darauf, zu genießen, was Sie fühlen.

1 Legen Sie sich auf den Rücken, so daß Ihr Partner Ihren ganzen Körper liebkosen, Ihre Brüste umschließen und die Brustwarzen küssen und daran saugen kann.

2 Nun sollte er Ihren Bauch und den Genitalbereich erkunden und Ihnen mit seinen Fingern durch die Schamhaare fahren. Bitten Sie ihn einzuhalten, wenn Sie sich verkrampfen oder Angstgefühle auftauchen, aber versuchen Sie, sich noch mehrere Minuten liebkosen zu lassen.

3 Jetzt sollte sich Ihr Partner auf die Scheidenöffnung konzentrieren, sie sanft streicheln und dann das Perineum (den Damm zwischen Vagina und After) erkunden, das bei den meisten Frauen sehr empfindlich ist. Danach kann er Ihre Klitoris berühren – aber sehr vorsichtig, denn sie ist hochempfindlich. Ein Gleitmittel macht diese sanfte Stimulierung noch angenehmer. Registrieren Sie die ganze Zeit Ihre Empfindungen, und sagen Sie ihm, was Ihnen gut tut. Wenn Sie das Gefühl haben, verkrampft zu sein, dann veranlassen Sie Ihren Partner, zwischendurch eine Weile einen anderen Körperteil zu streicheln.

4 Wechseln Sie die Plätze, und streicheln Sie jetzt Brust und Bauch Ihres Partners, fahren Sie mit Ihren Fingern durch sein Schamhaar und liebkosen Sie die Innenseiten seiner Oberschenkel.

5 Bewegen Sie Ihre Hand allmählich auf seinen Hodensack zu und drücken Sie ganz leicht die Hoden. Laufen Sie mit den Fingern den Penis auf und ab. Erforschen Sie die empfindlichsten Stellen. Diese sind wahrscheinlich der Kopf und besonders das Frenulum, der Grat an der Unterseite. Es macht übrigens keinen Unterschied in der Empfindlichkeit aus, ob der Penis beschnitten ist oder nicht. Spielen Sie mit seinem Penis, dann nehmen Sie die Hände weg und lassen die Erektion abklingen. Sie kommt wieder, wenn Sie ihn wieder stimulieren.

6 Lehnen Sie sich zwischen den Oberschenkeln Ihres Partners zurück und führen Sie seine Finger, um ihm zu zeigen, wie er Ihre Klitoris am besten stimulieren kann. Mit seiner freien Hand kann er Ihren übrigen Körper streicheln. Denken Sie daran: Da Sie kein sichtbares Zeichen haben, das ebenso deutlich ist wie seine Erektion, ist es schwierig zu wissen, was Ihnen guttut, wenn Sie es ihm nicht sagen.

7 Wechseln Sie die Plätze, so daß Sie sitzen und Ihr Partner zwischen Ihren Beinen liegt. Er führt Ihre Hand, während Sie seinen Penis stimulieren, und zeigt Ihnen, welchen Druck auf den Penis und welches Tempo er am erregendsten findet. Auch hier wird es für Sie beide leichter, wenn Ihr Partner so genau wie möglich beschreibt, was er von Ihnen gern möchte.

Orgasmus wird mit dieser Übung nicht bezweckt, aber wenn einer von Ihnen sehr erregt ist, setzen Sie die

Stimulierung ruhig bis zum Orgasmus fort. Wenn Sie beide es als sehr angenehm empfinden, können Sie bei dieser Übung allmählich auch dazu übergehen, sich an den Genitalien gegenseitig mit Mund und Zunge zu stimulieren. Selbst wenn Sie das nicht versuchen wollen, lohnt es sich, wenn Sie einmal überlegen, was Sie von der Idee halten. Vielleicht widerstrebt Ihnen der Gedanke nur darum, weil Sie nicht recht wissen, was Sie tun sollen. In diesem Fall sollten Sie sich mit dem Abschnitt *Oraler Sex*, S. 76, befassen, der diese Angelegenheit genauer diskutiert.

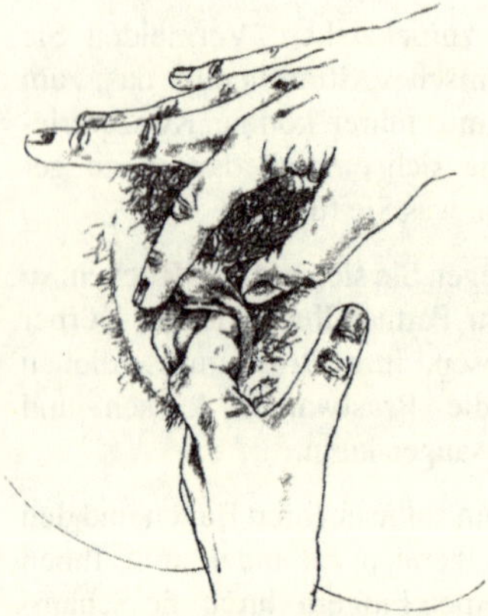

Doppelte Stimulierung
Während Ihr Partner einen Finger in die Vagina einführt, streichelt er mit der anderen Hand Ihre Klitoris. So kommen Sie in den Genuß eines sehr intensiven Gefühls in der Vagina, das viele Frauen bei rein äußerlicher Stimulierung vermissen.

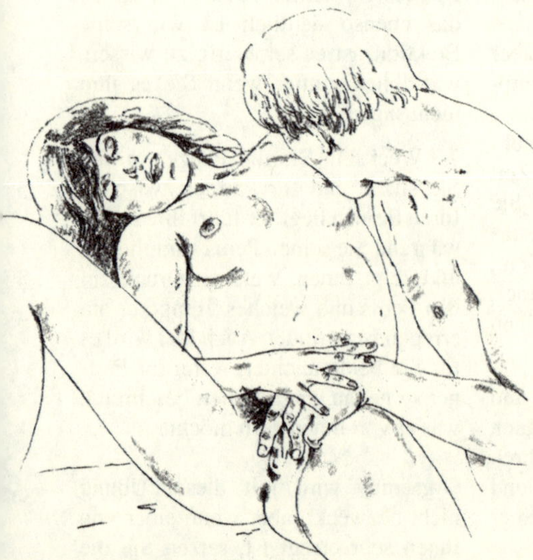

Führen Sie Ihren Partner
Sie befähigen Ihren Partner, Ihnen höchste Lust zu bereiten, wenn Sie seine Hand bei der Erforschung Ihres Körpers führen. So können Sie ihm außerdem genau zeigen, was Sie am meisten genießen.

Bewertung des Erfolgs

Vorausgesetzt, Sie sind mit dem Übungsprogramm gut zurechtgekommen, dann haben Sie wahrscheinlich intensive Lustgefühle genossen, ohne irgendwelche Beklemmungen, die – so schien es – unausweichlich zu früheren sexuellen Erfahrungen gehörten. Viele Frauen leiden bei dieser Übung trotzdem unter starken Hemmungen, weil Sie das Aussehen oder die üblichen Ausscheidungen ihrer Genitalien stören. Unter *Angst vor sexuellen Gerüchen und Sekreten,* S. 102, wird näher darauf eingegangen.

Vielleicht haben Sie bemerkt, daß Sie während der Übungen Ihre Verkrampfung und Beklemmung nicht los werden konnten oder daß Sie geistig weggetreten waren, indem Sie an etwas ganz anderes dachten, anstatt sich ausschließlich auf Ihre Gefühle zu konzentrieren.

Falls das bei Ihnen so ist, dann erregen Sie sich beim nächsten Mal, wenn Ihr Partner Sie stimuliert, mit erotischen Phantasien.

Sie müssen selbstsüchtig sein und nur an Ihre eigenen Empfindungen denken, wenn Sie hier Erfolg haben wollen.

Manuelle Stimulierung
Nehmen Sie eine bequeme Stellung ein und lassen Sie sich die Hand von Ihrem Partner führen, damit er Ihnen zeigt, welcher Rhythmus und welcher Druck ihn am meisten befriedigen.

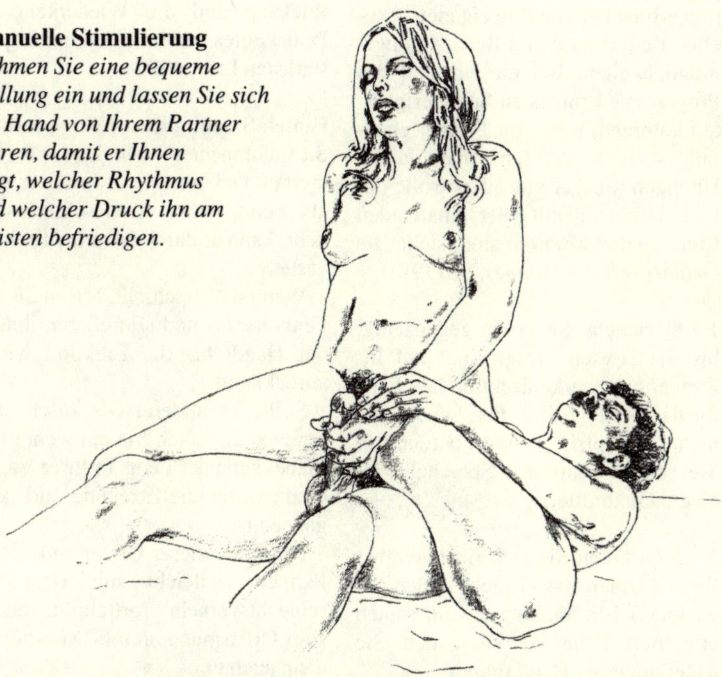

3 Spielerischer Geschlechtsverkehr

Da Sie die ersten beiden Übungsteile gut hinter sich gebracht haben, wissen Sie beide, wie Sie beim Partner Lustgefühle auslösen und wie Sie auf Lustgefühle, die der Partner bei Ihnen erregt, reagieren können. Die folgende Übung geht eine Stufe weiter. Sie gibt Ihnen die Möglichkeit, mehr von Ihrer vaginalen Empfindungsfähigkeit zu entdecken und sich an das Gefühl des Penis in Ihrer Vagina zu gewöhnen.

Auch hier müssen Sie wieder Ihre eigenen Bedürfnisse in den Vordergrund stellen. Ihr Partner spielt eine passive Rolle. Mit Hilfe seiner Erektion erforschen Sie Ihre eigenen sexuellen Bedürfnisse und Befriedigungsmöglichkeiten. Bei diesem Teil des Programms kann es zu Schwierigkeiten kommen, wenn Ihr Partner ebenfalls sexuelle Probleme hat, da die Übungen nur bei guter Kontrolle der Ejakulation und mit einer anhaltenden Erektion durchführbar sind (siehe *Die Gefühlswelt des Mannes,* S. 179).

1 Streicheln Sie sich gegenseitig, bis Sie sexuell erregt sind und Ihr Partner eine starke Erektion hat. Falls Sie das Gefühl haben, Ihre Scheide sei nicht schlüpfrig genug, befeuchten Sie seinen Penis mit Speichel oder einem Gleitmittel.

2 Jetzt knien Sie sich rittlings über Ihren Partner, das Gesicht ihm zugewandt. Gehen Sie langsam auf seinen erigierten Penis herunter, den Sie dabei mit einer Hand führen.

3 Verharren Sie einige Augenblicke in dieser Stellung, und konzentrieren Sie sich darauf, wie sich das anfühlt, den Penis in sich zu haben. Dann gebrauchen Sie Ihre Vaginalmuskeln und drücken den Penis. Schließlich beginnen Sie, sich langsam auf und ab zu bewegen.

4 Indem Sie sich vor- oder zurücklehnen, erproben Sie, welche Änderungen des Penetrationswinkels möglich sind. Sie merken, daß Ihre Lustgefühle in bestimmten Stellungen spürbar ansteigen.

5 Nun heben Sie sich etwas hoch, so weit, bis der Penis Ihres Partners fast herausgezogen ist, und dann kommen Sie wieder herunter. Oft erzeugen der Rückzug und die Wiederkehr des Peniskopfes im Scheideneingang die stärksten Lustgefühle.

Fahren Sie mit dieser Übung fort, bis Sie nicht mehr können. Da Ihr Partner hierbei viel weniger stimuliert wird als beim üblichen Geschlechtsverkehr, kann er durchaus seine Erektion verlieren.

Wenn das geschieht, lassen Sie den Penis heraus und stimulieren ihn mit der Hand, bis die Erektion wieder zurückkehrt.

Sollte er andererseits rasch stark erregt sein, halten Sie ein wenig inne (dabei kann der Penis in Ihrer Vagina bleiben), bis die Erregung zurückgegangen ist.

Am Ende dieser Übung möchte Ihr Partner vielleicht mit dem Geschlechtsverkehr fortfahren, bis er zum Orgasmus kommt. Das sollte er dann auch tun.

Bewertung des Erfolgs

Wenn Sie bei jeder Wiederholung der Übung etwas stärkere Empfindungen in der Vagina gespürt haben und von Mal zu Mal sexuell erregter waren, dann haben Sie gute Fortschritte gemacht. Erwarten Sie allerdings in den ersten zwei bis drei Wochen nicht, einen Orgasmus zu erreichen. Worauf es ankommt, ist allein dies: Sie sollen die Gefühle des Geschlechtsverkehrs an sich genießen. Es geht vielleicht langsam voran, aber wenn Sie das Gefühl haben, daß es vorangeht, machen Sie weiter.

Wenn Sie sich bei dieser Übung sehr beklommen fühlen und sich nicht so recht gehenlassen können, dann kümmern Sie sich wahrscheinlich zu viel um die Gefühle Ihres Partners und weniger um Ihre eigenen. Fürchten Sie etwa, Ihr Partner weist Sie zurück, wenn Sie ihn nicht befriedigen, oder er akzeptiert und liebt Sie nur, wenn Sie ihm gefallen? Im Fragebogen *Selbstvertrauen,* S. 26, können Sie überprüfen, ob Sie sich nicht allzu gering einschätzen.

Wenn Sie trotz gewissenhafter Bemühung bei dieser Übung keinerlei Fortschritte erzielt haben, dann sollten Sie sich an einen erfahrenen Therapeuten wenden, der untersuchen kann, woran das liegt. Es ist möglich, daß Ihr Problem in verborgenen Gefühlen, die mit Ihrem Partner zusammenhängen, begründet ist.

Bestimmung des Penetrationswinkels
Durch Zurücklehnen verstärken Sie die Reibung zwischen Vagina und Penis. Wenn Sie sich nach vorne lehnen, ist der Penetrationswinkel weniger steil und dadurch besser für einen sehr entspannten Liebesakt geeignet.

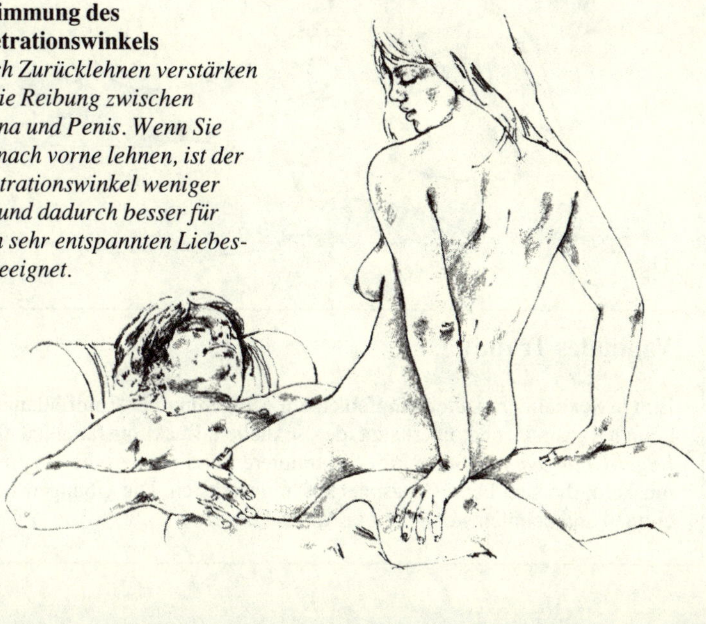

4 Geschlechtsverkehr mit Orgasmus

Die letzte Übung dieses Programms verlangt weiter nichts als Geschlechtsverkehr in jeder beliebigen Stellung. Versuchen Sie, mit der gleichen Grundeinstellung wie vorhin an die Übung heranzugehen. Konzentrieren Sie sich also auf Ihre Gefühle und darauf, welche am angenehmsten sind. (Die Kapitel *Stimulierungstechniken,* S. 73, und *Stellungen beim Geschlechtsverkehr,* S. 82, zeigen Wege auf, wie Sie sexuell noch reaktionsfähiger werden können.) Ihr Geschlechtsverkehr sein, nicht der Hauptaugenmerk sollte der Spaß amOrgasmus. Manchmal führt Geschlechtsverkehr zum Orgasmus, manchmal nicht. Wenn es Sie bedrückt, daß Sie keinen Höhepunkt erreichen können, dann bietet das Kapitel *Der Weg zum Orgasmus,* S. 140, Rat und Hilfe an.

Intensivierung der Empfindungen
Bewegen Sie sich auf und ab, so daß der Peniskopf Ihres Partners die wiederholte und höchst erfreuliche Bekanntschaft mit dem empfindsamen Eingang der Vagina macht.

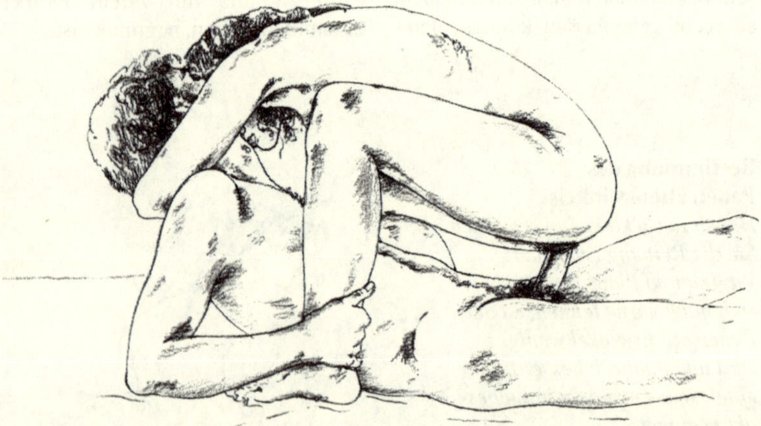

Vaginales Training

Einige Sexualtherapeuten empfehlen zur Steigerung der Empfindungen beim Orgasmus und überhaupt der sexuellen Reaktionsfähigkeit die *Kegel-Übungen* von Seite 115. Sie trainieren und stärken die Vaginalmuskeln, die sich beim Orgasmus zusammenziehen. Die Übungen sind einfach und nehmen wenig Zeit in Anspruch.

ÜBERWINDUNG DER PENETRATIONSANGST

Die meisten Männer und Frauen nehmen es hin, daß die erste sexuelle Erfahrung für eine Frau wahrscheinlich schmerzhaft ist. Wenn das tatsächlich so ist, dann nahezu immer wegen dieser Erwartungshaltung. Wenn Sie darauf warten, verletzt zu werden, ist es durchaus verständlich, daß Sie Ihre Vagina gegen den Schmerz »dicht« machen, und die so entstandene Verkrampfung ist es dann, die den Geschlechtsverkehr schwierig, wenn nicht sogar schmerzhaft macht. In einigen Fällen ist der Geschlechtsverkehr unmöglich.

Im allgemeinen ist die Furcht der Frauen vor ihrer sexuellen Initiation mehr in Legenden begründet als auf Tatsachen. Nachfolgend wollen wir uns mit den häufigsten Ängsten beschäftigen.

Das Jungfernhäutchen

Das Hymen (Jungfernhäutchen) ist eine dünne Membrane, die sich teilweise über die Vaginalöffnung spannt. Einige Frauen glauben, daß es eine totale Barriere gegen den Geschlechtsverkehr ist. Aber das Ausmaß, in dem es die Öffnung blockiert, ist sehr verschieden. Bis auf wenige Ausnahmefälle ist sowieso eine Öffnung für das Menstruationsblut vorhanden. Bei einem heranwachsenden Mädchen ist sie meist so groß, daß man leicht einen Finger einführen kann. Durch »Petting« und das Tragen von Tampons weitet sich die Öffnung immer mehr, so daß das Hymen oft schon vor dem ersten Geschlechtsverkehr vollständig verschwunden ist.

Obgleich das »Sprengen« des Jungfernhäutchens in Trivialromanen oft sehr dramatisch, schmerzvoll und blutig beschrieben wird, ist die Membran in Wirklichkeit manchmal so elastisch, daß sie überhaupt nicht durchstoßen werden muß. Und selbst wenn sie zerreißt – sie ist so dünn, daß das Zerreißen nicht sonderlich schmerzhaft ist. Da das Hymen verhältnismäßig wenig durchblutet ist, kommt es meist nur zu einer geringfügigen Blutung. Sehr selten kommt es vor, daß das Hymen besonders widerstandsfähig und ausgedehnt ist, und dann ist die Penetration erschwert. Problematisch wird auch das nur, wenn eine Frau sehr spät im Leben mit sexuellen Kontakten beginnt; das Jungfernhäutchen wird, wie alle anderen Gewebe, mit zunehmendem Alter unelastischer.

Ein weitverbreiteter Mythos besagt, daß das Nichtvorhandensein des Hymens den Verlust der Jungfräulichkeit beweist. Aber der Bau des Hymens ist von Frau zu Frau verschieden und, wie wir gesehen haben, kann es auf so unterschiedliche Weise gedehnt oder zerrissen sein, daß es selbst für einen Arzt schwierig ist, in einer Untersuchung festzustellen, ob eine Frau Geschlechtsverkehr hatte oder nicht. Bestimmt aber ist es für einen Mann fast unmöglich, beim Geschlechtsverkehr zu erkennen, ob eine Frau Jungfrau ist oder nicht.

Die Größe der Vagina

Wenn Sie noch Jungfrau sind, dann machen Sie sich vielleicht Sorgen, ob Ihre Vagina womöglich zu klein für den Penis Ihres Partners ist. Vielleicht haben Sie einen Tampon eingeführt, und glauben nun, weil er gerade so hineinpaßt, Ihre Vagina hätte einen ähnlich kleinen Durchmesser. Tatsächlich aber ist die Vagina sehr dehnbar, und dabei paßt sie sich allem an, was in ihr ist.

Im Normalzustand berühren sich die Wände der Vagina und bilden keinen Zwischenraum. Aber die Muskeln der Vagina sind elastisch, und die Hautoberfläche ist so faltig und runzlig, daß sie sich so weit ausdehnen kann, wie es nötig ist, sei es beim Geschlechtsverkehr, sei es bei einer Geburt.

Angst vor schmerzhaftem Geschlechtsverkehr

Die inneren zwei Drittel der Vagina sind frei von schmerzempfindlichen Nervenenden, so daß kleinere operative Eingriffe ohne Betäubung möglich sind. Zwar ist dieser Bereich druckempfindlich, aber die Gefühle, die der Druck des Penis auf die Scheidenwände ausübt, sind lustvoll.

Wenn Sie bei früheren sexuellen Erlebnissen Schmerzen hatten, dann lag dies wohl eher an Ihrer Nervosität oder an der Unerfahrenheit Ihres Partners. Sie waren nicht stark genug erregt, und infolgedessen war Ihre Vagina nicht ausreichend feucht. Es gibt auch einige wenige körperliche Ursachen, die den Sexualverkehr schmerzhaft machen (siehe die Problemanalyse *Schmerzen beim Geschlechtsverkehr*, S. 58).

Falls Sie Ihre erste Liebesnacht noch vor sich haben und an »Lampenfieber« leiden, finden Sie nun folgende Tips, die Sie sicher beruhigen.

- Wenn Sie noch nie einen Tampon benutzt haben, versuchen Sie, Ihren Scheideneingang etwas zu weiten, zuerst mit einem, und wenn das leicht geht, dann mit zwei Fingern, die Sie einführen.
- Beim ersten Geschlechtsverkehr, und auch danach, wann immer nötig, sollte Ihr Partner ein Gleitmittel für seinen Penis benutzen, um Ihre vaginale Feuchtigkeit zu ergänzen. Dadurch wird das Eindringen einfacher, und die Vagina kann nicht so leicht wund werden, auch wenn sie von allein zu wenig feucht ist.
- Das Eindringen des Penis ist am einfachsten, wenn Sie die Beine weit auseinanderspreizen und die Knie anwinkeln (siehe *Stellungen beim Geschlechtsverkehr*, S. 82).
- Wenn Ihr Partner in Sie eindringt, dann drücken Sie leicht nach unten, als wollten Sie etwas aus Ihrer Vagina herausdrücken. Dadurch verhindern

Sie das Verkrampfen der Vaginalmuskeln, und die Penetration wird für ihn leichter. Ist Ihr Partner ebenfalls sexuell unerfahren, dann empfiehlt es sich, daß Sie seinen Penis langsam mit der einen Hand in Ihre Vagina einführen, während Sie mit der anderen Hand Ihre kleinen Schamlippen auseinanderhalten.

Vaginismus

Ganz selten kommt es vor, daß die Angst vor Penetration oder auch nur vor der Berührung der Genitalien so stark ist, daß sich die Muskeln um den Scheideneingang herum plötzlich automatisch verkrampfen. Dieser Vorgang unterliegt nicht dem Willen der Frau und macht den Geschlechtsverkehr schwierig oder unmöglich, man bezeichnet ihn als Vaginismus oder Scheidenkrampf.

Manchmal bleibt dieses Angstgefühl lebenslang bestehen. Es ist oft die Folge einer sexuell unterdrückten Erziehung, die gegenüber allem Sexuellen eine irrationale Angst und Schuldgefühle erzeugt hat. Eine Frau, die so fühlt, hat es wahrscheinlich nie über sich gebracht, einen Tampon zu benutzen oder einem Arzt eine gynäkologische Untersuchungen zu erlauben.

Noch häufiger aber entsteht Vaginismus nach einer schmerzhaften oder traumatischen Erfahrung. Es ist eine natürliche Reaktion bei jedem, der einmal verletzt wurde, daß er sich aus Angst vor Schmerz verkrampft. Leider stellt sich die Vaginalmuskulatur sehr leicht auf diesen Zustand ein, und sie ist dann so »konditioniert«, daß sie sich verkrampft, wann immer eine Penetration versucht wird.

Wenn Sie an Vaginismus leiden, sollten Sie zunächst einmal bei einem Arzt überprüfen lassen, ob es keinen körperlichen Grund für den schwierigen oder schmerzhaften Geschlechtsverkehr gibt. Ist das geklärt, könnten Sie mit dem nachstehenden Programm beginnen.

PROGRAMM ZUR ÜBERWINDUNG DES VAGINISMUS

Bevor Sie mit diesem Programm beginnen, lesen Sie, sofern Sie es nicht schon getan haben, den ersten Teil dieses Kapitels. Sie werden feststellen, daß Ihre Vorstellungen über Ihre Genitalien das Ergebnis einer furchtsamen Einbildung sind und keine reale Grundlage haben.

Zu Anfang werden Sie wahrscheinlich ein bißchen nervös sein, wenn Sie mit den Übungen beginnen. Sie fühlen sich gleich wohler, wenn Sie ein Bad oder eine Dusche nehmen, oder sich einfach hinlegen und sich eine Weile entspannen. Sie können die einzelnen Stufen der Übung überall versuchen, wo Sie sich wohl fühlen. Einige werden Sie mehrfach wiederholen müssen, ehe Sie zur nächsten weitergehen, und manchmal werden Sie sich einen kleinen Ruck geben müssen, um die nächste Stufe zu nehmen.

Die Programmpunkte 1–7 können Sie mit oder ohne Partner üben. Sie sind die wichtigsten Übungsteile, denn wenn Sie diese vollendet haben, wissen Sie, daß die Penetration nicht schmerzhaft sein muß, und Ihre Angst ist fast verschwunden.

1 In einem Handspiegel sehen Sie sich Ihre Genitalien genau an. Nehmen Sie die kleinen Schamlippen mit den Fingern auseinander, so daß Sie den Scheideneingang gut sehen können.

2 Jetzt berühren Sie die Vaginalöffnung eine Zeitlang mit der Fingerspitze.

3 Als nächstes feuchten Sie Ihren Finger an und stecken nur die Fingerspitze in die Scheide. Dabei drücken Sie etwas, so, als wollten Sie etwas aus Ihrer Vagina herausstoßen. Lassen Sie Ihren Finger einige Minuten in der Vagina, um sich an das Gefühl zu gewöhnen.

4 Führen Sie den Finger jetzt vorsichtig, ungefähr bis zum ersten Gelenk ein. Dabei drücken Sie wieder etwas. Dieser Schritt ist wohl ein wenig schwieriger, aber wenn Sie ihn geschafft haben, wird alles andere hinterher leicht.

5 Halten Sie ein, wenn sich Ihre Vaginalmuskeln zusammenziehen, spannen Sie sie bewußt um Ihren Finger herum an und entspannen Sie sie dann wieder. Wenn Sie das mehrmals gemacht haben, spüren Sie, wie Sie die Muskeln langsam unter Kontrolle bekommen. Ihre Angstgefühle werden verschwinden, sobald Sie sich an das Gefühl gewöhnt haben, daß etwas in Ihrer Vagina ist.

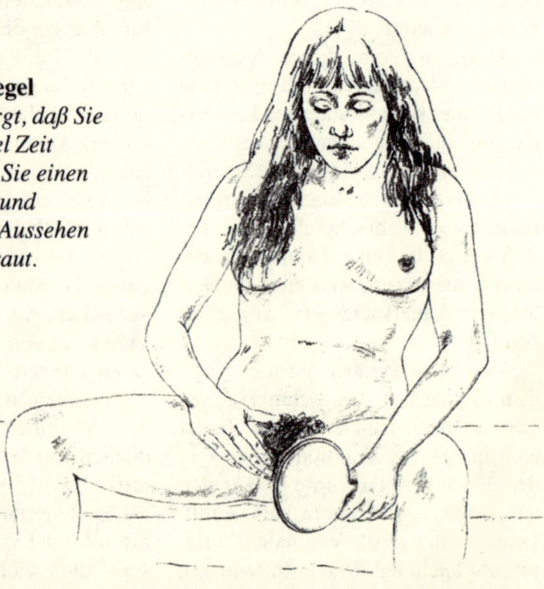

Ein Blick in den Spiegel
Sie haben dafür gesorgt, daß Sie ungestört sind und viel Zeit haben. Dann nehmen Sie einen Handspiegel zu Hilfe und machen sich mit dem Aussehen Ihrer Genitalien vertraut.

6 Wiederholen Sie die Punkte 4 und 5 mehrere Male und führen Sie dabei den Finger jedesmal ein Stückchen tiefer ein, bis Sie ihn schließlich in voller Länge drin haben. Jedesmal, wenn Sie sich beklommen fühlen, atmen Sie ein paarmal tief durch.

7 Jetzt versuchen Sie es mit zwei Fingern, die Sie zuvor gut befeuchtet haben. Gehen Sie dabei langsam vor, wie Sie es mit einem Finger gemacht haben, und führen Sie auch jetzt nur die Fingerspitzen ein. Versuchen Sie, bei jeder Wiederholung der Übung ein wenig tiefer einzudringen.

Nach Absolvierung dieser Übungen sollten Sie – auch wenn Sie keinen Partner haben und deshalb den zweiten Teil der Übungen nicht machen können – Ihre Angst vor der Penetration so weit überwunden haben, daß Sie Sex haben können, wenn sich die Gelegenheit bietet. Dennoch ist es wichtig, daß Sie Ihren neuen Partner über Ihre Angst informieren, mit der Sie zu kämpfen hatten. Wahrscheinlich ist er sofort bereit, beim Geschlechtsverkehr ganz allmählich vorzugehen und dabei den Stufen zu folgen, die im Rest des Übungsprogramms angegeben sind.

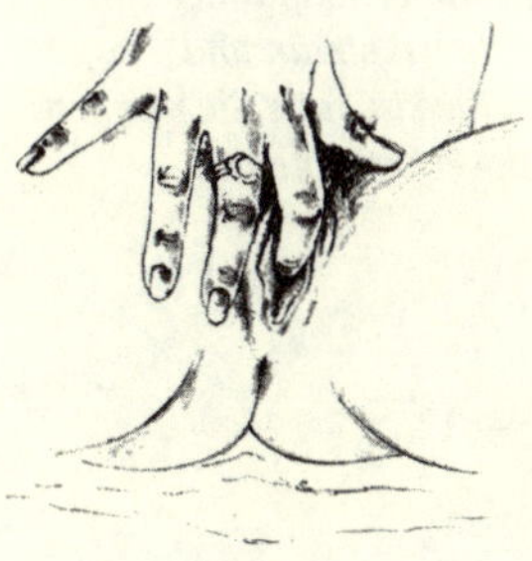

Langsam die Angst überwinden
Wenn Sie ohne Schmerzen die Fingerspitze in Ihrer Vagina annehmen können, führen Sie den Finger weiter bis zum ersten Gelenk ein und entspannen sich dabei.

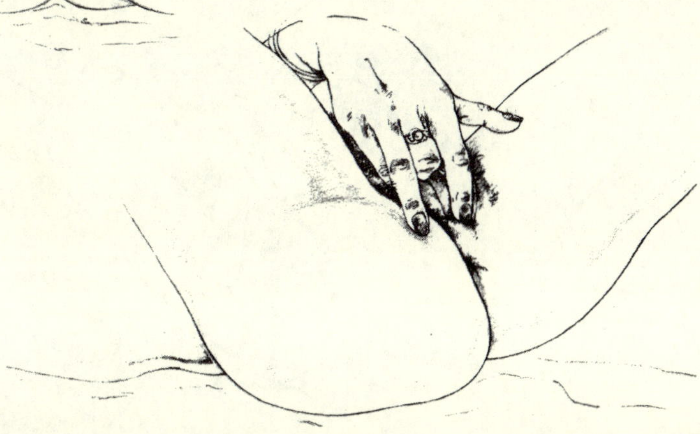

8 Bitten Sie Ihren Partner, nur die Fingerspitze eines gut befeuchteten Fingers in Ihre Vagina einzuführen.

9 Führen Sie seine Hand und sagen Sie ihm, er solle mit seinem Finger tiefer eindringen. Stoppen Sie ihn, genauso wie Sie es mit Ihrem eigenen Finger taten, wenn Sie spüren, daß sich die Muskeln um den Finger verkrampfen, und spannen und entspannen Sie die Muskeln willentlich ein paarmal. Fahren Sie dann fort, bis Sie ihm ganz beruhigt helfen, seinen Finger ganz einzuführen. Er soll ihn eine Weile drinbehalten, ohne ihn zu bewegen.

10 Jetzt soll Ihr Partner seinen Finger vorsichtig herein- und herausbewegen. Entspannen Sie sich dabei, so gut Sie können. Drücken Sie etwas, und dann spannen und entspannen Sie Ihre Vaginalmuskeln um seinen Finger, während er sich bewegt.

11 Wiederholen Sie die Programmpunkte 9 und 10, aber diesmal sollte Ihr Partner zwei gut befeuchtete Finger nehmen.

12 Jetzt sind Sie auf die letzte Stufe unseres Programms vorbereitet – den Geschlechtsverkehr. Wählen Sie irgendeine Ihnen angenehme Stellung. Wenn Sie oben liegen (siehe *Stellungen beim Geschlechtsverkehr,* S. 82), haben Sie die bessere Kontrolle. In dieser Stellung können Sie sich auf den erigierten Penis Ihres Partners herunterlassen, so langsam wie Sie wollen, und die Tiefe der Penetration

Mit dem Partner
Bitten Sie Ihren Partner, einen gut befeuchteten Finger langsam in Ihre Vagina einzuführen. Spannen Sie Ihre Vaginalmuskeln an und entspannen Sie sie, falls Sie merken, daß sie sich verkrampfen.

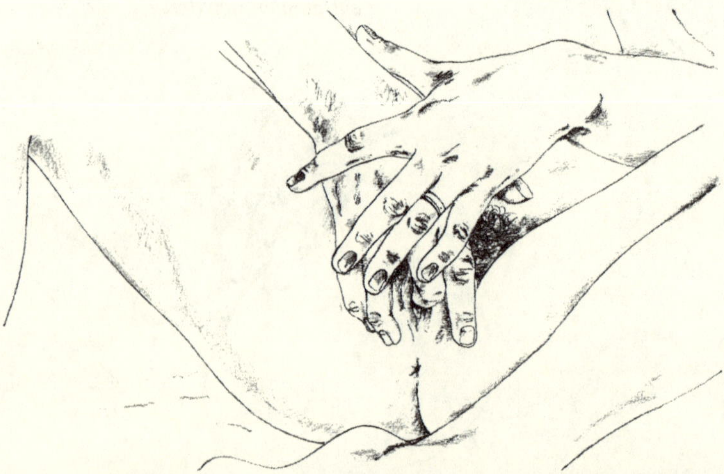

selbst bestimmen. Ihr Partner sollte seinen Penis zuvor besonders gut angefeuchtet haben.

13 Bitten Sie Ihren Partner, sich zunächst einmal nicht zu bewegen, damit Sie ein Gefühl für den Penis in Ihrer Vagina bekommen. Fangen Sie an, sich zu bewegen, wenn Ihnen danach ist, und üben Sie dabei wieder das Spannen und Entspannen Ihrer Vaginalmuskeln.

14 Wenn Sie das nächste Mal üben, kann Ihr Partner seinerseits mit Stoßbewegungen beginnen (obwohl Sie ihn bitten sollten, es zunächst sehr vorsichtig zu tun). Wenn Sie wollen, können die Stoßbewegungen jetzt bis zum Orgasmus fortgesetzt werden.

Bewertung des Erfolgs

Wahrscheinlich waren Sie sehr erleichtert, als Sie zum erstenmal feststellten: Sie waren fähig, eine Penetration zu ertragen, ohne Schmerzen, ohne Beklemmungen. Nach diesem Durchbruch müßte der Rest des Programms ein Kinderspiel für Sie gewesen sein. Falls Sie keine Fortschritte gemacht haben, liegt die Ursache wahrscheinlich darin, daß Sie eine tiefsitzende Angst vor Sex oder vor Geschlechtsverkehr haben, die erst aus der Welt geschafft werden muß, bevor Sie mit den Übungen Erfolg haben können. Wenn das so ist, kann Ihnen wahrscheinlich eine Psychotherapie helfen.

DER WEG ZUM ORGASMUS

Die Wichtigkeit des weiblichen Orgasmus ist derart hochgespielt worden, daß alle anderen Bereiche des Liebeslebens ziemlich ins Hintertreffen geraten sind. Sie oder Ihr Partner kommen sich vielleicht wie Versager vor, wenn Sie beim Geschlechtsverkehr nicht jedesmal zum Höhepunkt kommen.

Aber wenn Sie nur den Orgasmus im Sinn haben und ihn nur nach dem Kriterium Erfolg oder Nichterfolg beurteilen, unterschätzen Sie die vielfachen Freuden des Sex und verderben sie sich durch Angst und Leistungsdruck.

Je besorgter Sie sind, nicht zum Höhepunkt zu kommen, um so mehr beeinträchtigt Ihre Sorge Ihr Vergnügen am Sex. Wirklich: Der Orgasmuszwang verhindert den Orgasmus nur allzu oft.

Wie schnell und wie intensiv eine Frau einen Orgasmus hat, das ist ganz und gar unterschiedlich, sowohl von Frau zu Frau als auch von einem Mal zum anderen. Nur ganz wenige Frauen kommen auch bei intensiver Stimulation überhaupt nicht zum Orgasmus.

Andererseits gibt es eine Anzahl von Frauen, deren Orgasmus-Schwelle so niedrig ist, daß sie nur ganz leicht stimuliert werden müssen, um zum Höhepunkt zu kommen. Diesen Frauen genügen manchmal schon sexuelle Phantasien als Auslöser.

Viele Frauen – das ist die dritte Gruppe – sind sich nicht sicher, ob das, was sie erleben, wirklich ein Orgasmus ist. Bei der großen Mehrheit der Frauen sieht die Realität allerdings so aus: Manchmal und mit manchen Partnern sind sie fähig, einen Orgasmus zu erleben.

Wozu ist Masturbation gut?

Fast jede Frau kann durch Selbstbefriedigung zum Orgasmus kommen. Wenn Sie noch nie zum Höhepunkt kamen oder sich nicht sicher sind, ob das, was Sie bisher erlebt haben, ein Orgasmus war oder nicht, dann beginnen Sie am besten beim Kapitel *Selbstbefriedigung,* S. 116. Dort lernen Sie zu verstehen, wie Ihr Körper reagiert.

Selbstbefriedigung ist für eine Frau der leichteste Weg, einen Orgasmus zu erreichen, und auch die beste Möglichkeit, sich auf den Orgasmus mit einem Partner vorzubereiten. Wenn Sie sich selbst zum Orgasmus bringen können, dann sind Sie gut vorbereitet, das nachfolgende Selbsthilfe-Programm mitzumachen. Es ist für die vielen Frauen entwickelt worden, die zwar durch Selbstbefriedigung leicht zum Orgasmus kommen, beim Geschlechtsverkehr allerdings selten oder nie.

Der weibliche Orgasmus

Um zu verstehen, warum es schwierig ist, beim Geschlechtsverkehr mit einem Partner zum Höhepunkt zu kommen, sollten Sie einige grundlegende Tatsachen des weiblichen Orgasmus kennen.

■ Orgasmus ist eine normalerweise durch Stimulierung der Klitoris ausgelöste Reflexreaktion, bei der die Muskelkontraktionen als eine Serie von intensiven Schwingungen tief im Innern der Vagina wahrgenommen werden. Der Orgasmusreflex kann – wie andere Reflexe auch – blockiert sein, und seine Stärke kann je nach Ihrer seelischen Verfassung sehr stark schwanken. Es kann durchaus vorkommen, daß Sie zu gewissen Zeiten die Stärke Ihres Höhepunktes beschränken oder den Orgasmus ganz verhindern, ohne sich dessen bewußt zu sein.

■ Fast jede Frau kommt durch Stimulierung ihrer Klitoris – die gebräuchlichste Methode der Selbstbefriedigung – zu einem Orgasmus. Die Klitoris entspricht in etwa dem Peniskopf, ist jedoch noch viel empfindlicher als dieser.

■ Wenige Frauen kommen allein durch Stoßbewegungen des Penis zum Orgasmus, da die inneren zwei Drittel der Vagina für gewöhnlich sehr wenige Empfindungen vermitteln. Die Wände des äußeren Drittels reagieren jedoch sehr stark auf Druck, und am empfindlichsten ist der Eingang der Vagina und die ihn umgebenden Bereiche.

■ Die Stimulierung der Klitoris führt zu einem sehr starken, punktkonzentrierten Erleben des Orgasmus. Beim Geschlechtsverkehr scheint es so, als ob der Penis die Empfindungen macht, also über weite Bereiche verteilt. Dieser Unterschied erklärt wohl, warum manche Frauen, die daran gewöhnt sind, durch Masturbation zum Höhepunkt zu kommen, unsicher sind, ob das, was sie beim Geschlechtsverkehr empfinden, ein Orgasmus ist oder nicht. Physiologisch gesehen ist die Reflexreaktion, die in der Vagina stattfindet, immer die gleiche, unabhängig davon, wie sie ausgelöst wird.

■ Eine Frau braucht fortgesetzte Stimulierung, um einen Orgasmus zu erreichen. Gleichgültig, wie nahe sie ihrem Höhepunkt ist, sobald die Stimulierung aufhört, geht auch die Erregung auf der Stelle zurück.

Sich gehenlassen

Der Orgasmus hängt von Ihrer Fähigkeit ab, sich gehenzulassen. Müdigkeit, Angst, Verspannungen – sie erschweren Ihnen, einen Orgasmus zu haben.

Auch wenn Sie noch so sehr die körperliche und seelische Befriedigung brauchen, die Sie im Liebesakt finden könnten, sind es hin und wieder die eben genannten Hemmnisse, die verhindern, daß Sie einen Orgasmus erreichen.

Nehmen Sie das alles nicht so schwer; Sie müssen damit rechnen, und es geht auf jeden Fall vorüber.

Ein weitaus entscheidenderer Faktor, der darüber bestimmt, ob Sie einen Orgasmus erreichen oder nicht und wie oft, ist die Beziehung zu Ihrem Partner. Für die meisten Frauen ist jede Verärgerung unvereinbar mit Orgasmus. Wenn Sie aus irgendeinem Grund gegenüber Ihrem Partner feindselig oder ablehnend gesinnt sind, dann halten Sie sich zurück, vielleicht ohne es zu merken, so daß Sie sexuell nicht reagieren können und es Ihnen schwerfällt, sich gehenzulassen. Sex, der Sie befriedigt, verlangt mehr als alles andere eine gute Partnerschaft. Besonders bei Frauen ist das so, weil sie nicht so leicht wie Männer ihre sexuelle Reaktionsfähigkeit von ihrem Gefühlsleben trennen.

Bei einigen wenigen Frauen jedoch gehört die Unfähigkeit, zum Orgasmus zu kommen, zu ihrer negativen Einstellung gegenüber der Sexualität, so daß sie zur sexuellen Befriedigung kaum fähig sind. Solche emotionalen Barrieren werden im Absatz *Lassen Sie sich gehen,* S. 98, diskutiert. Manche Frauen haben auch den Hang, immer die gleichen schlechten Voraussetzungen zu schaffen. Vielleicht gehören Sie zum Beispiel zu den Menschen, die immer alles unter Kontrolle behalten wollen, die, gleich was geschieht, alles kalt läßt. Wer so eingestellt ist, für den ist der Gedanke, er könnte von einem Orgasmus fortgeschwemmt werden, furchterregend. Es kann auch sein, daß Sie gehemmt sind, weil Sie glauben, die Aufgabe jeder Kontrolle beim Orgasmus mache Sie in den Augen Ihres Partners unattraktiv, würdelos, sogar lächerlich.

Die Einstimmung auf den Orgasmus

Die nachfolgenden Punkte sollen Ihnen helfen, zu erkennen, welche Faktoren verhindern, daß Sie sich auf das orgastische Geschehen richtig einstimmen können.

■ Sex setzt Zeit und Vertrautheit voraus. Sie dürfen nicht in Eile sein und keine Sorge vor Unterbrechungen haben. Wenn Sie kleine Kinder haben, die Sie nicht aus Ihrem Schlafzimmer aussperren möchten, dann bitten Sie doch Freunde oder Verwandte, Ihnen die Kinder einmal abends ein paar Stunden oder am Wochenende abzunehmen.

■ Mindestens eine halbe Stunde vor dem Zubettgehen sollten Sie über nichts mehr reden, was Sie belastet, wie Arbeit, Geld, Schulschwierigkeiten der Kinder, Probleme, deretwegen Sie Meinungsverschiedenheiten haben.

■ Beenden Sie Streitigkeiten vor dem Zubettgehen, nicht im Bett. Wenn Ihr Partner versucht, eine zuvor stattgefundene Auseinandersetzung anschließend mit Sex aus der Welt zu schaffen, wird Ihre Ablehnung wahrscheinlich noch stärker, und Sie wenden sich noch mehr ab.

■ Wenn Sie verkrampft sind, machen Sie Entspannungsübungen vor dem Geschlechtsverkehr, und versuchen Sie, sich in eine aufnahmefähige Stimmung zu versetzen. Tatsache ist, daß gerade Sex eines der besten Mittel ist, um innere Spannungen zu lockern.

■ Wenn Sie sich genügend gehenlassen können, um einen Höhepunkt zu erleben, um so besser, aber erwarten Sie nicht, daß das immer geschieht, und machen Sie sich nicht zu viele Gedanken, falls es einmal nicht gelingen sollte.

■ Konzentrieren Sie sich während des Liebesspiels auf Ihre eigenen Gefühle. Frauen sind oft so sehr bemüht, es Ihrem Partner recht zu machen, oder so sehr besorgt, er könnte ungeduldig werden, wenn sie nicht zum Orgasmus kommen, daß sie ihre eigene Befriedigung hintanstellen. Machen Sie sich frei von diesen Zwängen.

Die richtige Art der Stimulierung

Wenn Sie zur Zeit selten zu einem Orgasmus kommen, mit früheren Partnern hingegen keine derartigen Schwierigkeiten hatten, dann liegt das vielleicht daran, daß Sie nicht richtig stimuliert werden. Ihr Partner glaubt vielleicht – wie viele Männer –, er brauche nur lang und stark genug zu stoßen, dann würden Sie schon irgendwie zum Orgasmus kommen. Und Sie teilen womöglich die Wahnvorstellung, Sie könnten durchaus zum Orgasmus kommen, wenn er nur nicht so schnell ejakulieren würde. Diese Vorstellungen sind falsch. Erstens, da die Klitoris beim Geschlechtsverkehr kaum direkt stimuliert wird, reicht die Penetration allein den meisten Frauen nicht aus, um zum Orgasmus zu kommen, auch wenn sie dabei vielleicht emotional sehr befriedigt sind. Zweitens kann ein zu lang dauernder Geschlechtsverkehr eher negative Auswirkungen haben, da die Vagina nach einiger Zeit nicht mehr genügend Feuchtigkeit produziert und dann wund werden kann. Bei richtiger Stimulierung können Sie zum Orgasmus kommen, selbst dann, wenn der Geschlechtsverkehr nur fünf Minuten oder sogar noch kürzer dauert. Ohne ausreichende Stimulierung erreichen Sie den Höhepunkt wahrscheinlich nie, mag der Geschlechtsverkehr auch noch so lang fortgesetzt werden.

So kommen Sie zum Orgasmus

Die folgenden Vorschläge sollen Ihnen helfen, beim Geschlechtsverkehr einen Orgasmus zu erleben.

■ Am wichtigsten ist diese Tatsache: Je erregter Sie vor dem Geschlechtsverkehr sind, desto größer ist die Wahrscheinlichkeit, daß Sie zum Orgasmus kommen. Versuchen Sie, das Vorspiel zu verlängern. Bitten Sie Ihren Partner, Ihren ganzen Körper und besonders den Bereich der Klitoris zu streicheln, bis Ihre kleinen Schamlippen anschwellen und Sie so erregt sind, daß Sie ein ganz starkes Verlangen danach haben, den Penis Ihres Partners in sich zu spüren. Die meisten Männer nehmen fälschlicherweise an, Frauen seien bereits stark sexuell erregt, wenn die Scheide naß genug ist, um leicht eindringen zu können. Aber diese Feuchtigkeit wird bereits in einem sehr frühen Erregungsstadium produziert und bedeutet darum nicht unbedingt, daß Sie voll erregt sind, und schon gar nicht, daß Sie gleich einen Orgasmus haben.

■ Experimentieren Sie mit verschiedenen Stellungen. Frauen kommen oft besonders leicht zum Orgasmus, wenn die Stellung ihnen erlaubt, ihre Bewegungen selbst zu bestimmen, und damit auch die Stimulierungen, die sie erfahren. Darum bevorzugen viele Frauen die Frau-oben-Stellung (siehe *Stellungen beim Geschlechtsverkehr,* S. 82), aber Sie sollten selbst herausfinden, was für Sie am besten ist.

■ Unterscheidet sich die Stellung, in der Sie masturbieren, sehr von der Stellung, in der Sie für gewöhnlich Geschlechtsverkehr haben? Liegen Sie beispielsweise immer auf dem Rücken oder auf dem Bauch? Haben Sie die Beine gespreizt oder geschlossen? Wenn Sie bei Ihrer Selbstbefriedigung gelernt haben, daß Sie in einer bestimmten Stellung zum Orgasmus kommen, dann kann es sein, daß sich ein starres Verhaltensmuster entwickelt hat, das nur schwer zu verändern ist. Für Sie gibt es dann zwei Lösungen: Sie passen sich beim Masturbieren mehr der Stellung an, die Sie beim Geschlechtsverkehr gewöhnt sind, oder Sie versuchen beim Geschlechtsverkehr eine Stellung, die der beim Masturbieren ähnlich ist.

■ Haben Sie Phantasien, wenn Sie masturbieren? Haben Sie Schuldgefühle, wenn Sie beim Geschlechtsverkehr die gleichen Phantasien zu Hilfe nehmen, um zum Orgasmus zu kommen? Ihre Phantasien gehören allein Ihnen. Sie sind Privatsache. Die meisten Menschen haben Phantasien, und sie bedeuten keinesfalls, daß Sie

Mehrfacher Orgasmus

Die meisten Männer brauchen nach der Ejakulation eine gewisse Erholungspause, ehe sie wieder zu einer Erektion und zum Orgasmus fähig sind. Viele Frauen hingegen sind, wenn die Stimulierung nach einem Orgasmus andauert, sofort zu einem weiteren Orgasmus fähig. Eine starke manuelle, orale oder mit dem Vibrator ausgeführte Stimulierung kann sogar mehrere Orgasmen in rascher Folge hervorbringen (multipler Orgasmus). Aber auch wenn Sie zu multiplen Orgasmen fähig sind, muß das nicht heißen, daß Sie mehr als einen Orgasmus brauchen, um befriedigt zu sein. Es bedeutet nur, daß Sie eine größere Variationsbreite Ihrer Befriedigungsmöglichkeiten haben. Zum Beispiel können Sie Ihren Partner bitten, Sie bereits vor dem Geschlechtsakt zum Höhepunkt zu bringen, so daß Sie dann einen zweiten Orgasmus erleben können, wenn er in Sie eingedrungen ist.

gegenüber Ihrem Partner unloyal sind oder Ihrer Beziehung schaden. Wenn sexuelle Phantasien Ihnen beim Masturbieren immer geholfen haben, zum Orgasmus zu kommen, dann leisten sie wahrscheinlich beim Geschlechtsverkehr denselben Dienst. Vielleicht können Sie einmal versuchen, Ihren Partner in den Mittelpunkt Ihrer Masturbationsphantasien zu stellen und diese dann auf den Geschlechtsverkehr allmählich zu übertragen. Das kann doppelt erfolgreich sein: Sie stellen sich mehr auf Ihren Partner ein, und Sie brauchen wegen Ihrer Phantasien beim Sex kein schlechtes Gewissen mehr zu haben.

■ Verkrampfungen, die oft unbewußt bleiben, sind manchmal der Grund, warum Frauen nicht zum Orgasmus kommen. Wenn Sie verkrampft sind, halten Sie den Atem an und verspannen Ihre Muskeln. Dadurch schalten Sie Ihre Gefühle ab, statt sich ihnen ganz zu öffnen. Eine einfache Methode, die Verkrampfungen zu lösen, besteht darin, die Technik der Tiefatmung anzuwenden. Das ist eine Übung ähnlich der bei der Geburtsvorbereitung – sie soll die Verkrampfung lösen, die aus Angst vor Schmerzen entstanden ist. Atmen Sie langsam und tief ein, und lassen Sie die Luft langsam in einem tiefen Seufzer wieder ausströmen. Sie können den Laut verändern, aber strengen Sie sich dabei nicht an. Sie können die Übung jederzeit machen, wenn Sie ungestört sind, und wenn sie Ihnen in Fleisch und Blut übergegangen ist, atmen Sie auf die gleiche Weise, wenn Sie masturbieren.

■ Einige Stellungen stimulieren die Klitoris mehr als andere, entweder durch den Druck des männlichen Schambeins auf den gesamten Klitorisbereich oder durch das Zurückziehen der Klitorishaube während der Stoßbewegungen. Im Kapitel *Stellungen beim Geschlechtsverkehr*, S. 82, werden Positionen beschrieben, bei denen maximale Klitorisstimulierung stattfindet.

■ Machen Sie die auf Seite 115 beschriebenen Kegel-Übungen. Einige Sexualtherapeuten vertreten die Ansicht, daß eine Stärkung der Beckenbodenmuskulatur, die sich beim Orgasmus zusammenzieht, einen stärkeren und befriedigerenden Höhepunkt ermöglicht.

■ Es gibt eine Technik des Geschlechtsverkehrs – das »minimale Eindringen« –, die zwar Ihren Partner weniger stimuliert, als er vielleicht möchte, die aber für Sie sehr lustvoll sein kann: In der Mann-oben-Stellung stützt er sich mit den Händen ab und richtet den Oberkörper auf, so daß er nur den Kopf seines Penis zwischen Ihren Schamlippen hin und her bewegt; bei jedem Stoß werden die Schamlippen leicht gezogen und gedehnt.

■ Ähnlich wirkt die Technik des »maximalen Zurückziehens«, denn auch hier wirkt ein starker Zug auf die Schamlippen, der empfindsame Scheideneingang wird besonders stimuliert, und so entstehen sehr starke Gefühle. Ihr Partner zieht den zunächst ganz eingeführten Penis nach jedem Stoß so weit zurück wie er kann, so daß der Peniskopf wiederum

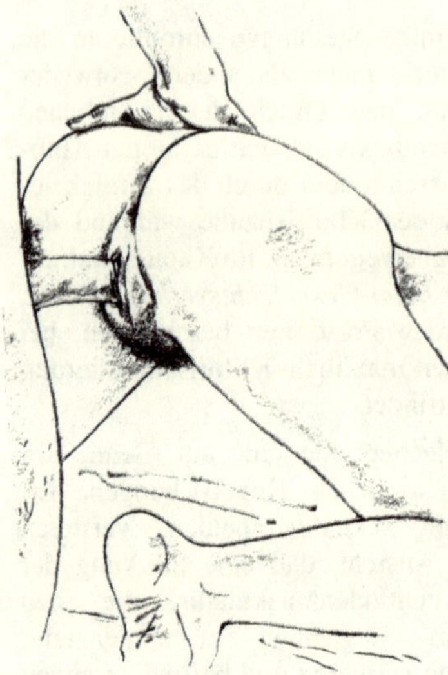

Maximales Zurückziehen
Wählen Sie eine Stellung, in der Ihr Partner zwischen den Stoßbewegungen seinen Penis bequem bis zum Kopf aus der Vagina zurückziehen kann. Dadurch werden Ihre Schamlippen intensiver stimuliert.

in engen Kontakt mit den Schamlippen kommt.

■ Versuchen Sie, sich während des Geschlechtsverkehrs zu bewegen, um die vaginalen Empfindungen zu verstärken. Im Absatz *Spielerischer Geschlechtsverkehr,* S. 130, haben wir Ihnen empfohlen, mit Ihren Vaginalmuskeln den Penis während des Stoßens fest zu umschließen und dabei Ihr Becken auf und ab zu bewegen, um die Reibung an den Wänden der Vagina zu erhöhen. Diese Bewegungen wirken sehr erregend, und der Orgasmus ist lustvoller. Auch eine »Korkenzieher«-Bewegung des Penis bringt einen engeren Kontakt mit den Scheidenwänden und ist darum ebenfalls viel erregender als bloß einfaches Stoßen.

■ Die Technik der »doppelten Stimulierung« gewährleistet beim Geschlechtsverkehr die direkte Stimulierung der Klitoris, die Sie brauchen, um zum Orgasmus zu kommen. Wählen Sie eine Seite-an-Seite-, Frau-oben- oder Von-hinten-Stellung (siehe *Stellungen beim Geschlechtsverkehr,* S. 82), in der die Klitoris leicht mit der Hand zu erreichen ist (das können Sie oder Ihr Partner tun). Diese zusätzliche Stimulierung ist vielleicht alles, was Sie brauchen, um über die Schwelle zum Orgasmus zu kommen. Diese Technik führt fast immer zum Erfolg, auch wenn alle anderen Versuche scheitern. Sie ist die Grundlage für die unten beschriebene »Bridge-Technik«.

■ Einige Frauen behelfen sich damit, einen Orgasmus vorzuspielen, wenn sie sich dem Gipfel der Erregung nähern. Sie kontrahieren bewußt ihre Vaginalmuskeln, übersteigern ihre Bewegungen und stöhnen laut. Mit diesem Rollenspiel versuchen sie nicht etwa, sich selbst oder den Partner zu täuschen, vielmehr ist es durchaus möglich, daß die inneren Widerstände beseitigt werden, so daß der Körper nach dem vorgemachten mit einem richtigen Orgasmus reagieren kann.

■ Bei vielen Frauen weckt ein Druck auf den G-Punkt – ein kleiner empfindlicher Bereich etwa in der Mitte der Vorderwand der Vagina – Empfindungen, die stark genug sind, um einen Orgasmus auszulösen. Dieser G-Punkt wird während des Geschlechtsverkehrs in jeder Stellung erregt, in der der Penis nach oben gegen die Vorderwand drückt. Stellungen, in denen der Penis von hinten eindringt, sind dafür besonders geeignet (siehe *Stellungen beim Geschlechtsverkehr,* S. 82). In Stellungen, in denen Ihr Partner über Ihnen liegt, wird der G-Punkt besser stimuliert, wenn Sie sich ein Kissen unter die Hüfte legen. Ihr Partner kann den Bereich auch direkt mit seiner Hand stimulieren, wenn er seinen Mittelfinger, mit der Handfläche nach oben, in die Vagina einführt und die übrigen Finger so krümmt, daß die Knöchel gegen die Klitoris drücken. Dann muß er seinen Mittelfinger vorsichtig herein- und herausbewegen und dabei auf die Vorderwand der Vagina drücken.

Technik der doppelten Stimulierung (»Bridge-Technik«)

Wenn keiner der oben gemachten Vorschläge bei Ihnen zum Erfolg geführt hat, Sie aber wissen, daß Sie durch Masturbieren zum Orgasmus kommen, dann ist vielleicht die »Bridge-Technik« der richtige Weg. Diese Methode wurde von der amerikanischen Sexualtherapeutin Helen Kaplan erdacht für die sehr zahlreichen Frauen, die sehr viel klitorale Stimulierung brauchen, um zum Orgasmus zu kommen. »Bridge« heißt Brücke: zwei Stimulierungsmöglichkeiten werden verbunden.

Fast alle Frauen, die durch Masturbieren zum Höhepunkt kommen, erreichen ihn auch, wenn sie bei eingeführtem Penis zusätzlich klitorale Stimulierung bekommen. Bei der »Bridge-Technik« wird die klitorale Stimulierung bis kurz vor dem Orgasmus durchgeführt, aber die Stoßbe-

Die »Bridge-Technik«
Eine zeitweilige Stimulierung der Klitoris mit der Hand durch einen der Partner beim Geschlechtsverkehr macht es Ihnen leichter, auf die Stoßbewegungen des Mannes mit einem Orgasmus zu reagieren.

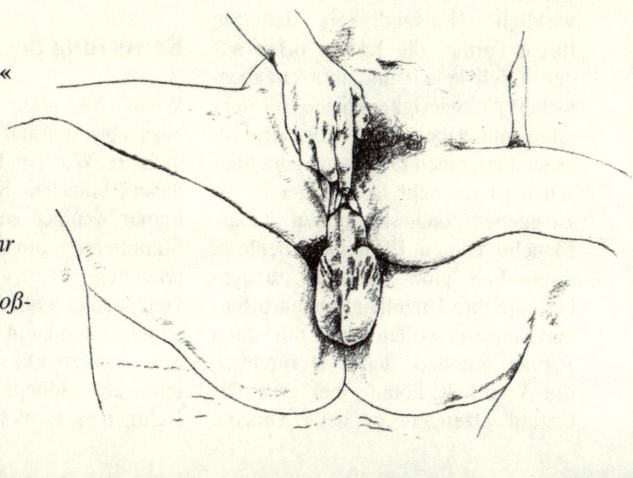

wegungen des Penis bilden schließlich den endgültigen Auslöser für den Orgasmus. Die klitorale Stimulierung kann dann nach und nach immer früher vor dem Orgasmus abgebrochen werden.

Diese Methode hat jedoch auch ihre Grenzen und sollte nicht zur Gewohnheit werden. Einer der beiden Partner muß für die notwendige Erregung dauernd mit der Hand sorgen, und dadurch wird ihm viel von der Freiheit genommen, sich ganz den eigenen Empfindungen hinzugeben. Außerdem entwickelt die Frau dadurch keineswegs die Fähigkeit, beim üblichen Geschlechtsverkehr zum Orgasmus zu kommen.

Vorgetäuschter Orgasmus

Alle Ratschläge, die Ihnen hier gegeben werden, sind viel leichter zu befolgen, wenn Sie mit Ihrem Partner ganz offen über Sex sprechen können. Vielleicht bestand bis jetzt keine wirkliche Notwendigkeit, daß Sie Ihrem Partner die Karten offen auf den Tisch legten und ihm zugaben, welche Schwierigkeiten Sie mit dem Orgasmus haben. Vielen Frauen fällt es leichter, einen Orgasmus vorzutäuschen (meist sehr überzeugend), als zuzugeben, daß sie keinen haben. Manche meinen, Ehrlichkeit heiße in ihrem Fall, eine Schwäche zuzugeben, die ihre Unzulänglichkeit offenbart, andere wollen auch nur ihren Partner schonen, denn sie fürchten, die Wahrheit könnte bei ihm das Gefühl erzeugen, er hätte versagt. Und Frauen, die mit Sex ohnehin nicht viel im Sinn haben, erscheint dies als die einfachste Art, um die Sache so schnell wie möglich hinter sich zu bringen.

Wenn Sie bisher einen Orgasmus vorgetäuscht haben, das aber ändern wollen und die oben beschriebene »Bridge-Technik« probieren wollen, dann sollten Sie als ersten Schritt Ihrem Partner die Wahrheit sagen. Aber auch die »Bridge-Technik« muß versagen, ehe Sie nicht die Reaktionsfähigkeit Ihres Körpers genau kennen und voll bejahen. Wenn Sie die Wahrheit sagen wollen, bemühen Sie sich darum, daß Ihr Eingeständnis sich nicht wie eine Anklage anhört. Sagen Sie nicht: »Du hast mich noch nie zum Orgasmus gebracht«, sondern eher: »Ich glaube, ich habe noch keinen wirklichen Orgasmus gehabt. Glaubst du, wir könnten versuchen, da etwas zu machen?« Denken Sie nie, für Ihren Orgasmus sei allein Ihr Partner verantwortlich – Sie sind es auch.

Bewertung des Erfolgs

Wenn Sie die »Bridge-Technik« zwei- bis dreimal die Woche über mehrere Wochen hinweg praktiziert haben, brauchen Sie wahrscheinlich immer weniger zusätzliche klitorale Stimulierung, um einen Orgasmus zu erreichen. Aber viele Frauen – so viele, daß es wohl als das Normalverhalten gelten kann – brauchen immer eine gewisse klitorale Stimulierung, um zum Höhepunkt zu kommen. Nehmen Sie es nicht zu schwer, wenn

Ihr Partner gelegentlich so erregt ist, daß er sich nicht zurückhalten kann und zur Ejakulation gedrängt wird. Wirklich wichtig ist doch allein, daß er auch Ihre Befriedigung wünscht und sie Ihnen gibt. Aber, auch wenn Sie noch so große Fortschritte machen, glauben Sie nicht, Sie würden bei jedem Liebesakt einen Orgasmus haben.

Sollte Ihnen jedoch auch nach mehreren Wochen überhaupt kein Erfolg beschieden sein, dann empfiehlt es sich, mit einem Sexualtherapeuten zu reden (siehe *Anhang,* S. 249/*Beratungsstellen*). Er kann Ihnen helfen, die tiefsitzenden Widerstände aufzugeben, die Sie daran hindern, beim Geschlechtsverkehr zum Höhepunkt zu kommen.

LESBISCHE LIEBE

Wenn Sie heterosexuell sind, bejahen Sie wahrscheinlich diese Tatsache, ohne sie zu hinterfragen, denn Sie tun ja nur, was alle von Ihnen erwarten. Wenn Sie aber vermuten, daß Sie sich mehr zu Frauen als zu Männern hingezogen fühlen, fällt es Ihnen wahrscheinlich nicht so leicht, zu Ihren Gefühlen zu stehen. Es ist nun einmal so: Die Vorstellung, daß es nur ein einziges »normales« Leben gibt, das eine Frau führen kann, ist so tief verwurzelt, daß viele Frauen erst sehr spät ihre lesbische Neigung entdecken.

In vielen Fällen heiraten sie, sie bekommen Kinder und machen alles durch, was das heterosexuelle Leben fordert, ehe sie ihre Gefühle in Frage stellen und entscheiden, daß dies nicht das Leben ist, das sie sich wirklich wünschen.

Laut Kinsey-Report über die weibliche Sexualität (1953) hat eine von fünf alleinstehenden und eine von zehn verheirateten Frauen irgendwann einmal ein lesbisches Erlebnis gehabt, obwohl nur etwa 0,5 bis 1 Prozent der Frauen »reine« Lesben sind. Der im Jahre 1976 veröffentlichte Hite-Report deckte auf, daß viele Frauen, die keine lesbischen Erfahrungen hatten, doch neugierig darauf waren, wie Sex mit einer Frau wäre, oder sie vermuteten, eine lesbische Verbindung wäre befriedigender als ihre heterosexuelle. Etwa 15 Prozent der Frauen haben gelegentlich lesbische Phantasien, aber nur wenige wollen sie verwirklichen.

Die Entscheidung

Wenn Sie Zweifel über Ihre wirkliche Neigung haben, versuchen Sie, Ihre Gefühle gegenüber Männern und Frauen zu analysieren.

Falls Sie noch ein Teenager sind und kaum Erfahrungen mit Männern haben, sollten Sie nicht annehmen, daß hin und wieder vorgekommene lesbische Gefühle oder Erlebnisse nun zwangsläufig Ihr Erwachsenenleben prägen werden. Ihre heterosexuellen Gefühle können sich noch allmählich entwickeln, wenn Sie mehr Männer kennenlernen und selbstsicherer werden.

Natürlich ist es auch möglich, daß Ihre lesbischen Gefühle so stark ausgeprägt und unverkennbar sind, daß ein Leben als Lesbe für Sie der einzige und unumgängliche Weg ist. Aber es ist schwer, diese Gefühle vor sich selbst anzuerkennen, sie deutlich zu bezeichnen, und noch schwerer, sie vor anderen zuzugeben. Die Vorurteile der anderen, Lesben seien nur »zweite Wahl« oder sie hätten eine tiefe Stimme und seien aggressive Männerhasser, machen es fast unmöglich, stolz zu sein auf die eigene Sexualität. (Der Fragebogen *Sexu-*

elle Orientierung, S. 32, hilft Ihnen zu entscheiden, wohin Ihre wirklichen Neigungen Sie ziehen, und die nachfolgenden Bemerkungen sollen für Sie ebenfalls hilfreich sein).

■ Wenden Sie sich an die nächste Selbsthilfegruppe lesbischer Frauen, wenn Sie entschieden haben, daß Ihre Neigung ausschließlich oder vorwiegend lesbisch ist. Mehr als alles andere wird dieser Kontakt Ihr Gefühl der Isolation zerstreuen, das aus der Vorstellung entsteht, daß niemand sonst um Sie herum ähnlich fühlt wie Sie. Die Gruppe hilft Ihnen auch, eine realistischere und positivere Vorstellung von lesbischer Liebe zu entwickeln, weil Sie entdecken, daß die Frauen, denen Sie begegnen, nicht mit den herrschenden Vorurteilen übereinstimmen. Sie sehen das Leben einer Lesbe nicht mit lauter unlösbaren Problemen belastet, und doch bringen sie für Ihre Schwierigkeiten viel Verständnis auf, denn sie hatten selbst diese Schwierigkeiten.

■ Denken Sie daran, daß Sie keineswegs hundertprozentig »normal« oder lesbisch sein müssen. Vielleicht müssen Sie verschiedene Beziehungen mit Menschen beider Geschlechter ausprobieren, um zu entdecken, was am besten zu Ihnen paßt. Lassen Sie sich bei dieser Entscheidung keinesfalls von anderen unter Druck setzen, Sie brauchen sich zu keiner Richtung zu bekennen, bis Sie sicher sind.

■ Lesbische Liebe ist mehr als nur andere Frauen sexuell zu bevorzugen. Es geht nicht so sehr um Sex, sondern vor allem darum, eine Partnerschaft zu gestalten, und das beinhaltet, den ganzen Lebensstil um diese Freundschaft herum aufzubauen.

■ Falls Sie Kinder haben, müssen Sie sie nicht unbedingt aufgeben, wenn Sie sich von Ihrem Vater trennen, aber Sie müssen mit den Vorurteilen der Justiz rechnen, und sicher müssen Sie um die Erziehungsrechte kämpfen. Als lesbische Mutter haben Sie mit Ihren Kinder die gleichen Schwierigkeiten, die auch eine alleinstehende oder verheiratete Frau hat. Sehen Sie außerdem der Tatsache ins Auge, daß jedes Problem, das Ihre Kinder haben, mit Ihren Lebensumständen in Verbindung gebracht wird. Kinder können eine lesbische »Familie« leichter akzeptieren, wenn sie andere Kinder kennenlernen, die in der gleichen Situation leben. Was wirklich schwierig für sie ist, ist das Gefühl, anders und allein zu sein.

Dazu stehen

Wenn Sie sich dazu bekennen, eine Lesbe zu sein, kann das Job und Karriere gefährden, und es kann sein, daß Ihre Familie und Freunde nichts mehr mit Ihnen zu tun haben wollen. Es bedeutet aber auch: Sie können ein erfüllteres Leben beginnen, und das Versteckspiel hört auf.

Coming out – sich offen bekennen – verlangt nicht unbedingt, daß Sie jetzt mit Pauken und Trompeten Ihr Lesbischsein aller Welt verkünden. Es meint nur, daß Sie Ihr Leben so, wie Sie es wollen, offen führen, daß Sie nicht mehr vorgeben, »normal« zu sein, und daß Sie das Alibi einer heterosexuellen Beziehung nicht mehr brauchen.

Wenn Sie die Menschen, die Ihnen nahestehen, informieren wollen, machen Sie keine »Beichte« daraus; Sie tun schließlich nichts, dessen Sie sich schämen müßten. Sie unterrichten nur jemand, der Ihnen viel bedeutet, über eine wichtige Tatsache Ihres Lebens. Also seien Sie selbstbewußt, glücklich und stolz, aber auch behutsam, vor allem bei Ihren Eltern. Laut einer Umfrage glauben fast 50 Prozent der befragten Lesben, daß Ihre Eltern für Ihre Situation Verständnis haben. Die Verwandten wie die nahen Freunde wollen sich um Sie kümmern, und sie wollen, daß Sie glücklich sind. Wenn es offensichtlich ist, daß das Leben, das Sie gewählt haben, Sie glücklich macht, können sie auch Ihre Gefühle respektieren.

Es ist sehr unwahrscheinlich, daß die Neuigkeit für Ihre näheren Bekannten eine große Überraschung ist. Wenn sie vor die Tatsache gestellt werden, erkennen Sie wahrscheinlich, daß sie es wußten, wenn sie es auch eine Zeitlang nicht wahrhaben wollten. Beachten Sie ihren gutgemeinten Rat. Es gibt aber auch Menschen, die sich einfach nicht mit einer solchen Mitteilung über ihre eigene Familie oder ihre eigenen Freunde abfinden können, und wenn das wirklich so ist, kann es geradezu die Rücksicht fordern, ihnen nicht die Wahrheit aufzuzwingen.

Aber wenn jemand wirklich Bescheid wissen will und sich um Sie sorgt, dann macht er es Ihnen auch leicht, alles zu erzählen.

Seien Sie darauf gefaßt, wenn Sie sich offen bekennen, daß Sie auch mit Einstellungen zu tun bekommen, die von Ungläubigkeit bis zu offener Feindschaft reichen. Man wird Ihnen sagen, Sie könnten doch keine richtige Lesbe sein, es brauche nur etwas Zeit und einige heterosexuelle Erfahrungen, und dann würden Sie schon Ihre wahre Neigung entdecken, oder man wird behaupten, Ihr einziges Problem sei, daß Sie noch nicht dem richtigen Mann begegnet sind, oder es liege nur an ihren bisherigen schlechten Erfahrungen mit Männern, daß Sie eine Lesbe geworden sind.

Sie sollten sich auch darauf gefaßt machen: Zwar kommen viele heterosexuelle Frauen mit homosexuellen Männer gut zurecht – vielleicht darum, weil ihre Situation beiden Seiten die Chance gibt, ohne sexuelle Komplikationen befreundet zu sein –, es gibt aber heterosexuelle Männer, die es geradezu als einen Affront empfinden, daß Sie eine Lesbe sind. Für einen Mann, der ständig seine Männlichkeit herausstreichen muß, sind Sie beides: eine Bedrohung und eine Herausforderung.

Die Vorzüge

Sex ist für manche Lesben sehr wichtig, für andere weniger, wie es eben bei heterosexuell eingestellten Frauen auch ist. Frauen können sich emotional und körperlich gut aufeinander einstellen und wissen oft instinktiv, was sie sich gegenseitig Gutes tun können. Im Gegensatz dazu müssen heterosexuelle Männer und Frauen das erst lernen. Und so werden Sie herausfinden, daß Ihre sexuellen Beziehungen mit Frauen durchaus Vorzüge für Sie haben, die heterosexuellen Frauen vorenthalten sind. Die wichtigsten Pluspunkte sind:

■ Sex ist mit großer Wahrscheinlichkeit emotional befriedigender. Zärtlichkeit und Zuneigung spielen in nahezu allen lesbischen Beziehungen eine bedeutende Rolle. Intimer Körperkontakt – Umarmen, Küssen, Streicheln –, den heterosexuelle Frauen so sehr schätzen und oft in ihrer Liebe nicht bekommen, ist geradezu das Herz lesbischer Sexualität. Hier hat er einen eigenen Wert, wird um seiner selbst willen geschenkt – er ist nicht nur ein Vorspiel zum »richtigen« Sex, dem Geschlechtsverkehr. Lesbischer Sex ist weniger festgelegt und eingeengt als Heterosexualität, bei der Geschlechtsverkehr und Orgasmus die Ziele sind, um die es geht, koste es, was es wolle. Frauen verstehen es besser als heterosexuelle Paare, sich gelegentlich während des ganzen Liebesspiels an einem nichtgenitalen Sex zu erfreuen – sie küssen sich, sind zärtlich und streicheln sich –, ohne unter dem Zwang zu stehen, sich gegenseitig Orgasmen verschaffen zu müssen.

■ Als Lesbe haben Sie weniger Schwierigkeiten mit dem Orgasmus. Die meisten Frauen erreichen einen Orgasmus viel leichter durch Klitorisreizung als durch Eindringen in die Vagina. Und die meisten lesbischen sexuellen Aktivitäten zielen auf eine Stimulation der Klitoris, sei es durch oralen Sex oder wechselseitige Masturbation mit der Hand, sei es – sehr viel seltener – durch zärtliches Reiben aneinander. Vor allem aber: Eine Frau erfährt und kennt ihre eigenen Gefühle und kann sich daher in eine Frau besser einfühlen als ein Mann, um sie zum Höhepunkt zu bringen.

■ Frauen sind auf sexuellem Gebiet im allgemeinen ehrlich miteinander. Nur selten täuscht eine Frau einer anderen einen Orgasmus vor. Hat eine der Partnerinnen Schwierigkeiten, einen Orgasmus zu erreichen, dann versuchen beide, dieses Problem zu lösen.

■ Sexuelle Beziehungen dauern länger, weil sie zwischen Frauen nicht wie beim heterosexuellen Geschlechtsverkehr auf den Orgasmus beschränkt sind. Ein Orgasmus bedeutet nicht das Ende des Liebesspiels, wie es bei einem Mann der Fall ist, der keinen zweiten Orgasmus haben kann oder gleich nach dem ersten jedes Interesse verliert.

■ Frauen sind nicht wie Männer auf flüchtige Abenteuer aus. Beziehungen auf rein sexueller Basis interessieren sie weniger. Das ist jedoch für lesbische Beziehungen nicht immer von Vorteil. Eine Frau ist sich der Gefahr einer Untreue sehr wohl bewußt und versucht deshalb, ihr aus dem Weg zu gehen. Aber wenn sie sich dann doch einmal zu einer anderen Frau hingezogen fühlt, geschieht das meist auf einer sehr tiefliegenden emotionalen Ebene, und das kann einer festen Beziehung erheblich mehr schaden als eine flüchtige, rein körperliche Affäre.

Probleme lesbischer Beziehungen

Die Vorteile einer lesbischen Beziehung sind der Tatsache zu verdanken, daß beide Partner Frauen sind und weibliche Auffassungen vertreten; darin ist aber auch ihr Hauptnachteil begründet. Eine der grundlegenden Schwierigkeiten, mit denen lesbische Paare zu tun haben, besteht nämlich darin, daß es beiden kaum möglich ist, sich nicht wie Frauen zu verhalten, und daß sie die traditionellen weiblichen Einstellungen beibehalten. In solchen Fällen besteht die Partnerschaft oft aus zwei »passiven« Partnerinnen, von denen sich keine dabei wohl fühlte, wenn sie die Initiative in den sexuellen Gemeinsamkeiten übernehmen würde, denn das gehört, so will es die Tradition, zur männlichen Rolle.

Dieses Dilemma kann besonders in langdauernden Beziehungen auftreten. Sexuelle Aktivitäten in lesbischen Partnerschaften haben die Tendenz, rasch nachzulassen, und viele Paare haben sehr viel weniger Sex als das in heterosexuellen Beziehungen oder bei schwulen Männern üblich ist. Eine Umfrage bei lesbischen Paaren, die länger als zehn Jahre zusammen waren, ergab, daß 47 Prozent von ihnen nur einmal im Monat oder noch seltener sexuelle Kontakte hatten, während diese niedrige Häufigkeit nur bei 15 Prozent der verheirateten Paare und bei 15 Prozent der homosexuellen Paare vorkommt.

Daß sexuelle Aktivitäten so rasch und weitgehend aufgegeben werden, ist wahrscheinlich eine Folge der Prägung, die alle Frauen erfahren, unabhängig davon, wie sie sexuell orientiert sind. Was hier geschieht, scheint eben dies zu sein: Auch wenn Frauen an sexuellen Aktivitäten interessiert sind, will doch keine Frau die Partnerin sein, die sie vorschlägt oder selbst mit ihnen anfängt. Folglich warten womöglich beide darauf, daß die andere den ersten Schritt tut, und so entsteht die Situation, daß sexuelle Kontakte viel seltener vorkommen, als beide wünschen.

Wenn Sie das Gefühl haben, daß es bei Ihnen auch so ist, dann sprechen

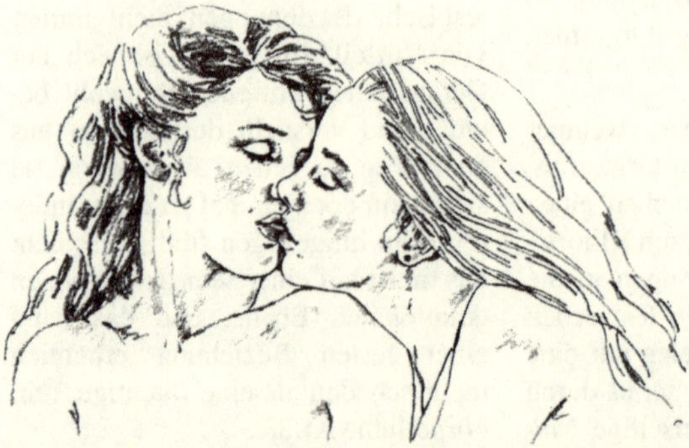

Werden Sie sich Ihrer Gefühle klar

Das heterosexuelle Normverhalten ist so dominant, daß Frauen ihre lesbischen Neigungen oft erst nach jahrelanger Ehe und nach dem Großziehen der Kinder eingestehen.

Sie mit Ihrer Partnerin darüber. Wahrscheinlich werden Sie beide entdecken, daß es nicht an mangelndem Interesse liegt, wenn Ihr Sexualleben zerstört wird, sondern daran, daß in ihrer Partnerschaft die aktive Rolle nicht besetzt ist. Wenn Sie das erkannt haben, müßte es möglich sein, daß Sie die Verantwortlichkeit zwischen sich aufteilen und so Ihre sexuelle Aktivität bewahren.

Die gleiche Problematik kann auch der alleinstehenden Lesbe zu schaffen machen, wenn es ihr schwerfällt, überhaupt sexuelle Kontakte zu finden. Annäherungsversuche von Männer sind so deutlich, daß keine Frau sie übersehen kann. Aber wie ergeht es Ihnen, wenn Sie an einer Frau sexuell interessiert sind und nicht wissen, wie sie sexuell orientiert ist? Außer in Gruppen oder Lokalen, wo sich Lesben treffen, fühlen Sie sich gehemmt. Selbst wenn Sie Ihr Interesse signalisieren wollen, müssen Sie sich mit feinen Andeutungen begnügen – Augenkontakt oder starke Anteilnahme an allem, was sie sagt –, und dann kapiert sie womöglich nichts. Ihre Signale können außerdem mißverstanden werden, mehr als Freundschaftsbeweis, nicht als Ausdruck einer sexuellen Attraktivität. Üblicherweise wollen es Frauen einfach nicht wahrhaben, daß eine andere Frau um sie werben könnte, oder sie schrecken davor zurück, sexuelle Annäherungsversuche zu erwidern. Meist ist es so, daß Ihr sexuelles Interesse an einer anderen Frau erst wach wird, wenn Sie merken, daß sie an Ihnen interessiert ist. Die Beziehung kann dann auf dieser Gegenseitigkeit aufgebaut werden. Aber nur dann, wenn eine von Ihnen den Mut aufbringt, die Initiative zu ergreifen – sonst verläuft der erste Annäherungsversuch im Sande.

Partnerin in einer Zweierbeziehung zu sein, heißt, sowohl emotional wie auch sexuell gebunden zu sein, und die meisten Paare schließen sexuelle Kontakte mit anderen Partnern aus. Monogamie ist nach wie vor das Ideal, das die meisten Menschen anstreben, auch wenn sie es nicht immer erreichen. Sie erhoffen sich davon emotionale Sicherheit und körperliche Befriedigung. Viele Probleme, mit denen Sie in einer Paarbeziehung zu tun bekommen und die in diesem Teil des Buches behandelt werden, entstehen aus diesem Anspruch auf Monogamie; sie scheinen unausweichlich zu jedem gemeinsamen Leben zu gehören. Nur wenige langjährige Partner empfinden nicht hin und wieder Überdruß, und daraus kann ein Gefühl der Langeweile oder zumindest die Sehnsucht nach sexueller Abwechslung entstehen. Viele erleben Eifersucht oder sie belastet die Sorge, der Partner könnte ihnen untreu werden.

Die letzten Kapitel befassen sich mit Empfängnisverhütung und mit den Problemen von Paaren, die sich Kinder wünschen, aber bisher keine bekommen haben; sie enthalten Ratschläge für schwangere Frauen und für die Zeit nach der Geburt.

4

DIE FESTE PARTNERBEZIEHUNG

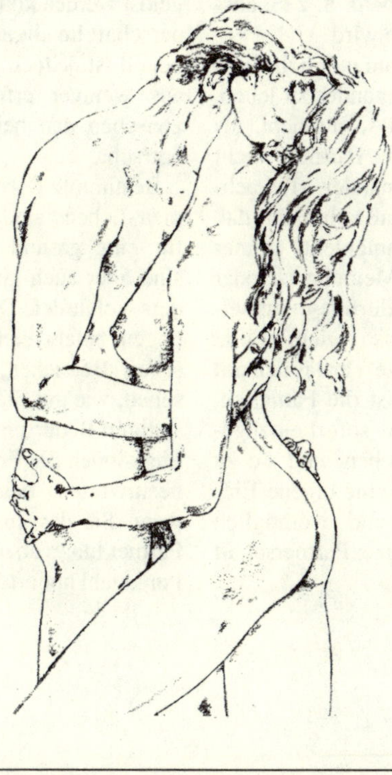

PASSEN SIE ZUEINANDER?

Sich gut vertragen – darunter verstehen die meisten Paare, daß sie gemeinsam ein angenehmes und befriedigendes Leben führen. Dazu ist es nötig, daß Persönlichkeit und Ansichten beider Partner sich einigermaßen ähnlich sind oder sich so gut ergänzen, daß nur selten ernste Konflikte entstehen. Das verlangt von beiden Partnern einige Qualitäten, auf die im Kapitel *Wie man eine dauerhafte Beziehung aufbaut,* S. 223, ausführlich eingegangen wird.

Aber es ist sehr wohl möglich, auch dann glücklich miteinander zu leben, wenn es theoretisch so aussieht, als paßten die beiden Partner nicht besonders gut zueinander. Tatsächlich ist es doch so, daß kein Paar, daß längere Zeit zusammenlebt, immer vollkommen einer Meinung ist oder immer dieselben Bedürfnisse zur selben Zeit hat. Ebenso wichtig und wertvoll wie eine gute Verträglichkeit der Temperamente ist die Fähigkeit, auf strittige Probleme sofort einzugehen, wenn sie entstehen, und sie zu lösen, indem jeder seine eigene Einstellung überprüft und womöglich ändert, ehe die ganze Partnerschaft gefährdet ist.

Wenn Ihnen das gelingt, hat sowohl Ihr Sexualleben wie Ihr allgemeines Lebensglück etwas davon. Zwei Menschen, die in allem gut miteinander auskommen, die sich lieben und sich vertrauen, lassen es wohl kaum zu, daß sexuelle Differenzen oder Schwierigkeiten ihre Partnerschaft beeinträchtigen. Auch Sexualtherapeuten haben die Erfahrung gemacht, daß die meisten sexuellen Probleme gelöst werden können, wenn die Partnerschaft im allgemeinen eng und liebevoll ist, jedoch jede Therapie weitaus weniger erfolgreich ist, wenn zwischen den beiden Feindseligkeit herrscht.

Bestimmte Bereiche des gemeinsamen Lebens sind besonders wichtig für eine gesunde Partnerschaft, sie sind aber auch gerade darum besonders gefährdet. Der folgende Fragebogen befaßt sich mit diesen kritischen Bereichen. Hier können Sie sehen, wie gut Sie sich an die gegenseitigen Bedürfnisse angepaßt haben. Sie können die Fragen allein für sich beantworten, besser ist es jedoch, wenn Sie das zusammen mit Ihrem Partner tun, wobei jeder für sich seine Punktzahl notiert.

Wie gut passen Sie zueinander?

1 Wieviel Freizeit verbringen Sie zusammen mit Ihrem Partner?
Den größten Teil 2
Einen Teil 1
Wenig oder gar keine 0

2 Wie viele Ihrer Freunde sind gemeinsame Freunde, mit denen jeder von Ihnen gern zusammen ist?
Einige 1
Wenige oder keiner 0
Die meisten 2

3 Ihr Partner möchte noch einen gemütlichen Abend mit Ihnen zu Hause verbringen.
Wie reagieren Sie?
Sie haben nichts dagegen 1
Sie begrüßen es und freuen sich 2
Sie finden es langweilig 0

4 Sie essen nur mit Ihrem Partner zusammen in einem Restaurant. Finden Sie:
Das ist eine gute Gelegenheit, miteinander zu reden? 2
Es ist ganz angenehm, aber nicht besonders aufregend? 1
Sie haben sich sehr wenig zu sagen? 0

5 Wenn Ihre Arbeit Ihre gemeinsame Freizeit erheblich einschränken würde, fänden Sie:
Das wäre gut so? 0
Der Terminplan müßte geändert werden? 2
Daran ist kaum etwas zu ändern? 1

6 Wie viele Ihrer drei Hauptinteressen hat auch Ihr Partner?
Alle drei 2
Ein oder zwei 1
Keine 0

7 Wie oft machen Sie gemeinsam Urlaub?
Meist 1
Immer 2
Selten 0

8 Wenn Ihr Partner Sorgen hat, wie verhält er sich im allgemeinen?
Er spricht darüber, wenn Sie ihn dazu drängen 1
Er spricht von sich aus mit Ihnen darüber 2
Er weigert sich, darüber zu sprechen 0

9 Wenn Sie über Ihre Arbeit, Ihre Gedanken oder Gefühle sprechen, wie oft zeigt sich Ihr Partner interessiert?
Immer 2
Selten 0
Manchmal 1

10 Führen Meinungsverschiedenheiten mit Ihrem Partner im allgemeinen:
Zu einer lebhaften Auseinandersetzung? 1
Zu ernster oder länger dauernder Feindseligkeit? 0
Zum klärenden Gespräch? 2

11 Wie oft streiten Sie heftig über Nebensächlichkeiten?
Selten oder nie 2
Gelegentlich 1
Oft 0

12 Stört es Sie, daß Ihr Partner verschwenderischer (oder sparsamer) mit Geld umgeht als Sie?
Nie 2
Gelegentlich 1
Ständig 0

13 Wenn eine teure Anschaffung zum gemeinsamen Gebrauch (etwa ein Auto oder ein Möbelstück) fällig wird, wie oft haben Sie dabei ein wirkliches Mitspracherecht, um Ihre Auffassung einzubringen?
Immer 2
Selten oder nie 0
Manchmal 1

14 Glauben Sie, Sie hätten weniger mitzuentscheiden als Sie wollen, wenn es um die Verwendung von Ersparnissen geht?
Nein, nie 2
Manchmal 1
Meine Wünsche werden selten berücksichtigt 0

15 Sind Sie sich über die Haushaltsausgaben einig?
Voll und ganz 2
Überhaupt nicht 0
Bis zu einem gewissen Grade 1

16 Fühlen Sie sich einsam oder nehmen Sie es Ihrem Partner übel, weil er ein größeres Bedürfnis nach Alleinsein hat als Sie?
Selten oder nie 2
Manchmal 1
Häufig 0

17 Muß Ihr Partner Sie immer um sich haben, so daß Ihnen wenig oder gar keine Zeit für sich selbst bleibt?
Selten oder nie 2
Manchmal 1
Fast immer 0

18 Würden Sie gern mehr Zeit haben, um etwas ohne Ihren Partner zu unternehmen?
Ja, viel mehr 0
Etwas mehr 1
Nein, überhaupt nicht 2

19 Wie oft gibt es Meinungsverschiedenheiten, weil es Ihren Partner stört, daß Sie andere Leute treffen oder etwas ohne ihn unternehmen?
Selten oder nie 2
Gelegentlich 1
Häufiger 0

20 Wie oft ist Eifersucht die Ursache Ihrer Probleme?
Gelegentlich 1
Häufig 0
Selten oder nie 2

21 Finden Sie, daß Sie zuviel Zeit mit den Eltern Ihres Partners verbringen oder daß er sich in Ansichten über Dinge, die nur Sie beide angehen, zu sehr von seinen Eltern beeinflussen läßt?

Überhaupt nicht	2
Etwas	1
Viel zuviel	0

22 Wünschten Sie, Ihr Partner wäre:

Ehrgeiziger?	0
Weniger ehrgeizig?	0
Keines von beiden?	2

23 Wird Ihre gemeinsame Zeit ständig durch Ihre Arbeit gestört?

Manchmal	1
Oft	0
Selten	2

24 Wird Ihre gemeinsame Zeit durch die Arbeit Ihres Partners ständig gestört?

Selten	2
Manchmal	1
Oft	0

25 Sind Sie und Ihr Partner sich darin einig, daß eine Frau das Recht hat, arbeiten zu gehen, wenn sie möchte?

Vollkommen	2
Mit Einschränkungen	1
Ganz und gar nicht	0

26 Falls Sie keine Kinder haben, sind Sie sich darin einig, wann Sie eine Familie gründen wollen?

Vollkommen	2
Keineswegs	0
Nicht so ganz	1

27 Falls Sie Kinder haben, wie beurteilen Sie die Erziehungsmethoden Ihres Partners?

Ganz in Ordnung	2
Zu streng	0
Er macht es sich zu leicht	0

28 Haben Sie jemals ernsthaft daran gedacht, Ihre Beziehung zu beenden?

Häufig	0
Ein- oder zweimal	1
Nie	2

Auswertung

Hohe Punktzahl (36–56)
Sie fühlen sich in Ihrer Partnerschaft rundum wohl, und sie befriedigt die meisten, wenn nicht alle Ihre emotionalen Bedürfnisse. Bestimmt finden Sie genug Freiraum für Ihre eigene Entwicklung.

Mittlere Punktzahl (25–35)
Ihre Partnerschaft hat gute Chancen, von Dauer zu sein. Sollten Sie jedoch in einem Fragenkomplex ein auffallend niedriges Ergebnis erreicht haben, dann studieren Sie die nachstehende gründliche Fragenanalyse.

Niedrige Punktzahl (0–24)
Die Tatsache, daß Sie ein wenig befriedigendes Alltagsleben führen, wirkt sich sehr wahrscheinlich auch auf Ihr Sexualleben aus. Paare, die sich häufig streiten, führen meist ein weniger aktives und weniger befriedigendes Sexualleben. Überprüfen Sie Ihre Antworten, um festzustellen, wo Ihre Hauptschwierigkeiten liegen. Hat Ihr Partner bei denselben Fragen ebenfalls niedrige Ergebnisse? Wenn ja, müssen Sie beide in diesen Bereichen für Abhilfe sorgen. Falls Ihre Ergebnisse in kleinen Details voneinander abweichen, kann das daran liegen, daß allein der eine Partner sich um Anpassung bemüht.

ANALYSE DER FRAGEN

Die Fragen 1–7 befassen sich mit Ihren gemeinsamen Aktivitäten
Gemeinsame Erlebnisse sind das Wichtigste, das Sie sich gegenseitig geben können. Eine amerikanische Umfrage aus dem Jahr 1983 ergab, daß Paare, die weniger Zeit miteinander verbringen, weniger zufrieden sind und mehr dazu neigen, sich zu trennen, als Paare mit vielen gemeinsamen Aktivitäten. Es gelingt Ihnen eher, glücklich zu sein und eine gute Partnerschaft zu entwickeln, wenn sie gemeinsame Freunde und Interessen haben. Wenn Sie zu oft voneinander getrennt sind, riskieren Sie, daß die Bande der Vertrautheit sich auflösen. Die Hauptgefahr für ein Paar, das sehr wenig gemeinsam unternimmt, besteht darin, daß die beiden Partner das bißchen gemeinsame Zeit mit häuslichen Problemen zubringen, und das sind wirklich die unerfreulichsten Seiten des gemeinsamen Lebens. Im gemeinsamen Tun erzielen homosexuelle Paare oft bessere Ergebnisse als heterosexuelle, da sie meist mehr übereinstimmende Interessen und Freizeitaktivitäten haben.

Die Fragen 8–11 beschäftigen sich mit der Kommunikation
Bei vielen Paaren kommt es zu Problemen aus dem einfachen Grund, weil die Partner nicht genug miteinander reden, oder sie reden, aber sie verstehen sich nicht wirklich. Emotional gehen sie auf Distanz – Gefühle werden nur selten mitgeteilt, und so sind Mißverständnisse unvermeidlich. Manche Menschen setzen bei ihrem Partner geradezu telepathische Fähigkeiten voraus, denn das, was sie sagen, hat nur wenig mit dem zu tun, was sie eigentlich mitteilen wollen. Schwerwiegende Klagen werden dann in der Form von nebensächlichen Beschwerden vorgebracht (zum Beispiel: »Du läßt nur die Katze raus, wenn du dran bist!«), weil es ungleich schwieriger ist, den wahren Grund für die eigene Unzufriedenheit zu erkennen und in Worte zu fassen (»Du bist nicht so lieb zu mir, wie ich es gern hätte!«). Wenn Sie sich oft über Nebensächlichkeiten heftig streiten, die dazu zu großen Problemen aufgebauscht werden, dann ist das ein Zeichen für eine tiefsitzende Unzufriedenheit – etwa mangelnde Liebe, Unsicherheitsgefühle, fehlende Gemeinsamkeit –, und mit der müssen Sie beide sich auseinandersetzen.

Bei einigen Paaren entstehen die meisten Probleme aus Verärgerung. Aus Angst, ihre Partnerschaft zu gefährden, halten viele Menschen ihren Ärger zurück. Eheberater stellen immer wieder fest, daß Ärger häufig die Liste der Beschwerden anführt, die ein Partner gegen den anderen vorbringt. Aber es wird auch nichts besser, wenn Sie nie Ihren Ärger offen zeigen, denn die Probleme, die ihn verursachten, können dann nie erkannt und gelöst werden. Die Spannungen und Verstimmungen, die daraus entstehen, wirken nicht weniger zerstörerisch. Die in dem Abschnitt *Umgang mit Ärger,* S. 174, gegebenen Ratschläge sollen Ihnen helfen, Streitsituationen zu entschärfen, ehe sie zuviel Schaden anrichten.

Die Fragen 12–15 behandeln Geldprobleme

Die meisten Untersuchungen kommen zu dem Ergebnis, daß ein Viertel bis ein Drittel aller Paare sich mehr um Geld als alles andere streitet. Dabei stört nicht nur Geldmangel den Frieden einer Beziehung (obwohl er wichtig ist, denn je weniger Geld den Partnern zur Verfügung steht, desto häufiger geraten sie darüber in Streit), sondern auch die Frage, wer es verdienen und wie es ausgegeben werden soll. Bei Auseinandersetzungen um Geld geht es immer auch um Vertrauen, um die Bindung in einer Partnerschaft, um gegenseitige Abhängigkeit und Gleichheit. Sollten Sie also häufig um Geld streiten, dann versuchen Sie herauszufinden, welches die wahren Ursachen sind, und setzen Sie sich mit ihnen auseinander.

Aus einer gemeinsamen Kasse zu leben, dokumentiert den Glauben an eine gemeinsame Zukunft, und tatsächlich tut das fast jedes Paar, ob hetero- oder homosexuell, das längere Zeit zusammenlebt, wenn das gegenseitige Vertrauen wächst und auch die finanziellen Abhängigkeiten sie stärker aneinander binden. Probleme entstehen jedoch meist dann, wenn die Partner unterschiedliche Einstellungen zum Geld haben. Wenn zum Beispiel ein Partner nach dem Grundsatz handelt, wie gekommen, so zerronnen, während der andere klug für schlechtere Zeiten spart, dann sind die Schwierigkeiten bereits vorprogrammiert. Ähnlich ist es, wenn ein Partner viel mehr als der andere oder sogar als einziger verdient und dann für sich das Recht in Anspruch nimmt, größere oder totale Kontrolle über die Ausgaben zu haben.

Die Fragen 16–21 betreffen persönlichen Freiraum und Unabhängigkeit

Wie nahe Sie sich auch stehen, wahrscheinlich haben Sie doch hin und wieder das Bedürfnis nach etwas Distanz zu Ihrem Partner. Paare, die unverheiratet zusammenleben, achten gewöhnlich mehr darauf, daß ihnen genügend selbstverfügbare Zeit und ein persönlicher Freiraum bleiben, als verheiratete Paare. Probleme treten dann auf, wenn einer der beiden Partner ein besonders ausgeprägtes Bedürfnis nach Alleinsein und Unabhängigkeit hat, denn das wirkt sich auf die Zeit, die sie zusammensein können, aus, und damit ist eine der wesentlichen Grundlagen betroffen, die ihre Beziehung zusammenhält. Andererseits kann auch ein Zuviel an Gemeinsamkeit jede Beziehung ersticken. Unbefriedigend für beide kann das Leben werden, wenn ein Partner so abhängig von der emotionalen Zuwendung und ständigen Nähe des anderen ist, daß ihm oder ihr keine Luft mehr zum Atmen bleibt. Streitigkeiten wegen der Schwiegereltern drehen sich meist um das Problem der Abhängigkeit; es geht darum, ob jeder der beiden Partner die notwendige emotionale Trennung von den Eltern vollzogen hat und sich wirklich voll in die Beziehung einbringt. Oft besteht ein Partner darauf, möglichst nahe bei den Eltern zu wohnen; er besucht sie häufig ohne jeden vernünftigen Grund, ergreift ihre Partei bei Meinungsverschiedenheiten mit seinem Partner und fragt sie bei allen für das Paar wichtigen Entscheidungen um Rat.

Die Fragen 22–25 untersuchen den Einfluß Ihrer Berufstätigkeit auf die Beziehung

Unzufriedenheit entsteht hier oft, wenn die berufliche Tätigkeit eines der Partner immer mehr von der Zeit, die gemeinsam verbracht werden kann, beansprucht. Aber besonders ernste Meinungsverschiedenheiten tragen die Paare aus, die sich nicht darüber einig sind, ob auch die Frau das Recht hat, berufstätig zu sein, oder wieviel Zeit sie für ihre Arbeit aufwenden darf.

Die Fragen 26 und 27 behandeln Ihre Einstellung zur Elternschaft

Die meisten Untersuchungen stellen fest, daß Kinder für das Glück eines Paares nicht unerläßlich sind und daß das gemeinsame Leben eines kinderlosen Paares sogar noch erfüllter sein kann. Die meisten Diskussionen gibt es über Kindererziehung und Disziplin. Wenn Sie eine gemeinsame Linie in Ihren Auffassungen entwickeln oder wenigstens gegenüber den Kindern vertreten, dann schalten Sie eine Vielzahl von Konfliktmöglichkeiten aus.

Die Frage 28 betrifft die grundsätzliche Stabilität Ihrer Beziehung

Nahezu jeder Mensch denkt manchmal daran, seinen Partner oder seine Partnerin zu verlassen, aber wenn Sie das sehr häufig überlegen, dann ist in Ihrer Beziehung ganz bestimmt etwas nicht in Ordnung. Warum Sie an Trennung denken, finden Sie ziemlich zuverlässig aus Ihren Antworten auf den Rest dieses Fragebogens heraus.

SIND SIE MIT IHREM SEX-LEBEN ZUFRIEDEN?

Sex ist eine der stärksten Fesseln, die zwei Menschen zusammenhalten kann, und Sie können sie pflegen und festigen, indem Sie sicherstellen, daß für Sie beide Ihr Sexualleben so befriedigend wie irgend möglich ist. Der folgende Fragebogen behandelt einige der wichtigsten Elemente sexueller Befriedigung und gibt Ihnen Anhaltspunkte, um festzustellen, inwieweit Sie in diesem Bereich Ihrer Beziehung zufrieden sind. Sie können die Fragen allein beantworten oder auch, was bestimmt besser ist, gemeinsam mit Ihrem Partner (dann errechnen Sie allerdings die Ergebnisse getrennt). Die Ergebnisse geben Aufschluß darüber, wie gut Sie sexuell zueinander passen, und weisen auf besondere Problembereiche hin.

Können Sie sich gegenseitig sexuell zufriedenstellen?

1 Haben Sie Sex:

So oft Sie wollen?	2
Nicht oft genug?	0
Zu oft nach Ihrem Geschmack?	0

2 Finden Sie Ihren Partner sexuell attraktiv?

Sehr	2
Einigermaßen	1
Nicht besonders	0

3 Wer animiert im allgemeinen zum Sex?

Der männliche Partner	2
Der weibliche Partner	1
Mal der eine, mal der andere	2

4 Ist die »Ablehnungsrate« (wenn ein Partner Sex vorschlägt):

Ungefähr gleich?	2
Sehr unterschiedlich?	0

5 Wie reagieren Sie, wenn Ihr Partner keine Lust auf Sex hat?

Sie fühlen sich abgewiesen, verletzt oder verärgert und merken sich das für die Zukunft	0
Sie sind gereizt oder enttäuscht, aber Sie werden damit ziemlich schnell fertig	1
Sie akzeptieren, daß er nicht in Stimmung ist, und kuscheln sich nur an ihn	2

6 Sie selbst haben keine Lust auf Sex. Wie reagiert Ihr Partner?

Wütend oder beleidigt	0
Vorübergehend enttäuscht oder verärgert	1
Er akzeptiert, daß Sie nicht in Stimmung sind, und kuschelt sich an Sie	2

7 Wie wünschen Sie sich Ihren Partner beim Sex?

Weniger prüde oder gehemmt	0
Weniger experimentierfreudig	0
So, wie er ist	2

8 Bekommen Sie beim Sex genug Zärtlichkeit?

Immer	2
Meist	1
Nie	0

9 Bekommen Sie, auch wenn es nicht um Sex geht, genug Zärtlichkeit?

Meist	1
Immer	2
Nie	0

10 Wie oft verlangt Ihr Partner von Ihnen, eine sexuelle Praktik auszuprobieren, die Sie nicht mögen?

Selten oder nie	2
Manchmal	1
Oft	0

11 Haben Sie vaginale Probleme (oder hat Ihr Partner Erektionsprobleme), die den Sex erschweren oder ganz unmöglich machen?

Selten oder nie	2
Manchmal	1
Oft	0

12 Ist Sex für Sie unbefriedigend, weil es Ihnen (oder Ihrem Partner) nicht gelingt, zum Orgasmus zu kommen?

Manchmal	1
Nie	0
Selten oder nie	2

13 Wie oft ist Sex für Sie unbefriedigend, weil Sie (oder Ihr Partner) zu schnell zum Orgasmus kommen?

Selten oder nie	2
Manchmal	1
Oft	0

14 Wie oft ist Sex für Sie unbefriedigend, weil Ihr Partner nur wenig Interesse zeigt?

Selten oder nie	2
Oft	0
Manchmal	1

15 Ist einer von Ihnen einmal fremdgegangen?

Im letzten Jahr	0
Seit Beginn der Partnerschaft	1
Nie	2

16 Ist Sex mit Ihrem Partner so abwechslungsreich, wie Sie es sich wünschen?

Ja	2
Nicht ganz	1
Überhaupt nicht	0

17 Wie oft fangen Sie (oder Ihr Partner) kurz vor dem Zubettgehen einen Streit an?

Oft	0
Gelegentlich	1
Selten oder nie	2

18 Wie oft gehen Sie lange vor oder nach Ihrem Partner zu Bett?

Immer	0
Manchmal	1
Selten oder nie	2

19 Wie oft animieren Sie zum Sex, wenn Ihr Partner nur schwer darauf eingehen kann, weil er etwas Unaufschiebbares zu tun hat?

Oft	0
Manchmal	1
Selten oder nie	2

20 Wie oft erinnern Sie sich unmittelbar vor sexuellen Aktivitäten an frühere Unstimmigkeiten, so daß Sie auf Ihren Partner schlecht zu sprechen sind?

Oft	0
Selten oder nie	2
Manchmal	1

Auswertung

Hohe Punktzahl (26–40)
Ihre derzeitige Beziehung wird Ihren sexuellen Bedürfnissen vollauf gerecht. Wahrscheinlich kommen Sie mit Ihrem Partner auch in anderen Bereichen gut aus, denn sexuelle Zufriedenheit ist ein zuverlässiger Indikator für die Qualität einer Beziehung.

Mittlere Punktzahl (16–25)
Sie haben eine sexuelle Beziehung aufgebaut, die für beide Partner befriedigend ist. Wahrscheinlich geben Sie jedoch beide zu, daß hier noch manches verbesserungswürdig ist. Ziehen Sie dazu die folgende ausführliche Analyse der Fragen zu Rate, und beachten Sie vor allem die Fragen, die Ihnen niedrige Werte einbrachten.

Niedrige Punktzahl (0–15)
Sie sind mit der Qualität oder mit der Quantität Ihres Sexuallebens oder mit beidem unzufrieden. Die folgende ausführliche Fragenanalyse zeigt Ihnen die wichtigsten Ursachen für diese Unzufriedenheit. Sollten Sie bei den Fragen 17–20 und vor allem bei dem vorausgegangenen Fragebogen schlecht abgeschnitten haben, dann könnte Ihre sexuelle Unzufriedenheit auf Unstimmigkeiten in anderen Lebensbereichen hindeuten.

ANALYSE DER FRAGEN

Die Frage 1 erfaßt die Häufigkeit sexueller Aktivitäten

Die meisten Paare verstehen unter gutem Sex häufigen Sex. Paare, die selten sexuell aktiv sind, sind öfter mit ihrer gesamten Beziehung unzufrieden als Paare, die häufig Geschlechtsverkehr haben. Es kann leicht geschehen, daß sich Ihr Sexualleben verschlechtert, ohne daß Sie oder Ihr Partner es sogleich bemerken. Sie können sich zum Beispiel angewöhnen, immer dann auf Sex zu verzichten, wenn einer von Ihnen müde ist oder angestrengt arbeiten muß, und es zeigt sich dann, daß es nicht leicht ist, diese Gewohnheit aufzugeben und ein neues Verhaltensmuster zu entwickeln, zu dem sexuelle Wünsche und genug Zeit für Sex gehören. Wenn nur einer von Ihnen bei dieser Frage eine niedrige Punktzahl erreicht hat, dann könnten Unterschiede im sexuellen Verlangen die Ursache sein (siehe *Unterschiedlich starker Geschlechtstrieb,* S. 175). Vielleicht haben Sie aber auch nur aufgehört, dem Sex die Vorrangstellung in Ihrem Leben einzuräumen, die ihm zukommt.

Die Frage 2 befaßt sich mit sexueller Anziehungskraft

Dafür gibt es keine allgemeingültige Erklärung, aber auch nichts, das sie ersetzen kann. Wenn Sie einen Partner haben, den Sie attraktiv finden, ist eine der wichtigsten Voraussetzungen für ein befriedigendes Sexualleben erfüllt. Fehlt diese »sexuelle Chemie«, dann kann sie von Ihnen nicht erzeugt werden. Aber wenn das gewisse Etwas da ist, können Sie es hegen und pflegen, indem Sie Ihre gegenseitige Liebe nicht als etwas Selbstverständliches ansehen und indem Sie nie aufhören, alle Kräfte dafür einzusetzen, daß Sie für Ihren Partner so attraktiv wie möglich bleiben.

Die Fragen 3–6 behandeln die gemeinsame sexuelle Bereitschaft

Nach der Tradition schlägt der Mann sexuelle Aktivitäten vor, und die Frau ist entweder einverstanden oder zurückweisend. Also bestimmt üblicherweise der Mann, wie oft das Paar sexuell aktiv ist. Am glücklichsten und sexuell aktivsten sind aber die Paare, bei denen beide Partner sich gleichermaßen berechtigt fühlen, sexuelle Aktivitäten vorzuschlagen oder abzulehnen und dies auch gleich häufig tun. Wenn Sie sich so die Kontrolle Ihres Sexuallebens teilen, dann dürften weniger Gefühle der Mißstimmung oder Zurücksetzung aufkommen, wenn Sie Sex möchten, Ihr Partner aber nicht, oder Schuldgefühle, wenn ihm nach Sex zumute ist, Ihnen aber nicht. Zuneigung und nicht Pflicht bestimmt dann, wie oft Sie sich lieben.

Die Fragen 7–10, 14 und 16 betreffen Ihre sexuelle Harmonie

Wie in den meisten anderen Bereichen Ihres gemeinsamen Lebens gilt auch hier, je ähnlicher Ihre sexuellen Vorlieben und Abneigungen sind, desto weniger Spannungen und Reibungen gibt es zwischen Ihnen und Ihrem Partner. Wenn Sie oder Ihr

Partner hier nur ein niedriges Ergebnis erreichen, sollten Sie nachsehen unter *Bereicherung des Sexuallebens,* S. 68, und *Die Gefühlswelt des Mannes,* S. 179.

Die Fragen 11–13 sprechen besonders Sexualprobleme an

Einzelne Sexualprobleme können unweigerlich die Gesamtqualität einer sexuellen Beziehung beeinflussen. Wenn das Problem bei Ihnen liegt, schlagen Sie nach in den Kapiteln *Schmerzen beim Geschlechtsverkehr,* S. 58, *Überwindung der Penetrationsangst,* S. 133, und *Der Weg zum Orgasmus,* S. 140. Liegen die Schwierigkeiten allerdings bei Ihrem Partner, dann lesen Sie *Die Gefühlswelt des Mannes,* S. 179.

Die Frage 15 beschäftigt sich mit Untreue

Untreue ist sehr viel eher ein Symptom als eine Ursache der Unzufriedenheit mit Ihrer Partnerschaft. Im Kapitel *Untreue,* S. 195, werden Wege aufgezeigt, wie Sie die schädlichen Auswirkungen auf Ihre Beziehung, die aus einer solchen Situation unweigerlich entstehen, so gering wie möglich halten können.

Die Fragen 17–20 behandeln »sexuelle Sabotage«

Niedrige Ergebnisse in diesen Bereichen legen den Schluß nahe, daß Sex für Sie eine Waffe im Kampf einer gegen den anderen geworden ist, statt eine Quelle gemeinsamen Vergnügens. Vielleicht verweigern Sie sich, um einen Streit fortzusetzen und sich für frühere Niederlagen zu rächen. Oder Sie impfen Ihrem Partner Gefühle der Unzulänglichkeit und der Schuld ein, indem Sie ausgerechnet immer dann sexuelle Aktivitäten vorschlagen, wenn Sie ganz genau wissen, daß Ihr Partner jetzt auf keinen Fall dazu bereit sein kann.

Wenn Sie Ihr Sexualleben mit derartigen Sabotagegedanken auf ein Minimum reduziert haben, dann können Sie sicher sein, daß in Ihrer Beziehung sehr viel mehr nicht in Ordnung ist als nur der Sex. Vielleicht entdecken Sie die Ursachen dafür in Ihren Antworten zu dem Fragebogen, der untersuchte, wie gut Sie und Ihr Partner zueinander passen.

WAS STIMMT NICHT IN IHRER BEZIEHUNG?

Ist es wirklich die Sexualität, die Ihnen die größten Probleme macht?

JA

Sind unterschiedliche Triebstärken das Hauptproblem – möchte Ihr Partner häufiger oder viel seltener Sex als Sie?

JA

Siehe *Unterschiedlich starker Geschlechtstrieb,* S. 175.

NEIN

Hat Ihr Partner Schwierigkeiten, eine Erektion zu bekommen oder durchzuhalten?

JA

Siehe *Erektionsprobleme,* S. 182.

NEIN

Ist Sex enttäuschend, weil Ihr Partner zu schnell zur Ejakulation kommt?

JA

Siehe *Vorzeitige Ejakulation,* S. 184.

NEIN

Haben Sie sehr unterschiedliche sexuelle Vorlieben?

JA

Siehe *Konflikte mit sexuellen Vorlieben,* S. 187.

NEIN

Ist Sex mit Ihrem Partner langweilig geworden?

JA

Siehe *Tun Sie etwas für Ihre Partnerschaft,* S. 187.

NEIN

Siehe den Fragebogen *Sind Sie mit Ihrem Sex-Leben zufrieden?*, S. 165.

NEIN

Verursacht Eifersucht häufig Probleme zwischen Ihnen?

JA

Gibt es dafür einen Anlaß? Sind Sie oder (soweit Sie es beurteilen können) Ihr Partner je untreu gewesen?

JA

Siehe *Untreue,* S. 195.

NEIN

Siehe *Eifersucht,* S. 200.

NEIN

Siehe den Fragebogen *Passen Sie zueinander?*, S. 158, wo einige der häufigsten Ursachen für die Schwierigkeiten aufgezeigt werden, die das Zusammenleben zweier Menschen belasten können.

WIE MAN SICH DEM PARTNER MITTEILT

Fast jeder findet es ganz interessant, wenn ganz allgemein über Sex diskutiert wird, aber nur wenigen Menschen fällt es leicht, Ihre persönlichen Empfindungen und sexuellen Vorlieben zu offenbaren. Intime Gedanken und Gefühle auszutauschen – und sei es mit dem vertrauten Partner – heißt für viele Männer und Frauen, sich eine Blöße zu geben. Ganz abgesehen von den eigenen Hemmungen im offenen Gespräch haben Sie vielleicht Befürchtungen, wie wohl Ihr Partner reagieren wird, wenn Sie über Ihr gemeinsames Sexualleben sprechen und es womöglich kritisieren. Werden seine Gefühle verletzt oder, noch schlimmer, macht es ihn so wütend, daß er die verletzende Kritik an Sie zurückgibt oder daß er Sie vollkommen ablehnt?

Über Sex reden

Frauen sind trotz alledem im allgemeinen eher bereit und mehr daran gewöhnt, über ihre Gefühle zu sprechen, als Männer. Für Frauen ist es auch sehr wichtig, ihre Beziehungen so zu gestalten, daß sie sowohl emotionale wie auch körperliche Nähe garantieren. Und so muß denn, wenn es um Sexuelles geht, die Initiative von Ihnen ausgehen, und Sie müssen die meiste Verantwortung übernehmen, damit etwas verbessert wird. Erwarten Sie nicht, daß Ihr Partner Ihre Gedanken lesen kann. Es ist ein Irrtum zu glauben, daß jemand, der Sie liebt, auch intuitiv weiß, was Sie wollen. Es bleibt Ihnen nichts anderes übrig, als im Klartext zu reden, wenn Sie Ihre gegenseitigen Bedürfnisse kennenlernen wollen.

Oft fällt es leichter, vertrauensvoll über sexuelle Angelegenheiten mit einem neuen Partner zu sprechen, denn schließlich geht es den beiden dabei um genau das, was Sie auf dem Herzen haben. Ergreifen Sie also den Vorteil, den jede neue Beziehung bietet, und führen Sie als eine feste Gewohnheit offene Gespräche ein, die Sie beibehalten, wenn sich Ihre Beziehung vertieft. Am Anfang einer Partnerschaft wissen Sie noch wenig voneinander, und es gibt Gelegenheiten, das Thema wieder anzuschneiden. Sie brauchen nur so etwas zu sagen wie: »Rede mit mir, wenn es etwas Besonderes gibt, das du dir von mir wünscht«, oder »Ich bin gern manchmal oben – ist dir das recht?«

Der richtige Augenblick

Den meisten Menschen fällt es am leichtesten, über Sex zu reden, wenn sie sich gerade lieben. Es ist dann selbstverständlich, daß man sagt: »Das tut gut; ich mag es, wenn du das tust.« Anderen Menschen ist es jedoch lieber, wenn sie das Thema ihrer sexuellen Vorlieben bei anderen Gelegenheiten ansprechen können; das kann vor allem in einer langjährigen Beziehung so sein, wenn Sie und Ihr Partner nicht daran gewöhnt sind, sich über Sex zu unterhalten.

Wenn Sie als neues Kommunikationsmuster Gespräche über Sex einführen wollen, dann brauchen Sie viel Takt und Geduld. Es hat sich bewährt, wenn der Gesprächsgegenstand zuerst auf neutralem Boden angesprochen wird – bei einem Drink oder einem guten Film, wenn Sie beide gut gelaunt und entspannt sind. Fallen Sie nicht gleich mit der Tür ins Haus – suchen Sie sich einen Aufhänger: etwas, das Sie gelesen haben, eine Fernsehsendung, berichten Sie das Erlebnis einer Freundin oder einen Traum (zur Not einen, den Sie sich ausgedacht haben).

Erinnerung an angenehme Erlebnisse

Meist ist es einfacher, über Vergangenes zu reden als über Gegenwärtiges. Wenn Sie gern eine bestimmte sexuelle Praktik, die Sie einmal sehr befriedigend fanden, wiederholen würden, dann erinnern Sie daran, wie angenehm diese Erfahrung war, und dann regen Sie an, daß Sie beide eine Wiederholung versuchen. Sie können vorher einstudieren, was Sie sagen wollen. Wenn Sie sich die Worte zurechtlegen und sie laut aufsagen, steigt Ihr Selbstvertrauen, und Sie können dann bei Ihrem Partner leicht auf Ihr Thema zu sprechen kommen.

Ermutigen Sie Ihren Partner

Geben Sie Rückhalt und machen Sie Mut, wann immer Sie können. Solange Sie sich Ihrer Partnerschaft nicht ganz sicher sind, sollten Sie betonen, was Sie gern möchten, statt sich darüber zu beklagen, was Ihnen nicht gefällt. Sagen Sie also: »Ich mag es, wenn du mich hier streichelst«, und nicht: »Warum bist du nur immer so grob?« Denken Sie daran, daß direkte Kritik fast immer destruktiv wirkt, vor allem in spannungsgeladenen Augenblicken – zum Beispiel wenn Ihr Partner gerade in höchstem Maße sexuell erregt ist. Es ist besser, wenn Sie Ihrem Partner Ihre Gefühle beschreiben und erklären können, statt an seinem sexuellen Verhalten herumzunörgeln.

Schildern Sie ihm Ihre Empfindungen so genau und ehrlich, wie Sie nur irgend können. Es ist wichtig, daß Sie sich Ihre tatsächlichen Gefühle eingestehen und sie dann Ihrem Partner möglichst genau mitteilen. Wenn Sie sagen: »Ich will keinen oralen Sex – ich bin doch kein Tier!«, aber tatsächlich meinen und hier auch eine Klarheit wünschen: »Ich habe Angst, oralen Sex auszuprobieren, weil du vielleicht findest, daß ich schlecht rieche«, dann machen Sie es sich zu leicht. Wenn Sie nicht wirklich ganz ehrlich sind, kann es keine Basis für eine Diskussion geben.

Finden Sie heraus, wie Ihr Partner denkt und fühlt, indem Sie sehr genaue Fragen stellen. Sagen Sie nicht einfach: »War das gut?«, sondern: »Magst du es, wenn ich deinen Penis streichle? Ist es besser, wenn ich stärker drücke?« Versuchen Sie nicht, die Vorlieben und Abneigungen Ihres Partners zu erraten und sich so zu verhalten, wie Sie glauben, daß er es gern hätte – es ist wahrscheinlich, daß Sie sich irren. Und wenn Sie beide dieses Ratespiel betreiben, bekommt keiner von Ihnen, was er möchte. Also seien Sie offen und ermutigen Sie Ihren Partner, ebenso offen zu sein. Er hat wahrscheinlich ebenso viele Schwierigkeiten wie Sie (wenn nicht noch mehr), seine Gefühle, die er mit Sex verbindet, auszudrücken, also kommen Sie ihm entgegen, so gut Sie können.

Achten Sie auf die nichtverbalen Hinweise, die Ihr Partner Ihnen gibt, indem er etwas mit Ihnen macht. Oft können Sie davon ausgehen, daß er das, was er für Sie tut, auch gern hätte. Beispielsweise, wenn er ausgiebig von sich aus Ihren Rücken küßt oder Ihren Analbereich streichelt, bedeutet das, er würde gern ebenso liebkost werden. Für viele Menschen sind solche Hinweise die einfachste Methode, ihrem Partner ihre sexuellen Wünsche mitzuteilen. Aber das funktioniert natürlich nur bis zu einem gewissen Grade. Es kann zu Mißverständnissen kommen, und auf jeden Fall muß man einen Partner voraussetzen, der feinfühlig genug ist, um die Andeutungen zu verstehen.

Denken Sie aber vor allem an folgendes: Völlige Selbstentblößung auf einen Schlag kann Ihren Partner vor den Kopf stoßen. Stellen Sie nie eine Frage, die Sie selbst nicht bereit wären zu beantworten oder bei der Sie sicher sind, daß Ihr Partner sie jetzt nicht beantworten will.

Nein sagen

Eines der schwierigsten Kommunikationsprobleme vieler Frauen besteht darin, daß sie nach einem Weg suchen, wie sie ihrem Partner sagen können, daß ihnen gerade nicht nach Sex zumute ist, ohne daß er sich abgelehnt fühlt. Sie wissen unzweifelhaft aus eigener Erfahrung, wie verletzt und zurückgesetzt man sich fühlt, wenn man sich eine sexuelle Abfuhr holt. Man muß lernen, wie man das Angebot, aber nicht den Menschen ablehnt.

Viele Paare, denen Offenheit und Direktheit schwerfallen, machen eine Art Code aus, um sich gegenseitig ihre sexuelle Bereitschaft zu signalisieren. Sie können zum Beispiel eine Skala von 0–10 einführen. Wenn Sie dann sagen: »Tut mir leid, aber ich bin heute abend auf dem Nullpunkt«, dann weiß Ihr Gegenüber, daß absolut nichts zu machen ist. Eine 3 oder 4 hingegen kann bedeuten: »Das könnte heute schon was werden, wenn du wirklich scharf drauf bist.« Sie können auch einen Code wählen, der auf Appetit-Rängen beruht, etwa von »Ich hab' einen Bärenhunger« bis zu »Mir reicht heute eine Tasse schwarzer Kaffee«. Ein solches Codesystem beugt spannungsgeladenen Situationen vor, die aus Mißverständnissen entstehen, und es macht deutlich, daß lediglich von einer vorübergehenden Stimmung die Rede ist. Besonders der Zahlencode läßt auch Raum für Verhandlungen. Wenn einer von Ihnen beispielsweise auf 8 ist und der andere sein gerade aufflammendes Interesse mit einer 3 anzeigt, dann reizt es den Partner mit dem niedrigeren Rang vielleicht um des begeisterten Partners willen, eine besondere Anstrengung zu unternehmen. Solange Sie sich einig sind, was die Codewörter bedeuten sollen, gibt Ihnen auch das zweite Codesystem solche Verhandlungsmöglichkeiten.

Umgang mit Ärger

Fast alle Menschen finden, daß Verstimmungen und Sex unvereinbar sind. In jeder Partnerschaft, besonders in einer langdauernden, sollten Streitigkeiten und verletzte Gefühle immer dann angesprochen werden, wenn sie aufkommen, nicht erst, wenn sie sich bereits verfestigt haben. Unterdrückte Feindseligkeit schafft sexuelle Probleme und erschwert darüber hinaus auch ihre Lösung.

Für alle Paare, besonders für solche mit sexuellen Problemen, ist es sehr wichtig, daß sie versuchen, Verstimmungen zu überwinden, daß sie fähig sind, mit ihnen vernünftig umzugehen. Gelegentliche Unstimmigkeiten gibt es selbstverständlich in jeder Partnerschaft, aber sie lassen sich bereinigen, ohne bleibende Bitterkeit zurückzulassen, wenn die Partner ohne Umschweife über den wahren Grund ihres Konflikts miteinander reden können. Die nachstehenden Tips sollen Ihnen bei der Bewältigung einer solchen Situation helfen.

■ Sagen Sie Ihrem Partner ganz deutlich, was Sie verärgert hat, und zwar gleich, nicht erst nach Tagen oder Wochen.

■ Gehen Sie das Problem an, indem Sie Ihre eigenen Gefühle einbringen, statt das Verhalten Ihres Partners zu kritisieren. Sagen Sie: »Eigentlich will ich es gar nicht, aber es ärgert mich, daß ...«, und nicht: »Du bist so egoistisch, daß du niemals ...«

■ Bleiben Sie bei der Sache und suchen Sie eine Lösung. Benutzen Sie die augenblickliche Auseinandersetzung niemals dazu, sich frühere Verstimmungen von der Seele zu schaffen.

■ Üben Sie Selbstkontrolle, auch wenn es schwerfällt. Argumente sollten niemand schaden oder gar zerstören. Wenn Sie so geladen sind, daß Sie Ihren Partner beleidigen oder gar schlagen wollen, dann warten Sie, bis der schlimmste Zorn verraucht ist, ehe Sie sich an den strittigen Sachverhalt heranmachen.

■ Führen Sie keine verletzenden Angriffe gegen körperliche oder intellektuelle Unterlegenheiten Ihres Partners, denn das wird nicht leicht vergessen und vergeben.

■ Wenn Sie merken, daß eine Meinungsverschiedenheit in einen Vernichtungskampf auszuarten droht, geben Sie auf und schlagen Sie vor, daß Sie zu einem späteren Zeitpunkt eine Lösung versuchen, wenn Sie beide sich etwas beruhigt haben.

■ Vertragen Sie sich vor der Schlafenszeit oder wenn Sie zu Bett gehen. Aber es wird Sie vermutlich nicht unbedingt begeistern, wenn Ihr Partner nach einem Streit versucht, Sex als Versöhnungsmittel einzusetzen.

UNTERSCHIEDLICH STARKER GESCHLECHTSTRIEB

Eine der häufigsten und frustrierendsten Schwierigkeiten in einer Partnerbeziehung entsteht dadurch, daß einer der Partner sehr viel mehr Sex haben möchte als der andere. In diesen Fällen wird demjenigen, der weniger an Sex interessiert ist, leicht der Vorwurf gemacht, er sei »unnormal«.

Alle Menschen haben unterschiedlich starke Sexualbedürfnisse, und weil sie so verschieden sind, ist es wenig sinnvoll, sich selbst oder jemand anderen an irgendeiner fiktiven Norm zu messen oder ein bestimmtes Niveau sexueller Aktivität als »normal« anzusehen. Ob Ihr Sexualtrieb stark, mittelmäßig oder schwach ausgeprägt ist – alles ist normal. Entscheidend ist allein, ob Sie Ihre Sexualbedürfnisse einander angleichen können, mögen sie noch so begrenzt oder riesig sein. Ganz bestimmt sind Sie nicht »untersexualisiert«, wenn Sie viel weniger Sex brauchen als Ihr Partner, oder »übersexualisiert«, wenn Sie viel häufiger nach Sex verlangen.

Gelegentliche Schwankungen

Auch wenn Sie sexuell zueinander passen, gibt es immer einmal Zeiten, in denen Ihre Sexualtriebe nicht übereinstimmen. Wie jedes andere Verlangen ist auch Ihr Bedürfnis nach Sex zeitweiligen Schwankungen unterworfen und hängt immer wieder von verschiedenen Faktoren ab. Am wichtigsten ist die Einstellung zu Ihrem Partner. Ihr Sexualtrieb ist sicher am stärksten, wenn sie frisch verliebt sind oder am Anfang einer neuen Partnerschaft stehen. Wenn Sie sich von Ihrem Partner aber nicht mehr angezogen fühlen oder wenn Ihre Partnerschaft von Mißstimmungen und Ärger zersetzt wird, dann können Sie damit rechnen, daß Ihr Sexualtrieb abnimmt oder nicht einmal mehr existiert.

Auch Ihr psychisches und körperliches Befinden hat spürbaren Einfluß auf Ihren Sexualtrieb. Im Urlaub, wenn Sie ausgeruht sind, haben Sie wahrscheinlich häufiger Lust auf Sex, aber wenn Sie müde, niedergeschlagen oder krank sind, haben Sie nur wenig Verlangen danach. Vielleicht haben Sie auch schon bemerkt, daß Ihr Sexualtrieb im Laufe des Monatszyklus leichten Schwankungen unterliegt. Diese Unterschiede sind von Frau zu Frau ganz verschieden – es gibt kein einheitliches Muster. Schließlich bemerken Sie, daß Ihre sexuellen Bedürfnisse mit zunehmender sexueller Erfahrung und Selbstsicherheit ansteigen, wahrscheinlich um die 40 ihren Höhepunkt erreichen und dann anfangen, allmählich nachzulassen, wenn Sie in das mittlere Lebensalter eintreten.

Vorschläge zur Überbrückung

Nahezu jedes Paar kommt ohne länger andauernde Enttäuschungen gut damit zurecht, daß das sexuelle Verlangen manchmal stärker, manchmal schwächer ist. So ist das nun einmal in einer Partnerschaft. Wenn aber wirklich große Unterschiede zwischen Ihnen und Ihrem Partner bestehen, dann müssen Sie eine Langzeit-Strategie ausarbeiten, die verhindert, daß der »triebstarke« Partner ständig unbefriedigt, zurückgesetzt und frustriert ist und der »triebschwache« Partner unter ständigem Druck steht, öfter Sex haben zu müssen, als er oder sie eigentlich braucht. Die folgenden Hinweise sollen Ihnen helfen, die Kluft zumindest zeitweise zu überbrücken.

■ Denken Sie daran, daß Sex nicht immer Geschlechtsverkehr bedeuten muß. Masturbieren ist ein Ausweg, wenn ein Partner Sex haben möchte und der andere nicht. Auch wenn Sie selbst sexuell nicht interessiert oder überhaupt nicht sexuell erregt sind, können Sie Ihren Partner manuell oder oral zum Orgasmus bringen (siehe *Stimulierungstechniken,* S. 73). Oder es gibt die Möglichkeit, daß ein Partner sich selbst zum Orgasmus bringt und dabei die körperliche Nähe des anderen genießt, der ihn fest umarmt hält.

■ Wenn Ihr Partner vorschlägt, Sex zu machen, Sie aber überhaupt keine Lust haben, dann dürfen Sie nicht glauben, Sie seien auf keinen Fall erregbar. Ähnlich wie der Appetit beim Essen kommt, entdecken Sie vielleicht, daß Sie nur etwas Anregung brauchen, und schon ist Ihr Verlangen geweckt.

■ Versuchen Sie, etwas genauer zu ergründen, inwieweit das Auf und Ab Ihrer sexuellen Empfindungen mit Ihrem Monatszyklus zusammenhängt. Es gibt gewiß einige Tage, an denen Sie mehr Bereitschaft für Sex verspüren als an anderen. Wann immer Ihnen nach Sex zumute ist, ergreifen Sie die Gelegenheit und tun Sie den ersten Schritt. Haben Sie keine Angst, daß Ihr Partner dadurch nur ermutigt wird, von Ihnen noch mehr zu fordern. Ganz im Gegenteil, die Tatsache, daß Sie mehr Interesse am Sex als bisher zeigen, bringt ihn dazu, daß er auf Sie keinen Druck ausüben muß.

■ Gehen Sie die Vorschläge im Kapitel *Abbau von Hemmungen,* S. 97, durch. Falls Ihr Sexualtrieb immer schon schwach ausgeprägt war, dann lag das vielleicht daran, daß irgend etwas – eine strenge Erziehung oder eine traumatische sexuelle Erfahrung in Kindheit oder Jugend – derartige Hemmungen bei Ihnen verursacht hat, daß Sie der Sexualität immer auszuweichen versuchten. Die Ratschläge in diesem Kapitel können Ihnen helfen, Ihre eigene Sexualität zu akzeptieren, mit dem Ergebnis, daß sich das Verlangen nach Ihrem Partner verstärkt.

■ Wenn Sie der »triebschwache« Partner sind, dann versuchen Sie, während Sie sich selbst befriedigen, an Ihren Partner zu denken, so daß Sie ihn allmählich mit Ihren Gefühlen der sexuellen Erregung assoziieren. Beginnen Sie mit Ihrer Lieblingsphantasie, und gestalten Sie diese allmählich so um, daß Ihr Partner darin mit Ihrer steigenden Erregung immer deutlicher vorkommt. Versuchen Sie dann, ob er nicht Ihr Hauptstimulus werden kann.

■ Entziehen Sie Ihrem Partner Ihre Zuneigung auch dann nicht, wenn Ihr mangelndes sexuelles Interesse zum Gegenstand von Auseinandersetzungen geworden ist. Sie sind vielleicht versucht, Körperkontakte zu vermeiden, aus Furcht, Ihr Partner könnte eine zärtliche Geste als sexuelle Aufforderung mißverstehen. Aber wenn Sie Ihrem Partner gegenüber derart zurückhaltend sind, fühlt er sich emotional genauso abgelehnt wie körperlich.

■ Stimulieren Sie sich psychisch mit erotischen Büchern, Magazinen oder Filmen.

■ Versuchen Sie, eine möglichst positive Einstellung zu Ihrem Partner aufrechtzuerhalten. Das ist gerade dann zu empfehlen, wenn er Sie eigentlich sexuell nicht mehr besonders reizt. Als Sie noch verliebt waren, also im Anfangsstadium der sexuellen Anziehung, funktionierte ein automatisches selektives Wahrnehmungsvermögen, so daß Sie zwar die beginnende Glatze, die abstehenden Ohren oder das Übergewicht Ihres Partners durchaus wahrnahmen, aber diese Unzulänglichkeiten wurden in Ihrem Geist zugunsten seiner positiveren Charakteristika weggefiltert. Es ist so, als würden Sie nur seine attraktivsten Eigenschaften sehen, weil Sie sich entschieden haben, sich zu diesem Mann hingezogen zu fühlen. Sie können diesen Vorgang bewußt in Gang setzen, wenn Sie sich absichtlich auf die positiven Eigenschaften konzentrieren.

■ Bereiten Sie sich gegenseitig körperliches Vergnügen, auch wenn Sie keinen Geschlechtsverkehr wollen. Wiederholen Sie die Übungen des Abschnitts *Streichelspiele,* S. 123. Machen Sie sie regelmäßig. Sie helfen Ihnen, sich Ihre körperliche und emotionale Intimität zu bewahren, und dann kann sich auch das sexuelle Verlangen gut entwickeln.

Mitmachen oder nicht

Einer der grundlegenden Unterschiede zwischen Männern und Frauen ist der, daß eine Frau Geschlechtsverkehr haben kann, auch wenn sie für Sex nichts übrig hat und sexuell nicht erregt ist, daß ein Mann das aber nicht kann. Diese Tatsache ist schuld daran, daß der Mann, der Sex möchte, unfairen Druck auf eine unwillige Partnerin auszuüben vermag. Ein – zumindest unter Männern – weit verbreitetes Gerücht besagt, daß ein Mann, der sexuell erregt ist, zum Orgasmus kommen muß, oder er bekommt Schmerzen. Aber dieser Mythos, mit dem schon so mancher junge Mann so manches junge Mädchen eingeschüchtert hat, entbehrt jeder Grundlage. Es ist für einen Mann nicht unangenehmer, nicht zum Orgasmus zu kommen, wenn er erregt ist, als für eine Frau. Beide spüren manchmal einen leichten Schmerz in der Leistengegend, der beim Geschlechtsverkehr durch den Orgasmus gelöst wird, aber er vergeht genausogut durch Masturbieren oder er verschwindet nach einiger Zeit auch einfach von selbst.

Ohne Zweifel gibt es Zeiten, in denen Liebe, Zärtlichkeit, Sorge um den Partner oder auch Ihr eigenes Bedürfnis nach körperlichem Wohlgefühl und nach Nähe ausreichende Gründe dafür sind, ja zum Sex zu sagen, auch wenn ein sexuelles Verlangen nach Ihrem Partner nicht vorhanden ist. Wenn Sie sich jedoch oft gegen Ihren Willen zum Sex überreden lassen, weil Sie Angst haben, dem Partner etwas abzuschlagen, oder weil Sie sonst Schuldgefühle bekommen, dann kann es geschehen, daß Ihnen die Liebe immer weniger Freude macht und womöglich sogar widerwärtig wird.

DIE GEFÜHLSWELT DES MANNES

Um Ihren Partner richtig verstehen zu können, müssen Sie wissen, was ein Mann sexuell empfindet und wie er sexuell reagiert, und Sie müssen die Fähigkeit entwickeln, sexuelle Probleme (sowohl seine wie Ihre) auch von seinem Standpunkt aus zu beurteilen. Weil die Sexualität ein so persönlicher und intimer Lebensbereich ist, neigen wir dazu, die Ansichten unseres Partners sehr persönlich zu nehmen. Eine Frau, deren Partner attraktiven Frauen hinterherschaut oder Pornohefte mag, fühlt sich durch dieses Verhalten vielleicht verletzt, und dann vermutet sie, daß jedes Problem, das er hat, nur entstanden ist, weil er sie nicht begehrt, oder daß sie irgendwie an seinen Fehlern Schuld hat.

Die sexuellen Bedürfnisse eines Mannes

Ein derart geringes Einfühlungsvermögen zwischen den Geschlechtern ist oft die Folge der sehr unterschiedlichen Einstellungen zum Sex von Männern und Frauen. Die meisten Männer glauben, daß Erektion und Orgasmus zur vollen sexuellen Befriedigung unbedingt nötig sind, während Frauen die Gefühle der Intimität und Zärtlichkeit genauso hoch bewerten wie den Geschlechtsakt selbst. Daher kann ein Mann sehr leicht (und so ist es üblich) seine sexuellen Ziele erreichen, ohne den Bedürfnissen seiner Partnerin auch nur annähernd gerecht zu werden. Fast jedes Sex-Buch (auch das vorliegende) betont, wie lustvoll es ist, wenn der Geschlechtsverkehr sich langsam entwickelt, und wie wichtig das Vorspiel ist, damit die Frau genug erregt ist, um völlige, auch emotionale Befriedigung zu finden. Aber den Männern geht es gar nicht immer um ein solches Erlebnis. Manchmal wollen sie einfach ohne großen Austausch von Zärtlichkeiten auf dem schnellsten Weg den direkten Geschlechtsverkehr. Vielleicht ergeht es Ihnen manchmal ganz ähnlich, wenn Sie sexuell so erregt sind, daß Sie es nicht mehr aushalten und gleich zur Sache kommen wollen. Werten Sie das nicht als ein rein körperliches Erlebnis ab, denken Sie nicht, es sei minderwertig im Vergleich zu einer langen und abwechslungsreichen Begegnung. Es geht einfach um ein anderes Bedürfnis – gewöhnlich, zugegebenermaßen, um ein männliches Bedürfnis – aber gelegentlich kann es doch auch Ihr eigenes sein.

Diese unterschiedliche Einstellung erklärt auch, warum Frauen mehr Wert auf Monogamie legen als Männer. Die meisten Männer wünschen sich zwar ebenso wie die Frauen enge und dauerhafte Bindungen, aber sie scheinen besonders dazu befähigt zu sein, emotionale von rein körperlichen Bedürfnissen zu trennen. Wenn Sie, wie die meisten Frauen, aus einer zufälligen Liebesaffäre eine echte Partnerschaft machen wollen, dann sehen Sie wahrscheinlich in jeder Begegnung, in der es eigentlich nur um Sexuelles geht, das Versprechen, auch Emotionales sei im Spiel. Darum sehen Sie in einer Affäre, die Ihr Partner als rein sexuell bezeichnet und die er vielleicht für zufällig und zu nichts verpflichtend hält, eine ernsthafte Bedrohung Ihrer Partnerschaft.

Die Initiative ergreifen

Wie wünschen sich Männer Frauen im Bett? Zuerst und vor allem wollen sie, daß Frauen Spaß daran haben – und sie sollen das auch zeigen. Besonders schätzen Männer an einer Partnerin, wenn sie sich lustvoll beteiligt, und darum haben es viele Männer gern, wenn die Frau manchmal die Führung übernimmt, denn dann zeigt sie deutlich, welche Bedeutung sie dem Sex beimißt. Die meisten Männer sehen sich zwar immer noch die meiste Zeit als den dominierenden Partner, doch nur wenige haben etwas dagegen, wenn sexuelle Initiative auch einmal von der Frau ausgeht. Sie brauchen keine Draufgängerin zu sein und Ihre aktive Beteiligung auch nicht aggressiv durchzusetzen – solche Qualitäten werden, wenn sie bei Frauen vorkommen, von Männern immer noch negativ besetzt. Aber ein Mann fühlt sich geschmeichelt, wenn er begehrt wird, und er findet es wunderbar bequem, wenn er eine Partnerin hat, die in der Lage ist, initiativ zu werden, vielleicht überhaupt die Führung zu übernehmen, und die ihn auch einmal verführt.

Männliche Sexualängste

Weil das Bild vom Jäger und dem gejagten Wild für das Verständnis der Sexualität immer noch bedeutsam ist, kann sich eine Frau wohl kaum vorstellen, wie leicht ein Mann sexuell zu verletzen ist. Seine Befürchtungen und Ängste wirken sich oft viel lähmender aus als die, von denen eine Frau besetzt ist. Wie unsicher oder unerfahren eine Frau auf sexuellem Gebiet auch immer sein mag, sie kann gewöhnlich ihre Ängste gut verbergen, allerdings heißt das für sie, daß sie völlig passiv wird. Das hemmt zwar ihr Vergnügen, schließt jedoch selten jegliche sexuelle Aktivität aus. Ein Mann steht immer unter dem Zwang, eine Erektion zu erreichen und durchzuhalten, als Beweis für seine starken Gefühle und seine Mannhaftigkeit. Schafft er das nicht, dann sieht er sich selbst – auf sexuellem Gebiet – als Nichtsnutz.

Was ein Mann vor allem anderen braucht, ist die Versicherung, daß seine Erektion, so nützlich sie auch sein mag, nicht der einzige Beweis seiner Männlichkeit ist und daß er auch ohne sie ein begehrenswerter Partner ist. So tief sitzt in vielen Männern die Vorstellung, daß Sex ohne Erektion sinnlos sei, daß ein Mann, der hier versagt, sich völlig zurückzieht, verstimmt, sogar verzweifelt ist und schließlich Zuflucht sucht in einem Buch oder im Schlaf. Nur seine Partnerin kann ihm dann noch die Augen öffnen, damit er sieht, wie viele andere Möglichkeiten einem Paar bleiben, das sexuelle Lust genießen will.

Viele Männer brauchen Aufklärung und beruhigenden Zuspruch in einer Angelegenheit, die noch viel belastender sein kann. Teils aus ihrem anerzogenen Konkurrenzdenken, teils aus übertriebenen Vorstellungen, wie wichtig die Penisgröße für eine Frau ist, glauben viele Männer, einen zu kleinen Penis zu haben. Durch den vertrauten Umgang in den Umkleideräumen und die Offenheit in den öffentlichen Bedürfnisanstalten haben Männer viel mehr Möglichkeiten als Frauen, ihre Genitalien sehr genau kennenzulernen. Aber deshalb fühlen sie sich nicht etwa sicher, denn jeder Mann stellt hier Vergleiche an, und bei vielen bleibt das ungute Gefühl zurück, daß sie im Wettbewerb schlecht abschneiden. Tatsächlich aber sehen sie die Penisse der anderen Männer fast ausschließlich in nichterigiertem Zustand, und während die Größenunterschiede beim schlaffen Penis beträchtlich sind, gibt es zwischen Penissen, die erigiert sind, nur sehr kleine Differenzen. Außerdem sieht ein Mann seinen eigenen Penis immer von oben und dadurch verkürzt. Bedingt durch diese Sicht bleibt ihm eigentlich gar nichts anderes übrig, als seinen Penis zu unterschätzen. Versichern Sie ihm also, daß die Größe des Penis für Sie viel weniger wichtig ist als das, was er mit seinem Penis anzufangen weiß. Auch etwas Penisverehrung kann ihm guttun. Den meisten Frauen fällt das nicht schwer, denn in einer engen sexuellen Beziehung ist der Penis ohnehin ein Objekt der Aufmerksamkeit und Zuneigung.

Die Angst der Männer vor dem Altern

Während Frauen im zunehmenden Alter eine Bedrohung ihrer körperlichen Anziehungskraft sehen, haben Männer eher die Angst, sie könnten in ihrer sexuellen Leistungsfähigkeit nachlassen. Die Furcht vor dem Verlust der Potenz wirkt sich bei Männern so aus, daß sie die kleinen und völlig normalen Veränderungen im mittleren Lebensalter als Zeichen eines ernsthaften sexuellen Niedergangs interpretieren. Und während diese Veränderungen tatsächlich nur eine geringe oder gar keine nachteilige Auswirkung auf das Sexualleben haben, können die Ängste stark hemmend wirken, und manche Männer beenden dann jede sexuelle Betätigung, um ein Versagen gar nicht erst zu riskieren.

Das Alter wird also vielfach zum Sündenbock für sexuelle Schwierigkeiten gemacht, doch sind ernsthafte sexuelle Probleme – völlige Interesselosigkeit oder anhaltende Erektionsschwierigkeiten zum Beispiel – so gut wie nie eine direkte Folge des Älterwerdens. Nachfolgend haben wir einige »Alterserscheinungen« zusammengestellt, die Ihrem Partner vielleicht Sorgen machen, aber völlig normal sind.

■ Er braucht länger, um sexuell erregt zu werden, und seine Erektion ist vielleicht nicht mehr so stark. Bei einem jungen Mann genügt es manchmal, daß er nur an Sex denkt, und schon bekommt er eine Erektion. Aber wenn Ihr Partner älter wird, braucht sein Penis viel mehr direkte manuelle oder orale Stimulierung. Eine weitere Folge des Älterwerdens besteht darin, daß Ihr Partner zu bestimmten Tageszeiten leichter eine Erektion bekommen kann als zu anderen – zum Beispiel ist der Nachmittag geeigneter als der Abend, wenn die Müdigkeit sich breitmacht.

■ Sein Penis wird bei der Erektion nicht mehr so steif wie früher, und auch der Winkel zum Körper ist nicht mehr so spitz. Wenn das für Sie beide problematisch ist, dann können Sie ihm dabei helfen, eine gute Erektion aufrechtzuerhalten, indem Sie Ihr Gesäß anheben und ein Kissen darunter legen (siehe *Stellungen beim Geschlechtsverkehr,* S. 82), oder Sie schlagen eine Frau-oben-Stellung vor.

■ Er braucht länger, um zum Orgasmus zu kommen, und es kann sein, daß er auch nicht mehr bei jedem Geschlechtsverkehr einen Orgasmus hat. Wenn er früher im Orgasmus den unbedingt notwendigen Abschluß des Geschlechtsverkehrs gesehen hat, dann stört ihn das sicher. Aber es gibt dafür einen Ausgleich: Er kann seine Erektion viel länger durchhalten. Die einzige Gefahr dabei ist die, daß er sich womöglich verpflichtet fühlt, bei jedem Geschlechtsverkehr zum Höhepunkt zu kommen. Besser ist es, wenn er damit einverstanden sein kann, daß es an manchen Tagen einfach nicht so klappt, und dann muß man eben aufhören, ehe Sie beide den Spaß an der Sache verlieren.

■ Der Orgasmus ist jetzt vielleicht für ihn ein weniger tiefes Erlebnis als früher. Die Ejakulation ist im allgemeinen im Alter weniger kraftvoll, so daß die Samenflüssigkeit nicht mehr herausspritzt, sondern heraussickert. Auch das »Gefühl der Unvermeidbarkeit«, das früher dem Orgasmus vorausging, verringert sich oder verschwindet ganz.

■ Die Erektion klingt schneller ab, und nach einer Ejakulation dauert es länger, bis eine Erektion wieder erreicht werden kann.

Erektionsprobleme

Die Unfähigkeit, eine Erektion zu bekommen oder zu halten, ist wahrscheinlich das sexuelle Problem, das jedem Mann am meisten zu schaffen machen kann. Das ziemlich altmodische Wort »Impotenz« beschreibt am besten, wie er sich dabei fühlt. Es gibt nichts, was er tun kann, er kann die Erektion nicht herbeizwingen, und er kann sein Versagen nicht verstecken. Noch schlimmer: Je stärker sein Verlangen, desto unlösbarer wird das Problem.

Erektionsschwierigkeiten haben fast immer psychologische Gründe. Wenn ein Mann jedoch nie beim Aufwachen eine Erektion hat (eine Erektion ist ein normaler Körperreflex, der auch im Schlaf während der Traumphase ausgelöst wird und dann nichts mit sexuellem Verlangen zu tun hat), kann eine körperliche Ursache vorliegen, und er sollte einen Arzt konsultieren. Fast jeder Mann hat gelegentlich Erektionsprobleme, etwa weil er müde oder abgespannt ist oder zu viel Alkohol getrunken hat, oder auch zu Beginn einer neuen Partnerschaft, wenn er sich von seiner besten Seite zeigen möchte. Solche Erektionsschwierigkeiten gehen jedoch im allgemeinen vorüber und bedeuten keinesfalls, daß Ihr Partner kein Interesse mehr an Ihnen hat.

Dieses zeitweilige Versagen ist an und für sich bedeutungslos, aber es kann daraus ein ernstes Problem entstehen, wenn ein Mann anfängt sich zu sorgen, weil er einmal versagt hat, könnte es wieder geschehen. Je ängstlicher er wird, um so mehr wird sein Erektionsreflex gehemmt, und um so wahrscheinlicher ist es, daß sich seine schlimmsten Versagensängste bewahrheiten.

Dieser Teufelskreis ist kaum zu durchbrechen, aber Sie können – mehr als bei jeder anderen sexuellen Schwierigkeit – viel dazu beitragen, daß die Erektionsproblematik überwunden wird.

■ Erkennen Sie das Problem und versuchen Sie, mit ihm darüber zu sprechen, auch wenn es so aussieht, als habe er keine Lust, darauf einzugehen. Machen Sie keine große Sache daraus. Die beste Einstellung ist: »Mach dir nichts draus – morgen ist auch noch ein Tag.«

■ Benehmen Sie sich nicht so, als würden Sie von ihm zurückgewiesen. Dadurch wird die Sache für ihn nur noch schlimmer.

■ Streicheln oder lecken Sie zärtlich seinen Penis, um zu probieren, ob das hilft. Wenn sich aber nichts tut, reagieren Sie schnell, hören Sie auf. Es macht ihn nur noch verkrampfter, wenn er zu spüren bekommt, daß er nicht einmal auf diese Aufmerksamkeit befriedigend reagieren kann.

■ Befreien Sie ihn von jedem Zwang, indem Sie vorschlagen, daß Sie jeden Gedanken an Geschlechtsverkehr aufgeben und einfach nur entspannt und eng aneinandergekuschelt daliegen wollen. Wenn er merkt, daß er keine Erektion mehr haben muß, kommt sie manchmal ganz spontan. Wenn das geschieht, dann treffen Sie nicht sogleich Vorkehrungen zum Geschlechtsverkehr, denn dadurch kann seine Versagensangst erneut die Oberhand gewinnen, und die Erektion geht verloren.

Ständige Erektionsschwierigkeiten

Wenn das Problem ernsthafter Natur ist, wenn also nicht nur gelegentlich, sondern fast immer Erektionsschwierigkeiten auftreten, dann sollten Sie trotzdem beruhigend auf ihn einwirken, um seine Angstgefühle zu verringern. Sie sollten außerdem miteinander absprechen, daß Sie eine bestimmte Zeitlang – etwa drei Wochen – keinen Versuch zum Geschlechtsverkehr unternehmen. In dieser Zeit können Sie sich auf jede andere Weise lieben, die Ihnen gefällt, drei-

oder viermal in der Woche. Das wird Ihnen sehr viel leichter fallen, wenn Sie sofort mit den Übungen auf den Seiten 123 bis 132 beginnen. Wahrscheinlich wird Ihr Partner dabei wieder Erektionen bekommen, aber bleiben Sie bei Ihrem Abkommen, jetzt keinen Geschlechtsverkehr haben zu wollen. Sinn und Zweck der Übung ist es, daß er wieder Vertrauen zu seiner Erektionsfähigkeit bekommt und daß er einsieht, daß er sie ohne Schwierigkeiten wiedergewinnen kann, selbst dann, wenn er sie verloren hat.

Wenn er sich dann selbstsicherer fühlt, können Sie wieder mit dem Geschlechtsverkehr beginnen. Nehmen Sie eine Frau-oben-Stellung ein (siehe *Stellungen beim Geschlechtsverkehr*, S. 82) und führen Sie seinen Penis mit der Hand in Ihre Vagina ein. Lassen Sie ihm Zeit, sich an das Gefühl des Aufgenommenseins zu gewöhnen. Dann beginnen Sie sich langsam zu bewegen. Aber noch einmal: Je weniger Forderungen an ihn gestellt werden, desto weniger verkrampft wird Ihr Partner sein. Bitten Sie ihn, es sofort zu sagen, wenn er Angst oder Verspannungen aufsteigen fühlt, damit Sie sich zurückziehen können.

Mit wachsender Selbstsicherheit kann er auch selbst wieder mehr Verantwortung übernehmen – zunächst kann er, während Sie oben liegen, Stoßbewegungen ausführen, das Tempo steigern oder auch langsamer werden, falls seine Erektion schwächer wird. Versuchen Sie auch noch andere Stellungen. Wenn Ihr Partner seine Erektion verliert, können Sie seine Erregung steigern, indem Sie seinen Penis mit Ihren Vaginalmuskeln fest umschließen oder zärtlich seinen Hodensack streicheln. Wenn das nicht wirkt, ziehen Sie sich zurück, so daß Sie seinen Penis mit der Hand stimulieren können. Sollten all diese Aktionen fehlschlagen und die Erektionsprobleme Ihres Partners bestehen bleiben, dann empfiehlt es sich, einen guten Sexualtherapeuten zu Rate zu ziehen.

Vorzeitige Ejakulation

Viele Männer machen sich Gedanken, weil sie das Gefühl haben, daß sie beim Liebesakt nicht lange genug für die Frau da seien, und viele Frauen spüren, daß sie mehr Befriedigung beim Sex fänden, vielleicht sogar leichter zum Orgasmus kämen, wenn ihr Partner nur nicht so schnell ejakulieren würde. Aber es gibt kein gültiges Kriterium dafür, wie lange es dauern sollte. Es ist doch so: Wenn Sie keinen Orgasmus erreichen, obwohl Ihr Partner fünf Minuten oder noch länger stößt, dann heißt das Problem nicht vorzeitige Ejakulation. Es ist viel wahrscheinlicher, daß Sie vor der Penetration nicht genügend erregt waren. Selbst bei einem sehr kurzen Geschlechtsverkehr können Sie zum Orgasmus kommen, wenn es zuvor ein ausreichendes Vorspiel gab und vor allem eine gute klitorale Stimulierung Sie in einen hohen Erregungsgrad versetzt hat.

Wenn die Ejakulationskontrolle bei jungen Männern im Anfangsstadium einer Beziehung etwas problematisch ist, gibt es eine einfache Lösung: Nach einer Ejakulation wartet der Mann einfach 15–30 Minuten und dann, nachdem er noch einmal eine Erektion erreicht hat, wird der Geschlechtsverkehr wiederholt.

Beim zweiten Mal ist er nicht mehr so erregt, und daher dauert es länger, bis er zum Orgasmus kommt.

Mit dem Älterwerden lernen Männer für gewöhnlich, die »Schnellschuß«-Ejakulation besser zu kontrollieren. Aber es gibt Männer, die an einem Problem leiden: Sie ejakulieren kurz bevor oder sobald sie in die Partnerin eindringen. Und wieder andere können zwar eine Zeitlang Stoßbewegungen ausführen, aber sie merken, daß sie ihren Höhepunkt nicht wirklich beherrschen können. Die folgenden zwei Techniken sollen Ihrem Partner helfen, bessere Kontrollmöglichkeiten zu entwickeln.

DIE STOP-START-TECHNIK

Diese Übung lehrt den Mann, die körperlichen Empfindungen zu erkennen, die zum Orgasmus führen, so daß er lernt, einen Erregungszustand unmittelbar unter dem Punkt zu halten, an dem eine Ejakulation unvermeidlich ist. Er wird stimuliert, bis er merkt, daß der Orgasmus bevorsteht, dann hört die Stimulierung auf, bis seine Erregung nachgelassen hat. Dieser Stop-Start-Prozeß wird wiederholt, bis es dem Mann gelingt, die Ejakulation etwa 15 Minuten lang durchzuhalten.

1 Stimulieren Sie den Penis Ihres Partners manuell (siehe *Stimulierung des Penis mit der Hand,* S. 73). Er sollte sich ganz auf seine Empfindungen konzentrieren, und sobald er

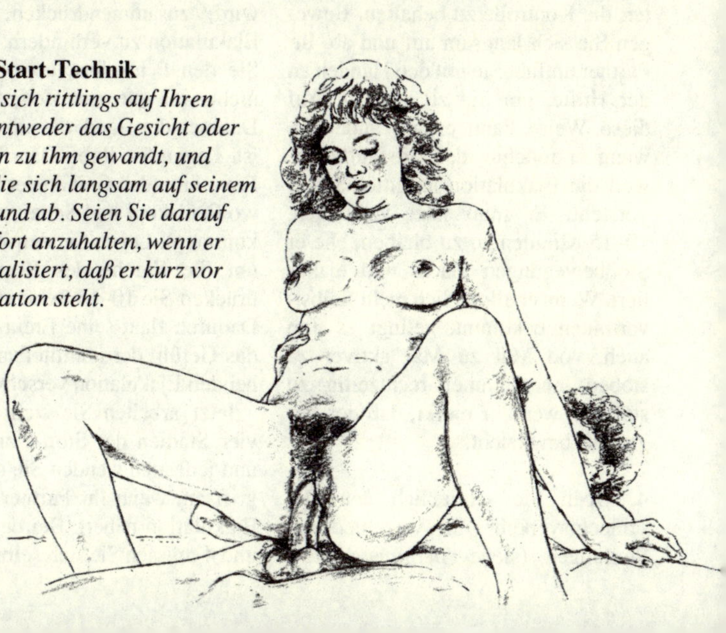

Die Stop-Start-Technik
Setzen Sie sich rittlings auf Ihren Partner, entweder das Gesicht oder den Rücken zu ihm gewandt, und bewegen Sie sich langsam auf seinem Penis auf und ab. Seien Sie darauf gefaßt, sofort anzuhalten, wenn er Ihnen signalisiert, daß er kurz vor der Ejakulation steht.

merkt, daß ein Höhepunkt bevorsteht, bittet er Sie, aufzuhören. Wenn er sich beruhigt hat, erlaubt er Ihnen, von neuem zu beginnen. Wiederholen Sie den Vorgang, bis er es fertigbringt, die Ejakulation 15 Minuten lang in drei aufeinanderfolgenden Übungen zurückzuhalten.

2 Wiederholen Sie die Übung, doch benützen Sie diesmal ein Gleitmittel. Das macht die Kontrolle für ihn etwas schwieriger, weil die Empfindungen erregender sind, ähnlich denen in der Vagina.

3 Jetzt versuchen Sie die Stop-Start-Technik beim Geschlechtsverkehr. Wählen Sie eine Frau-oben-Stellung (siehe *Stellungen beim Geschlechtsverkehr,* S. 82), weil die meisten Männer dabei nicht so starke Empfindungen haben, und so fällt es ihnen leichter, die Kontrolle zu behalten. Bewegen Sie sich langsam auf und ab. Ihr Partner umfaßt Sie mit den Händen an der Hüfte, um Sie zu steuern. Auf diese Weise kann er gut andeuten, wann er möchte, daß Sie aufhören, weil die Ejakulation unmittelbar bevorsteht. Er muß jetzt versuchen, 10–15 Minuten so zu bleiben, ehe er Stoßbewegungen macht und ejakuliert. Wenn er allmählich mehr Selbstvertrauen bekommt, gelingt es ihm auch, von Mal zu Mal aktiver zu stoßen, aber immer rechtzeitig zu stoppen, wenn er merkt, daß der Orgasmus bevorsteht.

4 Üben Sie schließlich den Geschlechtsverkehr in verschiedenen Stellungen (siehe *Stellungen beim Geschlechtsverkehr,* S. 82). Wenn er oben liegt, besonders in der »Missionarsstellung«, ist eine Kontrolle der Ejakulation am schwierigsten. Deshalb sollten Sie diese Stellung erst in der Endphase Ihrer Übungen einnehmen.

DIE DRUCK-TECHNIK

Wenn Ihr Partner keine Fortschritte feststellt, nachdem er mindestens fünf Wochen lang die Stop-Start-Methode geübt hat, dann können Sie eine andere Technik ausprobieren. Das Prinzip ist im großen und ganzen dasselbe, mit dem Unterschied, daß Sie jetzt mit der Stimulierung nicht mehr einfach aufhören, wenn Ihr Partner sich dem Orgasmus nähert, sondern seinen Penis so, wie es gleich beschrieben wird, zusammendrücken, um eine Ejakulation zu verhindern. Umfassen Sie den Penis fest, aber so, daß es nicht weh tut, mit Zeigefinger und Daumen der Hand, die am geübtesten ist. Legen Sie Ihren Daumen auf das Frenulum (den Grat an der Unterseite, wo Peniskopf und Schaft zusammenkommen). Legen Sie den Zeigefinger um die Furche des Kopfes. Dann drücken Sie 10–15 Sekunden fest zu. Dadurch flaut seine Erektion ab und das Gefühl der unmittelbar bevorstehenden Ejakulation verschwindet.

Jetzt arbeiten Sie sich durch alle vier Stadien der Stop-Start-Technik, und jedesmal wenden Sie den Druckgriff an, wenn Ihr Partner sich einer Ejakulation nähert. Bei den Stufen 3 und 4 müssen Sie sich selbstverständlich zunächst einmal von Ihrem Partner abheben, ehe Sie den Druck anwenden können, und bis Sie das richtig beherrschen, muß er Sie etwas frühzeitiger warnen.

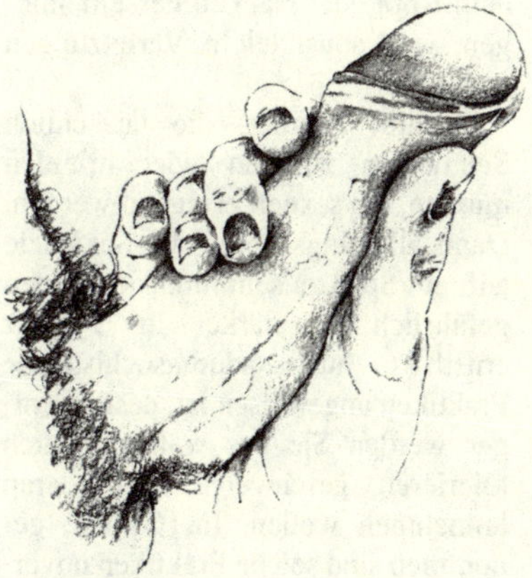

Die Druck-Technik
Wenn Sie den Penis unterhalb der Eichel 10–15 Sekunden fest drücken, halten Sie die Ejakulation Ihres Partners zurück. Die Erektion flacht ab. Wiederholen Sie diesen Vorgang zwei- bis dreimal, ehe Sie Ihren Partner zum Orgasmus bringen.

Konflikte mit sexuellen Vorlieben

Es gibt eine Vielzahl von Aktivitäten, um die sexuelle Routine eines Paares reizvoller und abwechslungsreicher zu gestalten, und wenn Sie beide Gefallen daran finden, dann können Sie das sexuelle Band zwischen Ihnen festigen. Sollte jedoch ein Partner etwas ablehnen, was dem anderen gefällt, oder sollte eine Praktik für einen von Ihnen so wichtig werden, daß sie einen Ersatzcharakter bekommt, statt Ihre üblichen sexuellen Aktivitäten zu bereichern, dann leidet Ihre Partnerschaft darunter. Konflikte sind in diesem Bereich nicht selten, denn die Vorlieben von Männern und Frauen liegen oft weit auseinander.

Wenn es um außergewöhnliche sexuelle Praktiken geht, sollten drei Grundregeln beachtet werden:

- Tun Sie nichts, was nicht Ihnen beiden Spaß macht.
- Tun Sie nichts, was einem Partner Schaden zufügen könnte.
- Drängen Sie sich nicht gegenseitig zu Aktivitäten, die einer von Ihnen verabscheut.

Oraler und analer Sex

Sehr viel weniger Frauen als Männer zählen oralen Sex zu ihren bevorzugten sexuellen Aktivitäten. Wenn Sie so etwas ablehnen, Ihrem Partner aber daran liegt, dann versuchen Sie wenigstens einmal ernsthaft darüber nachzudenken. Gelingt es Ihnen, Ihre besonderen Befürchtungen und Ängste zu erkennen und aufzulösen (einige der bei Frauen üblichen Befürchtungen werden in *Oraler Sex,* S. 76, diskutiert), dann kann es durchaus sein, daß Ihnen die Sache doch noch gefällt. Eine Frau, die am Penis Ihres Partners saugt, ist auf dem besten Weg, eine großartige Verführerin zu werden. Die Vertrautheit dieses Aktes ruft bei ihm eine besondere Reaktion hervor, die für beide emotional sehr befriedigend ist. Wenn jedoch auch nur das geringste Risiko besteht, daß Ihr Partner mit dem HIV-Virus infiziert ist, sollte er ein Kondom tragen, wenn er beabsichtigt, beim oralen Sex zu ejakulieren.

Wahrscheinlich ist die Zahl der Frauen sehr gering, die von sich aus Analverkehr vorschlagen. Und doch hat eine beträchtliche Anzahl von Frauen Spaß daran, wenn einmal die Angst vor Schmerzen und die Vorstellung, daß es unhygienisch sei, überwunden ist. Es wird geschätzt, daß etwa 25 Prozent aller Paare schon einmal analen Geschlechtsverkehr hatten. Bei vielen bleibt es wohl bei einem einmaligen Ausprobieren aus Neugier, ohne daß der Analverkehr ins gewohnte Sexualrepertoire aufgenommen würde. Wenn Sie sich dafür entscheiden, daß Sie Analverkehr einmal ausprobieren wollen, dann gibt es einige Vorsichtsmaßnahmen zu beachten (siehe *Analverkehr*, S. 81).

Sadomasochistische Spiele

Sklaverei (»Fesseln und Quälen«) ist die gängigste Form des Sadomasochismus (wobei Wollustgefühle durch Zufügen und Erleiden von Schmerzen entstehen). Meist ist es der Mann, der den Anstoß zu derartigen Aktivitäten gibt, aber auch Frauen machen gern mit und genießen Phantasie-Spiele. Aber wenn Sie keinen rechten Gefallen an diesen Dingen finden können, liegt das wahrscheinlich daran, daß Sie befürchten, diese Form des Liebesspiels könnte außer Kontrolle geraten. Am besten bindet man die Fesseln locker oder deutet sie nur an, damit der Partner, der festgebunden ist, sich befreien kann, wenn er will. Nie sollte man dem Kopf oder Nacken Fesseln anlegen, weil sonst leicht Verletzungen entstehen.

Es gibt Männer, die tatsächlich Schmerzen zufügen oder erleiden müssen, um sexuell erregt zu werden. Dann allerdings hören die Sexspiele auf, ein Spaß zu sein, und sie werden gefährlich. Je stärker Ihr Partner ernsthaft auf sadomasochistische Praktiken angewiesen ist, desto weniger werden Sie das wahrscheinlich tolerieren, geschweige denn, daran teilnehmen wollen. Im Grunde genommen sind solche Praktiken unvereinbar mit einer stabilen, liebevollen Partnerschaft, aber es kann durchaus sein, daß ein Mann, der an und für sich eine starke Neigung zu Ihnen hat, schließlich feststellt, daß ihm seine sadistischen Praktiken immer weniger bedeuten, weil ihn seine Partnerschaft sehr glücklich macht.

Fetischismus

Ein Fetisch – ein Kleidungsstück oder Schuhzeug, ein besonderer Körperteil oder auch irgend etwas, das offenbar gar nichts mit Sex zu tun hat – ruft starke sexuelle Erregung hervor, oder er wird gebraucht, um diese Wirkung zu erreichen. Sehr viele Männer zeigen einen schwachen Grad von Fetischismus – sie lieben zum Beispiel große Busen oder schwarze Unterwäsche oder Strümpfe. Das alles kann die Erregung dieser Männer verstärken, aber die meisten Männer brauchen das nicht, um erregt zu werden. Wenn Ihr Partner eine solche ausgeprägte Vorliebe hat, können Sie daraus Vorteile ziehen, wo es möglich ist, und einiges in Ihre sexuellen Gewohnheiten aufnehmen.

Echter Fetischismus jedoch engt Ihr Sexualleben eher ein, als daß er bereichernd wirkte. Für einige wenige Männer (Fetischismus kommt bei Frauen kaum vor) wird der Fetisch so wichtig, daß sie ohne ihn überhaupt nicht mehr erregbar sind. Ein solcher Mann findet zum Beispiel keine sexuelle Befriedigung, wenn seine Partnerin nicht in schwarzes Gummi gekleidet ist. Im Extremfall ersetzt der Fetisch vollkommen den Partner, so daß nur noch Gummi-, Leder-, Pelz- oder Plastikkleidungsstücke nötig sind, um den Mann zu erregen und zum Orgasmus zu bringen.

Solange Sie selbst einbezogen sind, kommen Sie vielleicht mit den Vorlieben Ihres Partners ganz gut zurecht. Auf jeden Fall ist es einfach vernünftig, wenn Sie akzeptieren, daß Ihr Partner es außerordentlich erregend findet, wenn Sie in einen bestimmten Stoff oder nach einem gewissen Schnitt gekleidet sind. Aber manchmal, wenn die Sexualität aufgehört hat, Sie beide zu befriedigen, dann kann der Fetisch eine immer größere Rolle in Ihrem Sexualleben spielen. Das Ergebnis kann dann so aussehen, daß Ihr Partner nur noch unter bestimmten Umständen eine Erektion erreichen kann – wenn einer von Ihnen beiden beispielsweise einen Plastikregenmantel trägt.

Was ist zu tun, wenn dieses Stadium erreicht ist? Sie können auf Ihren Partner Druck ausüben, so daß er sich nach einer Behandlung umsieht, aber wenn Ihr Partner nicht selbst gutherzig eine Änderung will, sind die Erfolgschancen schlecht. Eine Therapie wäre aussichtsreicher, wenn Sie als Paar teilnehmen. Wenn es Ihnen gelingt, die üblichen Sexualpraktiken für Sie beide befriedigender zu gestalten, dann kann es geschehen, daß der Fetischismus im Sexualleben Ihres Partners nicht mehr eine so große Rolle spielt.

Transvestitismus

Die Praktik, sich zu kleiden wie ein Angehöriger des anderen Geschlechts, bezeichnet man als Transvestitismus. Manche Männer werden sexuell erregt, wenn sie Frauenkleider tragen; dies gibt ihnen wohl gerade den besonderen zusätzlichen Reiz, den sie brauchen. Andere fühlen sich einfach wohler in Frauenkleidern, weil sie, wenn auch nur vorübergehend, die weibliche Rolle spielen. Auch einige homosexuelle Männer ziehen gern Frauenkleider an, aber die meisten Transvestiten sind heterosexuell und in vielen Fällen glücklich verheiratet.

Eine verschwindend kleine Zahl von Männern, bekannt als Transsexuelle, wollen sich nicht nur als Frauen kleiden, sondern unbedingt richtige Frauen werden, so daß sie sich einer Hormonbehandlung unterziehen und, in einigen Fällen, eine Geschlechtsumwandlung vornehmen lassen.

Wie wird man mit Transvestitismus fertig?

Wie sollten Sie sich verhalten, wenn Ihr Partner Ihnen eröffnet – oder wenn Sie es selbst entdecken –, daß er Transvestit ist? Das hängt zum großen Teil davon ab, was er vorhat und was Sie zu tolerieren bereit sind. Wahrscheinlich will er gar nicht »kuriert« werden, und auf jeden Fall ist die Behandlung schwierig. Allerdings finden viele Frauen, daß sie das akzeptieren können, vor allem dann, wenn es gelegentlich und diskret praktiziert wird. Wahrscheinlich kämen Sie noch besser zurecht, wenn Sie gleich zu Beginn des Kennenlernens davon erfahren hätten, statt es später selbst zu entdecken. In vielen Ländern gibt es Organisationen für Transvestiten. Hier finden sie Gelegenheiten, sich mit Gleichgesinnten in Gesellschaft zu zeigen, ohne Folgen befürchten zu müssen, die das Auftreten in der Öffentlichkeit haben könnte. Jedoch müssen Sie damit rechnen, daß sich durch eine Mitgliedschaft Ihres Partners in einer solchen Organisation seine Neigung eher verstärkt, und das kann sich negativ auf Ihre Beziehung auswirken.

TUN SIE ETWAS FÜR IHRE PARTNERSCHAFT

Was können Sie tun, damit Ihre Partnerschaft über Jahre hinaus lebendig – und nicht nur lebendig, sondern blühend – bleibt? Viel ist schon gewonnen, wenn es Ihnen gelingt, die sexuelle Langeweile zu bezwingen, die nach Meinung vieler Paare das Schicksal jeder Partnerschaft ist. Sie argumentieren so: Eine Zweierbeziehung hat eigentlich nur dann Überlebenschancen, wenn sie monogam bleibt, aber dreißig Jahre oder länger Sex mit demselben Partner muß unweigerlich langweilig werden, und Langeweile, wenn sie nicht einfach die Freude an der Beziehung zerstört, muß zur Untreue führen, und bedroht so die beiden noch mehr.

Die Annahme, Sex ohne einen gelegentlichen Partnerwechsel müsse zwangsläufig langweilig werden, übersieht, wie bedeutsam die Sexualität für den Zusammenhalt und das Erstarken einer langjährigen Beziehung ist; sie unterschätzt außerdem die Fähigkeit eines Paares, sich zu verändern und im Laufe der Jahre immer wieder einander anzupassen.

Zusammengehörigkeitsgefühl

Langeweile mag vermeidbar sein, Veränderung aber gibt es immer. Die übermächtige Leidenschaftlichkeit, die für die ersten Monate einer Liebesbeziehung so charakteristisch ist, flaut sicher einmal ab. Dafür stellt sich aber bei den meisten Menschen ein durchaus ebenbürtiges Wohlgefühl ein, das aus der Verbundenheit mit einem geliebten Menschen entsteht, dessen Körper einem vertraut ist, dessen Sexualleben sich dem eigenen angepaßt hat und dem das eigene Sexualleben ähnlich geworden ist. Liebespaare, die lange zusammen sind, kennen die Bedürfnisse und Vorlieben des anderen, haben herausgefunden, was ihnen gemeinsam die größte Befriedigung verschafft, und sie akzeptieren und vertrauen sich gegenseitig, so daß alle Sorgen um die sexuelle Leistungsfähigkeit überflüssig sind. Diese Vorteile sind zu einem großen Teil mit dafür verantwortlich, daß viele Paare den gemeinsamen Sex auch noch nach vielen Jahren befriedigend empfinden und einige sogar meinen, sie würden ihre sexuellen Gemeinsamkeiten immer mehr genießen. All das ist in einer neuen Partnerschaft nicht möglich, so leidenschaftlich sie auch ist.

Veränderte Einstellungen zum Sex

Warum erleben aber dann nicht alle Paare eine Vertiefung ihres gemeinsamen Sexuallebens? Zunächst muß man sich vergegenwärtigen, daß die sexuellen Vorgänge immer die gleichen bleiben; nur unsere Einstellung zu ihnen verändert sich. Außerdem müssen Sie die Sexualität im größerem Zusammenhang Ihres gemeinsamen Lebens sehen, wenn Sie die wahren Ursachen für Routine und Langeweile ausmachen wollen.

Wenn sich in Ihr Liebesleben lähmende Monotonie eingeschlichen hat und Ihnen gemeinsame Aktivitäten keine Freude bereiten, wäre es sicher unrealistisch, zu erwarten, daß mit der Sexualität alles anders ist. In diesem Fall ist die sexuelle Langeweile nur Teil eines viel umfassenderen Problems. Sex kann nicht aufblühen, hat nicht einmal eine Überlebenschance, wenn sogar die Grundelemente, Anziehungskraft und Zuneigung, fehlen. Ist Ihre Partnerschaft in zunehmendem Maße eintönig geworden, müssen Sie das Übel an der Wurzel packen, herausfinden, was zwischen Ihnen beiden falsch gelaufen ist und möglicherweise sogar die Hilfe einer regelrechten Beratung in Anspruch nehmen. Gelingt es Ihnen, einige der verlorengegangenen oder abgestumpften Gefühle füreinander zu regenerieren, bestehen gute Chancen, auch Ihr Sexualleben wieder lebendig zu gestalten.

Gegen die Langeweile im Sex

Wenn Sie im allgemeinen mit Ihrer Partnerbeziehung zufrieden sind, haben Sie um so mehr Grund, die Ursachen der sexuellen Langeweile zu erforschen. Vielleicht ödet es Sie an, daß Sex immer nach den gleichen Regeln abläuft. Wenn Sie eine starre Routine entwickelt haben oder Ihr sexuelles Repertoire sehr begrenzt ist, dann wundert es kaum, daß Sie das Gefühl beschleicht, alles sei nur noch eine Wiederholung des immer Gleichen.

Wenn Sie jedoch das Liebesleben langweilt, obwohl Sie neuen Varianten gegenüber immer aufgeschlossen waren und alle sexuellen Möglichkeiten ausprobiert haben, dann ist Ihr Problem vielleicht in Ihren unrealisierbaren sexuellen Phantasien begründet. Wenn dem so ist, müssen Sie Ihre Erwartungen überdenken. Lesen Sie den Absatz über *Sexuelle Realität,* S. 193. Das wird Ihnen helfen, mehr Freude an Ihrer sexuellen Beziehung zu finden.

Schluß mit der Eintönigkeit in der Liebe

Eine seit langem eingefahrene sexuelle Routine kann nicht von heute auf morgen abgeschafft werden. Nachdem Sie Jahr für Jahr die Missionarsstellung gewöhnt waren, kommt der Vorschlag, Sie wollten jetzt endlich auch einmal ausprobieren, wie die Liebe von oben aussieht, einer Revolution gleich – es ist ausgeschlossen, daß Sie den Vorschlag machen oder daß Ihr Partner ihn annimmt. Zuerst müssen Sie beide sich darüber klarwerden, daß eine Veränderung überhaupt stattfinden muß, denn solange Sie glauben, daß Sie alles so machen, wie es sich gehört, solange geht alles weiter wie bisher. Danach sollten Sie sehr behutsam kleine Änderungen in

Ihre Routine bringen, indem Sie zum Beispiel eines Tages das Licht brennen lassen, wenn Sie sich bisher nur im Dunkeln geliebt haben. Im Kapitel *Steigerung des Lustempfindens*, S. 94, werden solche Veränderungen vorgeschlagen, und unter *Stellungen beim Geschlechtsverkehr*, S. 82, werden Positionen beschrieben, die Ihnen vielleicht fremd erscheinen, aber überaus lohnend sein können.

Wenn Sie mit Ihrem Partner über solche Veränderungen reden, dann achten Sie darauf, daß es nicht so klingt, als übten Sie an ihm Kritik. Der langweilige Trott, in den Sie beide verfallen sind, ist niemals nur einem Partner anzulasten, denn schließlich haben bisher weder Sie noch Ihr Partner irgendwelche Veränderungen vorgeschlagen. Es ist natürlich immer am einfachsten, alles so hinzunehmen, wie es ist. Aber jetzt müssen Sie Wege finden, wie Sie Ihre Gewohnheiten durchbrechen können, so daß Ihnen Sex wieder mehr Spaß macht.

Die folgenden Ratschläge sollen Ihnen dabei Hilfe und Anregung sein.

■ Weisen Sie nicht von vornherein jeden Vorschlag Ihres Partners zurück, ohne über ihn nachzudenken und ihn zu diskutieren. Damit gewinnen Sie Zeit, um sich mit dem Gedanken vertraut zu machen und Hemmungen, die sich bemerkbar machen, zu überwinden. Das gilt vor allem dann, wenn das, was Ihr Partner vorschlägt, sehr neu ist und Ihnen ungewöhnlich vorkommt.

■ Nutzen Sie Ihre Phantasie und Tagträume, um herauszufinden, welche Arten sexueller Aktivität Sie gern einmal ausprobieren würden. Vielleicht fallen Ihnen auch frühere sexuelle Erlebnisse ein, die Ihnen Spaß gemacht haben und die Sie ausprobieren und wiedererleben möchten.

■ Wenn es Ihnen schwerfällt, Ihre Wünsche in Worte zu fassen, dann denken Sie daran, daß Sie Ihrem Partner zeigen können, was Sie gern von ihm möchten, indem Sie genau dies oder etwas ähnliches für ihn tun (siehe *Wie man sich dem Partner mitteilt*, S. 171).

Sexuelle Realität

Einige Menschen werden schon bald desillusioniert, weil die Qualitäten, die sie im Anfangsstadium der Beziehung besonders geschätzt haben – Leidenschaft, Aufregung, Intensität der Gefühle –, sehr schnell dahinschwinden. Wenn Sie nicht akzeptieren, daß das so ist, und wenn Sie nicht schätzenlernen, was sich statt dessen an neuen Qualitäten entwickelt, dann ist es verständlich, wenn Ihnen die nun eintretende ruhigere, weniger aufregende Phase Ihrer Partnerschaft vergleichsweise langweilig vorkommt.

Ein ähnliches Gefühl der Unzufriedenheit kann sich einstellen, nicht weil die Dinge nicht so sind, wie sie früher einmal waren, sondern weil die Realität nicht an Ihre Erwartungen heranreicht. Mit ziemlicher Sicherheit liegt das daran, daß Ihre Erwartungen völlig unrealistisch sind und Ihre Auffassung von Sexualität reine Phantasie ist. Wenn Sie dauernd der totalen Ekstase nachjagen, dann können Ihnen die einfachen Freuden nichts bedeuten.

Genießen Sie die Gegenwart

Das Mittel gegen eine tief eingewurzelte Langeweile darf nicht in neuen Erregungsdimensionen gesucht werden, wie sie zum Beispiel bisher unbekannte sexuelle Aktivitäten, eine Liebesaffäre, erotische Bücher oder Filme zu bieten haben. Dieses Vorgehen fügt zwar etwas Würze hinzu, wenn die Partnerschaft schal geworden ist, aber nur, wenn man nicht zuviel davon nimmt.

Wird es als Notlösung eingesetzt, dann kommt ein neuer Gewöhnungsprozeß in Gang, der unweigerlich zu einer weiteren Desillusionierung führt. Versuchen Sie statt dessen, die Dinge mit neuen Augen zu sehen. Ihre Einstellung zur Gegenwart entscheidet über die Größe Ihres zukünftigen sexuellen Glücks. Sie finden hier nun einige Vorschläge, wie Sie das Beste aus dem herausholen können, was Ihnen im Augenblick zur Verfügung steht.

■ Untersuchen Sie, was alles positiv ist am Sex mit Ihrem Partner. Vielleicht ist Sex nicht mehr so aufregend wie früher, aber zumindest ist er etwas Zuverlässiges. Wahrscheinlich können Sie Ihre gegenseitigen Reaktionen recht gut einschätzen, und Sie wissen auch, welche Aktivitäten Sie beide am meisten mögen. Da Sie ungestrengt miteinander umgehen, können Sie Ihr Liebesspiel viel leichter ausdehnen, als es Ihnen in der Aufgeregtheit einer neuen Beziehung möglich wäre.

■ Beim Liebesakt sollten Sie sich intensiv auf Ihre körperlichen Empfindungen konzentrieren. Wenn Sie Ort und Stärke eines Schmerzes feststellen wollen, dann müssen Sie Ihre Aufmerksamkeit darauf konzentrieren. Dieses Prinzip gilt auch für die Lust.

■ Leben Sie im Hier und Heute. Vermeiden Sie Vergleiche mit früheren Erlebnissen, und träumen Sie nicht von denen, die Sie sich in der Zukunft wünschen.

■ Vergessen Sie nie, daß auch hier das Prinzip der Wechselwirkung gilt. Sie erhalten etwas von der Lust zurück, die Sie Ihrem Partner schenken, denn je mehr er die Sexualität mit Ihnen genießt, desto stärker wünscht er, Ihnen zur gleichen Lust zu verhelfen.

UNTREUE

Einer ernsthaften Liebesaffäre geht fast immer eine bewußte Entscheidung voraus, auch wenn Sie sich vorzumachen versuchen, daß alles ganz spontan und unerwartet kam. Sie lassen sich darauf ein, weil Ihre feste Beziehung Sie nicht mehr völlig zufriedenstellt und weil Sie glauben, daß diese Affäre unerfüllte Sehnsüchte stillen wird. Wie der Augenschein lehrt, suchen Männer in außerehelichen Erlebnissen oft einfach nur sexuelle Abwechslung, während ein Seitensprung bei Frauen eher ein Zeichen dafür ist, daß sie in ihrer Ehe oder in ihrer festen Beziehung unglücklich sind. Wenn eine Frau untreu ist, sind ihre Emotionen viel mehr beteiligt als beim untreuen Mann. Während also Frauen häufig den Stellenwert eines Seitensprungs Ihres Partners überbewerten, besteht eine echte Chance, daß Ihr Partner Ihrem Seitensprung weitaus weniger Bedeutung beimißt als Sie selbst.

Wenn Sie Ihre eigenen Motive verstehen, dann sind Sie davor bewahrt, in einen Seitensprung mehr hineinzuinterpretieren, als wirklich dran ist. Indem Sie ihn realistisch sehen, wird Ihnen klar, daß er einige Ihrer emotionalen und körperlichen Bedürfnisse befriedigt, aber längst nicht alle. Wenn eine Liebesaffäre so bedeutsam ist, daß Sie einen Bruch mit Ihrem ständigen Partner ernsthaft in Erwägung ziehen, dann kommt es darauf an, daß Sie sich über die Gründe klarwerden, warum Sie Ihr »Seitensprung-Verhältnis« fortsetzen wollen, wenn Sie sich nicht bald wiederum in einer Partnerschaft, die Sie nicht befriedigt, wiederfinden wollen.

Warum Seitensprünge?

Hier sind einige der hauptsächlichen Ursachen für Seitensprünge:

Der Wunsch nach Aufwertung. Das Verlangen, mehr geliebt und stärker begehrt zu werden, ist häufig der Anlaß für einen Seitensprung.

Sexuelle Neugier. Entscheidend für jede sexuelle Beziehung sind die Gefühle gegenüber dem Partner. Wer seine Partner aus Neugier wechselt, gewinnt dabei wenig, wenn nicht jedesmal eine tiefe innere Beziehung entsteht. Liebesaffären, die nur auf sexuelle Anziehungskraft gegründet sind, dauern gewöhnlich nicht lange und sind kaum ein ausreichender Anlaß, Ihre Partnerschaft aufzugeben.

Faszination. Der Gedanke, in einer unerlaubten Beziehung zu leben, kann viel faszinierender sein als eine ganz legitime Partnerschaft. Eine gut eingespielte Partnerschaft – so sieht es manchmal aus – stellt keine Herausforderung mehr dar. Aber ein

Seitensprung mit all seinen Risiken kann Sie wieder lebendig und jung machen.

Sexuelle Unzufriedenheit mit dem Partner. Ein Seitensprung kann Ihnen die Augen dafür öffnen, was zwischen Ihnen und Ihrem Partner sexuell nicht stimmt, und er kann sogar dazu beitragen, daß sich vieles bessert. Allerdings besteht auch die Gefahr, daß in Ihrer Liebesaffäre alles wunderbar leicht geht, so daß es Ihnen überflüssig erscheint, die Probleme mit Ihrem Partner anzupacken; Sie umgehen dann Ihre Schwierigkeiten, statt sie zu lösen.

In einer Partnerschaft, die unbefriedigend ist, eine Krise heraufbeschwören. Das muß nicht unbedingt heißen, daß Sie Ihre Liebesaffäre zu einer Dauerbeziehung umgestalten wollen. Warten Sie ab, bis die anfängliche Leidenschaft sich gelegt hat, dann werden Sie erkennen, was Sie wirklich wollen.

Stimmungsaufbesserung. Manchmal dient ein Seitensprung dazu, nach einem Rückschlag im Beruf die Selbstachtung zu heben, oder er passiert einfach nach der Devise »Wie du mir, so ich dir«, nachdem die Untreue des Partners entdeckt wurde.

Suche nach dem perfekten Partner. Diese Entschuldigung gebrauchen Frauen, die behaupten, sie seien in ihrem Herzen ganz und gar monogam, wenn sie nur den vollkommenen Lebensgefährten fänden. Das ist fast stets Selbstbetrug. Wenn Sie schon häufig Seitensprünge gemacht haben, besteht die Chance, daß sich daran auch nichts ändert. Es fällt leicht, keine Bindung einzugehen, nicht an der Verbesserung einer Beziehung zu arbeiten, solange Sie daran glauben, daß immer noch etwas Besseres auf Sie zukommen wird.

Die Auswirkungen einer gelegentlichen Affäre

Da eine Liebesaffäre meist angefangen wird, um unbefriedigten Bedürfnissen gerecht zu werden, kann sie nach und nach immer mehr Bedeutung gewinnen, wenn sie glücklich verläuft. Sicherlich werden Sie dadurch gezwungen, Ihre Beziehung zu Ihrem ständigen Partner zu überprüfen. Wenn er entdeckt, was vor sich geht, wird Ihre Partnerschaft beeinträchtigt, vielleicht sogar zerstört. Das verlorengegangene Vertrauen kann zwar manchmal wieder aufgebaut werden, aber das braucht Zeit und sehr viel Liebe und Verständnis von beiden Seiten.

Für Paare, die unverheiratet zusammenleben, kann die Entdeckung eines Seitensprungs besonders ernste Folgen haben, weil der betrogene Partner in der Affäre eine direkte Konkurrenz zur festen Form des Zusammenlebens und daher eine ernsthafte Bedrohung sieht. Verheiratete Paare haben einen Stabilisator eingebaut – Alltagsgewohnheiten, finanzielle und soziale Bindungen –, wodurch eine Trennung erheblich erschwert wird, und so ist es eher möglich, daß sie den Sturm überstehen.

Das Geständnis

Haben Sie sich, aus welchen Gründen auch immer, zu einem Geständnis entschlossen (oder wenn alles herausgekommen ist), dann hängt die Reaktion Ihres Partners weitgehend von der Länge und Intensität der Angelegenheit ab. Eine kurze, eher zufällige Affäre ist leichter zu verstehen und zu verzeihen als eine länger dauernde. Lassen Sie sich nicht von Ihrem Gewissen wegen eines flüchtigen Verhältnisses zu einem Geständnis verführen. Vorausgesetzt, Ihre Untreue ist nicht aus wirklichen Schwierigkeiten in Ihrer Partnerschaft entstanden, dann ist sie doch allein Ihr Problem, nicht ein Problem Ihres Partners. Bestand die Affäre hingegen über einen längeren Zeitraum, so muß Ihr Partner auf einen gewichtigen Abschnitt Ihres gemeinsamen Lebens zurückschauen und damit zurechtkommen, daß die Realität Ihrer Beziehung in dieser ganzen Zeit anders aussah, als er angenommen hatte.

Schwierigkeiten einer Affäre

Eine gelegentliche Affäre nimmt wahrscheinlich immer dann einen günstigen Verlauf, wenn sie für beide Partner einfach die Erfüllung eines sexuellen Bedürfnisses bedeutet und darüber hinaus an keinen der beiden weitere Anforderungen stellt. Aber die wenigsten Beziehungen sind derart einfach. Verletzte Gefühle, zumindest bei einem der Beteiligten, sind fast unvermeidbar. Um die Schäden so gering wie möglich zu halten, sollten Sie folgende Grundsätze beherzigen:

- Lernen Sie, Ihr Leben und Ihre Gefühle in einzelne Bereiche aufzugliedern. Nur so kann es Ihnen gelingen, beide Beziehungen für Sie so verbindlich zu machen, daß sie Bestand haben.

- Versuchen Sie nicht, Ihr Tun zu rechtfertigen, indem Sie die Unzulänglichkeiten Ihres ständigen Partners überbetonen.

- Vernachlässigen Sie Ihre häuslichen Alltagspflichten nicht, und sorgen Sie dafür, daß sich zu Hause keine emotionalen und handgreiflichen Auseinandersetzungen zusammenballen.

- Verschwenden Sie die notwendigerweise begrenzte Zeit mit Ihrem neuen Liebhaber nicht damit, daß Sie ihm vorjammern, wie wenig Sie voneinander haben, und kommen Sie nicht in den letzten paar Minuten des Beisammenseins mit kniffligen Problemen, die nicht so leicht zu lösen sind. Nahezu alle Liebesaffären werden vom Blick auf die Uhr diktiert, und dadurch fällt es so schwer, den Gefühlen freien Lauf zu lassen.

- Achten Sie darauf, daß die Lust den Schmerz überwiegt, der durch das Schuldgefühl, die Unbequemlichkeit und den oft zur Verzweiflung treibenden Zwang zur Geheimhaltung entstehen kann.

- Wenn Sie den Eindruck haben, daß Ihr ständiger Partner Ihren Seitensprung stillschweigend duldet und Ihnen alles ein bißchen zu einfach macht, dann lassen Sie alles besser fallen, falls Ihnen an ihm gelegen ist. Vielleicht hat er seine Gründe, warum er nichts gegen Ihre Affäre unternimmt. Auf jeden Fall sollten Sie mit ihm sehr genau Ihre Partnerschaft untersuchen, um herauszufinden, was mit Ihnen beiden los ist.

Wenn es zur Aussprache kommt

Verlangen Sie keine Bestätigung von Ihrem Partner, daß er fremdgegangen ist, bevor Sie sich nicht völlig darüber klar sind, daß Sie es wirklich wissen wollen und auch alle Auswirkungen genau überdacht haben. Die meisten Männer sind der Ansicht, sie könnten Sex haben ohne jede Verpflichtung; Affären sind in ihrer Vorstellungswelt ebenso heftig wie kurzlebig, sie gehen vorbei und belasten die ursprüngliche Partnerschaft nicht. Wenn Sie glauben, daß Ihre Partnerschaft auf gesunden Beinen steht und die meisten Bedürfnisse, die Sie und Ihr Partner haben, befriedigt, dann lohnt es sich, um ihr Überleben zu kämpfen. Bedenken Sie auch, daß seine augenblickliche Geschichte wahrscheinlich so vergänglich ist wie die meisten.

Kommt es schließlich zur großen Auseinandersetzung, dann vergessen Sie nicht, daß verletzter Stolz die denkbar schlechteste Voraussetzung für eine vernünftig geführte Diskussion ist, mit der Sie Ihre Beziehung doch schließlich retten wollen. Wenn Ihre Aussprache Erfolg haben soll, dann streiten Sie nicht mit Ihrem Partner, bevor Sie Ihre Gefühle wieder unter Kontrolle haben. Ein verbitterter und emotionsgeladener Wortschwall, mag er noch so gerechtfertigt sein, blockiert jede gleichberechtigte Kommunikation und nimmt Ihrem Partner die Möglichkeit der Erwiderung. Es mag Einzelheiten geben, die für Sie im Augenblick überaus wichtig sind: wann und wo es passiert ist, zum Beispiel, und ob die andere Frau im Bett besser war. Aber überlegen Sie gut, ehe Sie solche Fragen stellen; oft helfen nämlich die Antworten nicht weiter – zumindest nicht zu diesem Zeitpunkt, wenn die Wunde noch offen ist.

Die Lösung des Konflikts

Die Liebesaffäre Ihres Partners ist Ausdruck eines Bedürfnisses, das er hat. Vielleicht ist es ein Bedürfnis, das Sie nicht anerkennen und für das Sie bisher kein Verständnis hatten, aber Sie haben eine größere Chance herauszufinden, was falsch gelaufen ist, wenn Sie das Bedürfnis anerkennen. Die erste konstruktive Tat hat darin zu bestehen, daß Sie sich Zeit nehmen, um zusammen über alles zu reden, ausführlich und ohne Unterbrechungen.

Es geht zunächst wirklich nur um zwei Dinge. Warum kam es dazu, und wie ist Ihrem Partner jetzt zumute? Ihre eigenen Gefühle sind Ihnen beiden so schmerzlich gegenwärtig, daß sie jetzt wirklich nicht im Mittelpunkt der Diskussion stehen sollten. Kaum einer ist vor den Verletzungen geschützt, die entstehen, wenn ein Seitensprung entdeckt wird. Aber wenn

Sie Ihre Beziehung retten wollen, dann denken Sie daran, daß Sie, ganz gleich, was Sie fühlen, in Ihrem eigenen Interesse handeln, wenn Sie nicht zu oft sagen, daß es nicht vergeben und vergessen ist. Es ist wichtig, daß Sie einsehen: Ein Augenblick der Untreue bedeutet nicht, daß Ihr Partner nun eine endlose Reihe von Affären angefangen hat. Viele Paare überleben die Entdeckung eines Seitensprungs und setzen anschließend ihre Partnerschaft fort, die unzweifelhaft anders geworden, aber trotz allem auch erstarkt ist, weil sich nun beide besser verstehen.

EIFERSUCHT

Eifersucht ist eine der stärksten, zerstörerischsten und schmerzvollsten Gefühlsregungen. Oft hält man sie für das Maß der Liebe, die ein Mensch für einen anderen empfindet. Dementsprechend meint man, fehlende Eifersucht sei ein Zeichen für Interesselosigkeit, und ein Partner, der sich der Zuneigung seines Gegenübers nicht sicher ist, testet womöglich die Liebe des anderen, indem er ihn eifersüchtig zu machen versucht.

Richtiger wäre es, wenn man sagte, Eifersucht sei vor allem Furcht vor dem Verlust. Unbegründete und häufige Eifersucht deutet nicht so sehr darauf hin, daß Sie Ihrem Partner mißtrauen, sie bezeugt vielmehr, daß Sie sich selbst nicht zutrauen, Ihre Partnerschaft auch nur gegen harmlose Konkurrenz zu verteidigen. Da die Eifersucht so tief sitzt, ist es unmöglich, daß Ihr Partner Ihnen je absolute Sicherheit geben kann. Ihre Gefühle der Unsicherheit und der Unterlegenheit haben zur Folge, daß Sie nichts glauben, außer jener Antwort, vor der Sie gleichzeitig Angst haben: daß es eine andere Frau gibt.

Wann ist Eifersucht angebracht?

Eifersucht ist die Angst, etwas Wertvolles zu verlieren, und es gibt Zeiten, in denen eine Partnerschaft bedroht ist und nur ein Übermensch vom Gefühl der Eifersucht verschont bliebe. Wieviel Eifersucht Sie offen zeigen, hängt von Ihrem Urteilsvermögen und Ihrer Selbstkontrolle ab. Die folgenden Hinweise sollen Ihnen helfen, zu beurteilen, ob Ihre Eifersucht (oder die Ihres Partners) gerechtfertigt ist, und sie sollen Ihnen helfen, damit umzugehen.

■ Sie reagieren zu Recht eifersüchtig, wenn Ihr Partner ein verdächtiges Verhalten an den Tag legt. Wenn plötzlich unübersehbare, aber unerklärbare Veränderungen in den Gewohnheiten des bisher sorgfältig organisierten Lebens Ihres Partners vorkommen, ist ein gewisses Mißtrauen durchaus gerechtfertigt. Sie werden dann vermutlich Beweise zusammentragen wollen, bis Ihr Mißtrauen sich als gerechtfertigt oder als unbegründet erweist. Es ist durchaus natürlich, Eifersuchtsanwandlungen zu bekommen, wenn Ihr Mißtrauen erregt wurde, und Ihrem Partner eine Warnung zu signalisieren, die ihm klarmacht, daß Sie beunruhigt sind.

■ Sie reagieren zu Recht eifersüchtig, wenn Ihr Partner in Ihrer Gegenwart mit einer anderen Frau betont heftig flirtet. Er beweist damit schlechten Stil, und Sie haben recht, sich darüber zu beklagen. Vielleicht wollte er Sie gar nicht bewußt verletzen, oder er hat bewußt einen Ausbruch provozieren wollen, weil er eine Bestätigung braucht, daß Sie ihn lieben; es kann schließlich auch sein, daß er einer Verärgerung Luft schaffen wollte. Was immer seine Motive gewesen sein mögen, Sie können Ihre Eifersucht positiv einsetzen, indem Sie sich nicht scheuen, Ihre Gefühle offen zu zeigen.

■ Eifersucht ist nicht gerechtfertigt, wenn sie nur aus Ihren eigenen Gefühlen der Unterlegenheit und Unsicherheit entsteht. Wenn Sie Ihren Partner ständig ausfragen, was er treibt, wenn er von Ihnen weg ist, weil es Sie beunruhigt, daß er außerhalb Ihrer Beziehung noch ein Eigenleben führt, dann wirken Sie ganz einfach zerstörerisch, und Ihr Partner muß verärgert reagieren. Ebenso unvernünftig ist es, wenn Sie seine Sachen durchsuchen, weil Sie dort Beweise für seine Untreue zu finden hoffen, es sei denn, Sie haben einen Grund, um zu argwöhnen, daß er Sie betrügt.

■ Eifersucht ist unsinnig, wenn sie sich auf Vergangenes bezieht. Sie sollten niemals auf Leute eifersüchtig sein, die Ihr Partner früher gekannt und geliebt hat, ehe Sie zusammenkamen. Die Tatsache, daß er nun mit Ihnen zusammen ist, sollte Ihnen als Garantie genügen, daß er Sie liebt. Wenn Sie auf seine Vergangenheit eifersüchtig sind, dann behalten Sie das für sich.

Wenn Sie niemals Ihre Eifersucht zeigen, dann sind Sie wahrscheinlich ein ausgesprochener Vernunftmensch. Aber halten Sie sich auf keinen Fall so extrem unter Kontrolle, daß Sie es Ihrem Partner widerspruchslos durchgehen lassen, wenn er Sie verletzt oder Ihre Beziehung durch sein Verhalten in Gefahr bringt. Wenn Sie niemals eifersüchtig sind, dann haben Sie entweder das Glück, über außerordentliches Selbstvertrauen zu verfügen und sich Ihrer Beziehung absolut sicher sein zu können, oder Ihnen liegt an Ihrem Partner nicht so viel, daß es Ihnen etwas ausmachte, ihn zu verlieren.

Das Vertrauen wieder aufbauen

Eifersucht ist für jede Frau ein besonders schwieriges Problem, die entdeckt, daß ihr Partner ihr tatsächlich untreu geworden ist. Selbst wenn Sie wissen, daß Sie im Augenblick keinen Grund zur Eifersucht haben, so ist es doch ganz natürlich, daß Sie befürchten: Was einmal geschah, kann wieder geschehen. Es ist auch klar, daß Sie rascher irgendwelche Folgerungen ziehen. Ihr Selbstbewußtsein ist geschwunden, und dadurch sind Sie schnell dabei zu glauben, daß Ihr Partner jede andere eher liebt als Sie. Sie beide brauchen viel Feinfühligkeit, wenn Sie wieder ein Vertrauensverhältnis aufbauen wollen. Sie müssen sich sehr zusammennehmen und dürfen ihn nicht wegen jeder Kleinigkeit ins Kreuzverhör nehmen, sonst fühlt er sich ständig in die Defensive gedrängt. Aber auch Ihr Partner muß etwas tun. Er muß sagen, was er tut und wann er nach Hause kommt, damit Sie so viel Zeit wie nur möglich miteinander verbringen können.

EMPFÄNGNIS-VERHÜTUNG

Die Angst vor einer ungewollten Schwangerschaft kann auch die beste Beziehung beeinträchtigen. Nachfolgend werden die gängigsten Methoden der Empfängnisverhütung dargestellt; die jeweilige Zuverlässigkeit wird ebenfalls besprochen. Die Versagerraten sind in Prozentzahlen angegeben und folgendermaßen zu verstehen: Die Versagerrate ist gleich der Anzahl der Schwangerschaften, die entstehen, wenn 100 Frauen eine Verhütungsmethode ein Jahr lang benutzen (eine Versagerrate von zum Beispiel 5 Prozent meint, daß mit 5 Schwangerschaften zu rechnen ist).

Die Pille

Wenn Sie ein besonders sicheres Empfängnismittel haben wollen, dann ist die Pille wahrscheinlich das richtige für Sie. Die kombinierte Ein-Phasen-Pille ist am sichersten. Sie enthält eine gleichbleibende Mischung von Östrogenen und Gestagenen (Gelbkörperhormone). Diese beiden weiblichen Hormone werden künstlich hergestellt. Die Wirkung geschieht auf drei Wegen: Erstens wird der monatliche Eisprung verhindert, zweitens bleibt die Verflüssigung des Schleimpfropfs im Gebärmutterhals aus, so daß das Eindringen der Samenfäden in die Gebärmutter erschwert ist, drittens wird die Schleimhaut der Gebärmutter nicht mehr vollständig aufgebaut, so daß eine Ei-Einnistung nicht mehr möglich ist. Jeweils eine kombinierte Ein-Phasen-Pille wird an 21 bzw. 22 Tagen genommen; in den darauffolgenden 7 bzw. 6 Tagen, an denen normalerweise die Blutung einsetzt, erfolgt keine Einnahme (die Verhütungssicherheit bleibt erhalten). Für Frauen, denen das lieber ist, gibt es auch Pillen, die durchgehend – also an jedem Tag – eingenommen werden (sieben Pillen sind wirkungslos – bei der Einnahme muß also die richtige Reihenfolge beachtet werden).

Um die Hormonbelastung des Körpers zu verringern, werden »2-Stufen«- oder »3-Stufen«-Präparate hergestellt. Bei ihnen schwanken die Hormonmengen entsprechend den Phasen des monatlichen Zyklus. Bei den kombinierten 2-Phasen-Pillen werden in der ersten Einnahmephase nur Östrogene und erst in der zweiten Phase des Zyklus die übliche Mischung von Östrogenen und Gestagenen eingenommen. Diese Pillentypen sind nicht ganz so sicher wie die Ein-Phasen-Pille. Daher müssen – neben der sorgsamen Beachtung der richtigen Reihenfolge – unbedingt die Einnahmezeiten eingehalten werden. Außerdem ist die Sicherheit nicht mehr gegeben bei Durchfall, Erbrechen oder wenn gleichzeitig bestimmte Medikamente genommen werden.

Neben ihrer großen Sicherheit bietet vor allem die kombinierte Ein-Phasen-Pille weitere Vorteile. Sie gibt einen gewissen Schutz gegen gutartige Brustknoten und Eierstockzysten, sogar bösartige Geschwülste in den Eierstöcken und in der Gebärmutterschleimhaut kommen deutlich seltener vor. Außerdem wird bei fast jeder Frau ein regelmäßiger Zyklus erreicht, und Menstruationsbeschwerden – unangenehme Spannungsgefühle und Empfindlichkeiten vor Einsetzen der Periode, Zwischenblutungen, Schmerzen bei der Monatsblutung – werden spürbar erleichtert. Es gibt einige Erkrankungen, die eine Pilleneinnahme verbieten (zum Beispiel Thrombosen in den Venen, Herzattacken oder -infarkte). Darum sind gründliche ärztliche Untersuchungen vor der Erstverschreibung unbedingt nötig, und auch während der Pilleneinnahme sollten regelmäßige Kontrolluntersuchungen durchgeführt werden (vor allem, wenn folgende Symptome auftauchen: Schmerzen in den Beinen oder der Brust, geschwollene Beine oder Fußgelenke, schwere oder sonst nicht übliche Kopfschmerzen, Sehstörungen).

Versagerrate: weniger als 1 Prozent.

Die Mini-Pille enthält nur Gestagen, und daher gibt es kaum Nebenwirkungen. Sie wirkt ähnlich wie die anderen Pillentypen, allerdings wird der Eisprung nicht verhindert, und darum ist die Zuverlässigkeit etwas niedriger.

Um eine möglichst große Sicherheit zu erreichen, muß die Mini-Pille jeden Tag ziemlich genau zur gleichen Zeit (nicht ausgerechnet dann, wenn Sie üblicherweise Geschlechtsverkehr haben) eingenommen werden; bei Zeitabweichungen von mehr als drei Stunden ist die Sicherheit nicht mehr gewährleistet.

Die Mini-Pille wird jeden Tag fortlaufend genommen, unabhängig davon, ob die Periode regelmäßig eintritt. Sie ist gut geeignet für die Stillzeit, denn sie reduziert – im Gegensatz zu den kombinierten Pillen – die Milchproduktion nicht. Bei Frauen über 35 ist die Mini-Pille ungefähr ebenso sicher wie die kombinierte Ein-Phasen-Pille bei jüngeren Frauen.

Versagerrate: durchschnittlich 2–3 Prozent.

Die Spirale (Intrauterinpessar)

Die Spirale, auch einfach IUP (Intrauterinpessar) genannt, besteht aus gewebefreundlichem Weichplastikmaterial. Die neueren Typen (zum Beispiel Multiload und Nova-T) sind mit feinstem Kupferdraht umwickelt, und die allerneuesten (zum Beispiel Biograviplan-Progestasert) enthalten Gestagene, die langsam an die Umgebung abgegeben werden. Wie die Spirale genau wirkt, ist immer noch nicht geklärt.

Ein IUP muß unbedingt von einem Gynäkologen eingesetzt werden, am besten an den letzten Tagen der Menstruation, weil dann der Zervikalkanal etwas geöffnet ist. Das Einsetzen dauert nur wenige Minuten. Eine Betäubung ist nicht nötig. Zwei kleine

Fädchen hängen aus dem äußeren Muttermund heraus; an ihnen kann die Frau überprüfen, ob das IUP vorhanden ist, und sie erlauben dem Arzt ein leichtes Entfernen der Spirale, wenn die Frau sich ein Kind wünscht oder wenn andere Gründe vorliegen.

Ehe sich Frauen für die Spirale entscheiden, müssen sie über folgende Punkte aufgeklärt werden: Nach dem Einsetzen können leichte krampfartige Schmerzen auftreten, ähnlich denen bei der Menstruation; häufig kommen nach dem Einsetzen leichte Schmierblutungen vor, die mehrere Tage oder auch bis zu zwei Wochen anhalten können; die erste und die zweite Menstruation nach dem Einsetzen können bedeutend stärker sein und länger anhalten als früher (bei einigen IUP-Trägerinnen bleibt die Regelblutung auf die Dauer stärker als normal). Nach der auf die Einlage folgenden Menstruation sollte der Arzt eine Kontrolluntersuchung durchführen (die nächsten 2 bis 3 Kontrollen sollten jeweils nach vier Wochen, darauffolgende im Abstand von 6 Monaten vorgenommen werden). Die Kontrolltermine sollten genau eingehalten werden. Vor allem, wenn Fieber auftritt, aber auch, wenn starke Schmerzen oder stärkere Blutungen vorkommen, muß sofort der Arzt aufgesucht werden. Die Neigung zu Unterleibsinfektionen ist bei IUP-Trägerinnen deutlich erhöht. Frauen, die ihre Sexualpartner häufig wechseln, und Frauen, die sicher sein wollen, daß sie nicht als Folge von Infektionen unfruchtbar werden, sollten andere Verhütungsmittel anwenden.

Versagerrate: 2 Prozent.

Diaphragma und Muttermundkappe

Das Diaphragma besteht aus einer weichen Gummimembran, die kuppelartig über einen elastischen Gummiring gespannt ist. Es gibt verschiedene Größen. Das Anpassen der richtigen Größe und das richtige Einsetzen sollte entweder bei einem Arzt, in einer Beratungsstelle oder bei einer erfahrenen Freundin gelernt werden. Unbedingt muß ein Diaphragma zusammen mit einem samenabtötenden Gel oder einer samenabtötenden Creme benutzt werden, denn nur unter dieser Bedingung ist die große Sicherheit gewährleistet. Überhaupt hängt die Zuverlässigkeit ganz entscheidend davon ab, ob das Diaphragma richtig gebraucht wird. Es wirkt wie ein Zwischenboden mit einem oberen Bereich für den Gebärmutterhals und einem unteren Bereich für den Penis, und reicht vom Scheidengewölbe hinter dem Gebärmutterhals bis vorne in die Schambeinnische. Auf den richtigen und »fugendichten« Sitz kommt es also an.

Ein Diaphragma sollte möglichst nicht länger als zwei Stunden vor dem Geschlechtsverkehr eingesetzt werden, und es muß nach dem Samenerguß mindestens sechs Stunden in der Scheide verbleiben. Ob die Größe noch stimmt, sollte ab und an überprüft werden, zumindest aber nach einer Geburt oder nach einer Scheidenoperation oder nach Gewichtszunahmen und -abnahmen von mehr als fünf Kilogramm.

Die Muttermundkappe hat den gleichen Wirkungsmechanismus wie das

Diaphragma, ist aber viel kleiner und das Einsetzen ist etwas schwerer zu erlernen. Es besteht die Gefahr, daß die Muttermundkappe abkippt. Auch die Muttermundkappe muß unbedingt zusammen mit samenabtötenden Mitteln benutzt werden.

Versagerrate (nur Diaphragma zusammen mit einem samenabtötenden Mittel und bei richtigem Gebrauch): 2 Prozent.

Das Kondom (Präservativ)

Das Kondom, heute meist aus sehr feinem »gefühlsfreundlichem« Latex, wird über den erigierten Penis gerollt, ehe dieser in die Vagina eingeführt wird. Beim Überstülpen muß sorgfältig darauf geachtet werden, daß sich in der Spitze keine Luft mehr befindet. Außerdem muß genügend Platz für die Aufnahme des Samenergusses gelassen werden, darum sind Kondome mit »Überlaufventil« besonders praktisch. Beim Zurückziehen muß das Kondom nach dem Geschlechtsakt an der Peniswurzel mit der Hand festgehalten werden, damit es nicht herunterrutscht und die Samenflüssigkeit nicht ausläuft.

Verwenden Sie ein Kondom immer nur ein Mal; benutzen Sie bei jedem Geschlechtsverkehr ein neues. Streifen Sie es über, sobald die Erektion eintritt.

Wenn ein Kondom auch nicht als regelmäßige Verhütungsmethode eingesetzt wird, so kann es doch von Nutzen sein, wenn eine Frau gerade die Pille abgesetzt hat, aber mit einer Schwangerschaft noch ein paar Wochen warten will; während der Stillzeit; wenn ein Partner an einer Infektion der Geschlechtsorgane leidet oder sich gerade davon erholt. Kondome sind eine gute Methode der Empfängnisverhütung, da sie auch einen gewissen Schutz gegen sexuell übertragbare Krankheiten einschließlich Aids (siehe *Richtlinien zum Safer Sex,* S. 242) bieten. Einige Kondome sind mit Nonoxynol-9 beschichtet, einem Bestandteil der meisten Spermizide, der das HIV-Virus abtötet. Es ist am besten, zusätzlich ein Spermizid zu verwenden, einerseits, weil dies die empfängnisverhütende Wirkung des Kondoms vergrößert, zum anderen, weil es einen zusätzlichen Schutz gegen Aids bietet, sollte das Kondom undicht sein.

Versagerrate: 3 Prozent (bei richtiger Anwendung).

Samenabtötende Mittel

Die samenabtötenden chemischen Substanzen sind in vielen Formen im Handel, unter anderem als Cremes, Gelees, Schaum oder als Tabletten und Zäpfchen zur vaginalen Anwendung. Sie werden kurz vor dem Geschlechtsverkehr in die Scheide eingeführt, und da sie, wenn man sie allein anwendet, nur bedingt wirksam sind, werden sie meist in Verbindung mit einem Kondom, einer Muttermundkappe oder einem Diaphragma benutzt.

Versagerrate: 5 Prozent (Verhütungszäpfchen), bis 10 Prozent (Schaumspray), bis 25 Prozent (Tabletten).

Natürliche Empfängnisverhütung

Manche Menschen lehnen aus religiösen, moralischen, gesundheitlichen oder ästhetischen Gründen alle künstlichen Verhütungsmethoden ab. Mit den natürlichen Methoden versuchen sie, die Tage etwa in der Mitte des weiblichen Zyklus zu ermitteln, an denen eine Empfängnis am wahrscheinlichsten ist, und in dieser Zeit darf dann kein regelrechter Geschlechtsverkehr stattfinden. Wenn beide Partner einen stark ausgeprägten Sexualtrieb haben, fühlen sie sich wahrscheinlich dadurch erheblich eingeschränkt.

Wenn eine Schwangerschaft auf jeden Fall vermieden werden muß, dann sind die natürlichen Methoden nicht zu empfehlen. Aber wenn ein Baby nicht ganz unerwünscht ist, und wenn eine Frau mit ihrem Körper und dem körperlichen Geschehen vertraut werden möchte, sind sie sehr wertvoll.

Die Erkenntnisse, die ein Paar mit den natürlichen Methoden gewinnt, können selbstverständlich auch eingesetzt werden, um eine Schwangerschaft zu planen.

Die am besten funktionierende Methode heißt »sympto-thermale« Methode. Sie arbeitet mit zwei Beobachtungen; erstens wird die basale Körpertemperatur gemessen, und zweitens wird der Zustand des Schleims am Scheideneingang untersucht. Die Basaltemperatur mißt man als erstes morgens nach dem Aufwachen. Aus den genauen Temperaturaufzeichnungen (zur Messung gibt es besondere Thermometer) ergibt sich ein Muster, das sich von Monat zu Monat ziemlich gleichmäßig wiederholt. An einem gewissen Punkt, ungefähr in der Mitte des Monatszyklus, steigt die Temperatur plötzlich um ungefähr 0,4 bis 0,6 Grad Celsius an und bleibt ungefähr auf dieser Höhe bis zum Beginn der Menstruation.

Die unfruchtbaren Tage liegen zwischen dem dritten Tag der erhöhten Temperatur bis zur folgenden Regelblutung. Eine weitere unfruchtbare Zeitspanne gibt es nach der Regel; sie wird berechnet, indem von dem Tag, an dem der früheste Temperaturanstieg erfolgt, 6 Tage abgezogen werden. Die unfruchtbaren Tage liegen zwischen dem ersten Zyklustag und dem eben errechneten.

Es gibt noch eine zusätzliche Kontrolle: das Ertasten des Muttermundes; in der unfruchtbaren Zeit ist der Muttermund hart wie der Knorpel der Nasenspitze und er ist geschlossen; sobald im Verlauf des Zyklus der Muttermund weicher und seine Öffnung weiter wird, ist der Beginn der fruchtbaren Tage anzunehmen.

Die natürlichen Methoden der Empfängnisverhütung verlangen Aufgeschlossenheit und Kooperationsfähigkeit von beiden Partnern. Zu lernen sind sie am besten von erfahrenen Paaren. Von der Erfahrung hängt vor allem auch die Zuverlässigkeit der »sympto-thermalen« Methoden ab (s. hierzu die weiterführende Literatur im Anhang).

Versagerrate: 2 Prozent (bei Anwendung aller drei Methoden von Paaren, die erfahren sind) bis 20 Prozent.

Koitus interruptus

Das Herausziehen des Penis aus der Scheide kurz vor dem Samenerguß ist die älteste Empfängnisverhütungsmethode und weltweit gesehen die am weitesten verbreitete. Sie ist aber auch die Methode mit der höchsten Versagerrate, und sie hat nur den Vorteil, daß sie jederzeit verfügbar ist. Die Methode funktioniert so, daß der Mann seine Partnerin durch Geschlechtsverkehr zum Orgasmus bringt, dann zieht er den Penis zurück und ejakuliert außerhalb der Scheide. Wenn sich der Mann sehr gut unter Kontrolle hat, mag das funktionieren – aber nur manchmal.

Versagerrate: 25 Prozent.

Empfängnisverhütung am Morgen danach

Seit Jahren gibt es wirksame Methoden der Schwangerschaftsverhütung, die auch noch Tage nach einem ungeschützten Geschlechtsakt oder nach einer »Panne« bei der Empfängnisverhütung zuverlässig wirken. Sie sind in der Bevölkerung aber kaum bekannt. Die Meinungen, sie seien gefährlich oder sie hätten kaum zu ertragende Nebenwirkungen, sind unbegründet.

Am besten bewährt hat sich die »Pille danach«, die – erstaunlich gering dosiert – eine Kombination von Östrogen und Gestagen enthält. Spätestens 48 Stunden nach dem Geschlechtsverkehr sollten die ersten beiden Tabletten genommen werden, 12 Stunden später noch einmal 2 Tabletten. Dadurch wird die Einnistung einer bereits befruchteten Eizelle in die Gebärmutterschleimhaut verhindert. Die Methode ist eindeutig legal, da alle Methoden der Geburtenregelung, die in den ersten vier Wochen nach der letzten Regelblutung wirksam werden, nicht mit Strafe bedroht sind (außerdem handelt es sich nicht um einen Schwangerschaftsabbruch). Als unerwünschte Nebenwirkungen treten am folgenden Tag nach Einnahmebeginn häufig leichte Übelkeit, selten Erbrechen auf; die Zeitspanne bis zur nächsten Regelblutung kann verkürzt, aber auch verlängert sein. Die zweite sehr zuverlässige Morgen-danach-Methode besteht im Einlegen eines Kupfer-Intrauterinpessars (s. dort); das soll spätestens bis zum fünften Tag nach dem Geschlechtsverkehr geschehen sein.

Über alle Morgen-danach-Methoden sollten Sie sich gründlich von einem Arzt oder einer Beratungsstelle informieren lassen.

Versagerrate: 1 Prozent.

Scheidenspülungen

Diese einst weitverbreitete Methode soll das Sperma aus dem Scheidenbereich herausspülen. Sie ist extrem unzuverlässig und daher nicht zu empfehlen.

Sterilisation

Die Sterilisation der Frau ist eigentlich ein einfacher Eingriff, der aber Vollnarkose erfordert. Gelegentlich wird die Sterilisierung ambulant vorgenommen, meist ist sie jedoch mit einem 24stündigen Krankenhausaufenthalt verbunden. Bei der gebräuchlichsten Methode wird direkt unter dem Nabel ein kleiner Einschnitt gemacht und von dort aus werden die Eileiter versiegelt. Die Operation hinterläßt so gut wie keine Narbe und verläuft eigentlich auch immer problemlos.

Die Patientin ist sofort nach der Operation steril. Theoretisch besteht die Möglichkeit, die Eileiter wieder durchgängig zu machen, aber da dies nicht immer gelingt, sollte die Sterilisation grundsätzlich als unabänderlich angesehen werden.

Die Sterilisation des Mannes, Vasektomie genannt, ist eine noch viel einfachere Prozedur, die außerdem noch etwas sicherer ist und nicht einmal eine Narkose erfordert. Es werden zwei kleine Einschnitte in den Hodensack gemacht und dann die Samenleiter durchtrennt und ihre Enden abgebunden. Obwohl die Samenleiter wieder miteinander verbunden werden können, ist das keine Garantie für die Wiederherstellung der Zeugungsfähigkeit. Bei den meisten Männern, die die Sterilisation rückgängig machen ließen, enthielt die Samenflüssigkeit zwar erneut Spermien, aber weitaus weniger von ihnen waren zeugungsfähig. Gewöhnlich wird dem Patienten geraten, einige Tage nach dem Eingriff eng sitzende Unterhosen oder ein Suspensorium zu tragen, um ein unangenehm ziehendes Gefühl in den Hoden zu mindern. Manchmal entstehen auch Blutergüße am Hodensack oder in der Leistengegend.

Im Gegensatz zur weitverbreiteten Meinung beeinträchtigt die Vasektomie den Sexualtrieb des Mannes überhaupt nicht. Ungefähr noch 16 Wochen nach dem Eingriff ist zusätzliche Empfängnisverhütung notwendig, da die Samenflüssigkeit immer noch Spermien enthalten kann, die sich im Samenleiter aufhalten.

SEX UND SCHWANGERSCHAFT

Wenn Sie noch keine Fehlgeburt hatten und auch während der augenblicklich bestehenden Schwangerschaft keine Fehlgeburt droht, gibt es keinen medizinischen Grund, warum nicht auch während einer normalen Schwangerschaft der Geschlechtsverkehr ausgeübt werden könnte. Jedoch stellen viele Männer fest, daß ihre Angst, dem Baby während des Geschlechtsverkehrs vielleicht Schaden zuzufügen, sie derart hemmt, daß sie Erektionsschwierigkeiten haben. Gewiß gelingt es Ihnen, Ihren Partner davon zu überzeugen, daß der Fötus wohlgeschützt im Fruchtwasser liegt, während der fest verschlossene Gebärmuttermund einen sicheren Schutz vor der Außenwelt bietet.

Körperliche Nähe ist wichtig

Oft macht die Tatsache, nicht mehr über Methoden der Empfängnisverhütung nachdenken zu müssen, oder die Erleichterung über die erfolgte Empfängnis, falls es in diesem Bereich Probleme gab, den Sex gerade während der Schwangerschaft zu einem besonders befriedigenden Erlebnis. Allerdings werden Sie vor allem während der ersten drei Schwangerschaftsmonate am Sex weniger Interesse haben als sonst. Die hormonellen Veränderungen können bei Ihnen häufig Übelkeit, Müdigkeit und Depressionen hervorrufen und Ihnen die Energie und die Lust auf Sex rauben, und es kann in dieser Zeit schwierig für Sie sein, erregt zu werden. Meiden Sie den Geschlechtsverkehr für einige Zeit, wenn Ihnen danach ist, aber pflegen Sie weiterhin die körperliche Nähe. Für Sie beide ist es jetzt besonders wichtig, daß Sie in Berührung bleiben, daß Sie körperlich und emotional ein Gefühl der Gemeinsamkeit pflegen. Selbst wenn Ihr sexuelles Verlangen jetzt sehr gering ist, so kann das bei Ihrem Partner ganz anders sein. Wenn das so ist, können Sie einige der *Stimulierungstechniken,* S. 73, ausprobieren. Viele Paare finden, daß die Schwangerschaft ihnen den Anstoß zu einem breiteren Sexualspektrum gegeben hat, und daß sie Möglichkeiten gefunden haben, sich gegenseitig zu befriedigen, die nicht vom Beischlaf abhängen.

Die mittleren Monate der Schwangerschaft

Nachdem die unangenehmen Begleiterscheinungen der ersten drei Monate vorüber sind, kommt wahrscheinlich auch Ihr Verlangen nach Sex zurück, falls es überhaupt jemals ganz verschwand. In dieser Zeit, etwa in der Mitte der Schwangerschaft, füllt sich das Vaginalgewebe mit Blut und die vaginale Feuchtigkeit verstärkt sich, so daß Sie vielleicht das Gefühl haben, ständig zum Sex bereit zu sein.

Die bequemste Stellung

Bei fortschreitender Schwangerschaft werden Sie feststellen, daß Stellungen, durch die auf Ihren Bauch ein Druck ausgeübt wird, zunehmend unangenehmer werden. Wenn Ihr Partner eine Mann-oben-Stellung einnimmt, muß er sich noch mehr als vorher mit den Armen abstützen, daher werden Ihnen Stellungen im Sitzen oder Seite an Seite oder die Penetration von hinten mehr entgegenkommen (siehe *Stellungen beim Geschlechtsverkehr,* S. 82). Eine kniende Stellung kann am besten sein, wenn Sie Rückenschmerzen haben; sie wird außerdem für das letzte Stadium der Schwangerschaft empfohlen, da hierbei auf die Gebärmutter der geringste Druck ausgeübt wird. Verdauungsstörungen und Sodbrennen verursachen Ihnen wahrscheinlich einiges Unbehagen, wenn Sie auf dem Rücken liegen, auch schon während der frühen Schwangerschaft. Sicher bevorzugen Sie jetzt eine sitzende Stellung oder Sie benutzen einige Kissen als Stütze, um sich halb aufzurichten.

Sex nach der Geburt

Einige Wochen lang – wahrscheinlich mindestens sechs nach der ersten Schwangerschaft, aber weniger nach den folgenden Geburten – können Sie ein Wundgefühl haben, besonders wenn Sie genäht wurden, so daß der Liebesakt für Sie unangenehm ist. Selbst wenn alles verheilt zu sein scheint, kann Ihre Haut noch spannen und leicht brennen, besonders am unteren Teil der Vagina, nahe dem After. Eine Stellung, bei der Sie oben oder bei der Sie beide nebeneinander liegen und sich anschauen, verhindert, daß diese empfindliche Stelle einem zu starken Druck ausgesetzt wird. Am besten ist es, Sie warten mit dem Sex noch bis nach der Kontrolluntersuchung, um sicherzugehen, daß alles wieder in den Normalzustand zurückgekehrt ist. Beim ersten Geschlechtsverkehr nach der Geburt des Babys werden Sie ganz sicher etwas ängstlich sein, sich unfreiwillig verspannen und der Penetration entgegenwirken. Damit verstärkt sich die Wahrscheinlichkeit, daß es schmerzhaft für Sie wird, also versuchen Sie, Ihre Vaginalmuskeln zu entspannen, und lassen Sie es nicht zu, daß Sie sich wieder versteifen, während Ihr Partner zärtlich in Sie eindringt. Da die natürliche Feuchtigkeit der Vagina sich erst nach einiger Zeit wieder einstellt, müssen Sie eventuell eine Zeitlang ein künstliches Gleitmittel benützen.

Selbst wenn in den ersten Wochen zu Ihrem Liebesspiel kein regelrechter Geschlechtsverkehr gehört, sollten Sie versuchen, nicht nur auf das Baby fixiert zu sein, sondern immer auch die körperliche Nähe Ihres Partners suchen. Denken Sie daran, auch wenn Sie mit der Brust stillen, daß Sie Verhütungsmittel brauchen, und falls Sie glauben, Sie könnten einfach auf die früher verwendeten Methoden zurückgreifen, dann lassen Sie sich jetzt gesagt sein, daß das möglicherweise nicht geht. Einige Pillenfabrikate sind zum Beispiel jetzt ungeeignet und das Diaphragma muß neu eingepaßt werden (siehe *Empfängnisverhütung,* S. 202).

Einige Frauen verlieren nach einer Geburt zunächst einmal die Lust am Sex, für gewöhnlich, weil Erschöpfung und die Beschäftigung mit dem Baby alle anderen Empfindungen überdeckt. Es ist ihnen dann unmöglich, sich zu entspannen und ganz der Liebe hinzugeben, wie sie es früher taten. Wenn das der Fall ist, dann sehen Sie sich für den einen oder anderen Abend nach einem Babysitter um, damit Sie sich wieder einmal ungestört Ihrem Partner widmen können. Bei einigen Frauen dauert das mangelnde Interesse an Sex länger und kann dann ein Zeichen für Depressionen sein, die manchmal nach der Geburt einsetzen. Dann ist eine ärztliche Behandlung erforderlich.

Stärkung der Beckenmuskulatur

Die Vagina wird durch eine Geburt nicht ausgedehnt, wie manche Frauen und viele Männer befürchten. Aber die Muskulatur kann etwas erschlafft sein, wenn sie nie zuvor trainiert wurde. Sicher hat man Ihnen nach der Entbindung bestimmte Übungen beigebracht, die Ihre Muskeln trainieren und den Beckenboden stärken sollen, um der Gefahr eines Gebärmuttervorfalls zu begegnen. Das kann vorkommen, wenn die schwach gewordene Muskulatur des Beckenbodens den inneren Organen nicht mehr den nötigen Halt geben kann. Die *Kegel-Übungen* werden auf Seite 115 beschrieben.

Bis Ihre Vaginalmuskeln ihren Tonus wiedergewonnen haben, sollte Ihr Partner eine Stellung praktizieren, bei der Ihre Beine geschlossen sind, damit sein Penis sehr zärtlich erfaßt und die Stimulation verstärkt wird (siehe *Stellungen beim Geschlechtsverkehr,* S. 82).

EMPFÄNGNISPROBLEME

Ein Paar mit normaler Fruchtbarkeit und einem einigermaßen typischen Sexualleben – ungefähr zwei- oder dreimal in der Woche Geschlechtsverkehr – könnte ein Kind pro Jahr bekommen. Von 100 Paaren sind jedoch 10 Paare unfähig, Kinder zu bekommen, und 15 Paare haben weniger Kinder, als sie gern hätten. Unfruchtbarkeit kann in einigen Fällen allein an der Frau, in einigen Fällen allein am Mann und in einigen Fällen an beiden Partnern liegen.

Fruchtbarkeitstests

Wenn Sie ein Jahr lang probiert haben, schwanger zu werden, und es nicht gelungen ist, sollten Sie beide einen Arzt aufsuchen. Er nimmt spezielle Tests vor, um die Ursache der Unfruchtbarkeit festzustellen, aber zunächst wird er wissen wollen, ob

Sie regelmäßig Geschlechtsverkehr haben und ob keiner von Ihnen mit einem sexuellen Problem belastet ist (Vaginismus oder Erektionsschwierigkeiten zum Beispiel), das den Geschlechtsakt schwierig macht. Er schlägt dann sicher vor, daß Sie Ihre sexuellen Aktivitäten auf die fruchtbaren Tage (zwei Wochen vor der Periode) konzentrieren. Dabei ist es wichtig zu wissen, ob Ihre Periode regelmäßig oder unregelmäßig kommt, denn im letzteren Fall sinken die Empfängnischancen.

Wenn die Untersuchungen ergeben, daß Sie selten einen Eisprung haben, dann kann eine Hormonbehandlung Abhilfe schaffen. Manchmal sind auch die Eileiter verklebt, die das Ei vom Eierstock zur Gebärmutter transportieren. Das läßt sich oftmals durch einen chirurgischen Eingriff beheben, aber wenn das nicht möglich ist, dann gibt es die Möglichkeit der In-vitro-Befruchtung, aus der ein »Retortenbaby« hervorgeht. Bei dieser erst in unseren Tagen entwickelten Technik wird dem Eierstock der Frau ein reifes Ei entnommen, außerhalb des Körpers mit dem Sperma des Mannes befruchtet und dann wieder in den Mutterleib eingepflanzt, wo es sich normal weiterentwickelt.

Unfruchtbarkeit des Mannes

Ein Mann, der Geschlechtsverkehr haben und ejakulieren kann, ist meist davon überzeugt, daß er, weil er potent ist, auch zeugungsfähig ist, aber das ist nicht immer der Fall. Nur eine mikroskopische Untersuchung kann mit Sicherheit darüber Aufschluß geben, ob der Samen eines Mannes auch zeugungsfähig ist. Keines der Gerüchte über einen Zusammenhang zwischen Glatze oder behaarter Brust und Zeugungsfähigkeit ist wahr.

Die Unfruchtbarkeit des Mannes hat meist folgende Ursachen: der Samenerguß enthält zu wenig Spermien, oder die Spermien sind zu häufig mißgebildet, oder sie sind nicht beweglich genug.

Behandlung

Männliche Unfruchtbarkeit ist leichter zu diagnostizieren als weibliche, aber schwieriger zu behandeln, weil der genaue Grund oft unklar bleibt. Überanstrengung, Müdigkeit und übermäßiger Alkoholgenuß verringern die Spermienmenge vorübergehend. Folglich sollte der Mann seinen Lebenswandel kritisch überprüfen, wenn seine Partnerin Empfängnisprobleme hat. Auch einige Medikamente reduzieren die Fruchtbarkeit.

Oft verordnet der Arzt einige Tage der Abstinenz vor den fruchtbaren Tagen der Frau – ungefähr in der Mitte des Zyklus –, um mit einer vermehrten Samenmenge die Chance der Befruchtung zu steigern. In einigen Fällen läßt sich die Samenproduktion mit Medikamenten oder einer Hormonbehandlung steigern, und manchmal ist es möglich, die Samenflüssigkeit zu sammeln, durch Zentrifugieren zu konzentrieren und dann durch künstliche Befruchtung in die Gebärmutter einzuführen.

Emotionelle Faktoren

Wenn Sie schon seit längerer Zeit ein regelmäßiges Sexualleben führen und bislang nicht schwanger geworden sind, dann stehen Sie wahrscheinlich unter starken seelischen Spannungen, nicht nur, weil Sie sich ein Kind wünschen, sondern auch, weil von der Familie und aus Ihrem Bekanntenkreis meist ein starker Druck auf das Paar ausgeübt wird.

Wissenschaftliche Beweise fehlen zwar bisher, aber emotionale Gegebenheiten scheinen auf die Fähigkeit eines Paares, eine Familie zu gründen, einen nicht unerheblichen Einfluß zu haben.

Bewußt für sich zu existieren, kann ein Lebensstil sein, den Sie gewählt haben und mit dem Sie zufrieden sind, vielleicht weil Sie Ihre Unabhängigkeit schätzen und weil Sie nichts dazu drängt – zumindest im Augenblick nicht –, sich an einen Mann zu binden. Trotzdem sind Sie ständig gezwungen, Ihre Entscheidung zu verteidigen, angesichts der weitverbreiteten Auffassung, daß jede Frau letztlich doch heiraten und Kinder haben will. Darum ist es einigermaßen schwierig, andere Menschen davon zu überzeugen, daß Sie mit Ihrem Leben, so wie Sie es führen, glücklich sind.

Am stärksten ist der Druck von außen, wenn Sie um die Dreißig sind. Sie werden dann verfolgt von allerhand Vermutungen, für die es in Ihrem wirklichen Leben keinerlei Anhaltspunkte gibt – daß Frauen ohne Partner unglücklich, einsam, unreif oder sexuell frustriert sind, zum Beispiel. Was um die Zwanzig noch normal und anerkennenswert ist, nämlich ungebunden zu sein, wird um die Mitte oder Ende Dreißig beargwöhnt: ob Sie sich für die Unabhängigkeit entschieden haben oder ob Sie Ihren Lebensstil nur den Verhältnissen angepaßt haben, die Ihnen aufgezwungen worden sind.

Alleinstehend zu sein, ist sicher für viele Frauen ein Problem. Beziehungen zwischen Männern und Frauen scheinen darauf programmiert zu sein, wenn schon nicht zur Ehe, so doch wenigstens zum Sex zu führen. Wenn Freundschaft alles ist, was Sie haben und geben wollen, dann sind Mißverständnisse unvermeidbar. Vielleicht wären Sie auch gar nicht abgeneigt, eine enge, langfristige Beziehung aufzubauen, aber bisher fand sich keine Gelegenheit.

Einige dieser Probleme werden in diesem Teil des Buches behandelt. Zuerst gilt es zu ergründen, warum Sie für sich leben. Ist das eine bewußte oder womöglich unbewußte Entscheidung Ihrerseits? Fehlt es Ihnen an Gelegenheiten, geeigneten Partnern zu begegnen? Oder tun Sie sich schwer, wenn Sie jemand kennengelernt haben, eine Beziehung aufzubauen? Die folgenden Problemanalysen gehen diesen Schwierigkeiten auf den Grund und führen Sie weiter zu Vorschlägen, wie Sie eine Partnerschaft finden und gestalten können, oder wie Sie Ihre Unabhängigkeit voll genießen können, und dabei spielt es keine Rolle, ob Sie durch eigenen Entschluß oder durch die äußeren Umstände ohne feste Bindung leben.

5

DIE ALLEINSTEHENDE FRAU

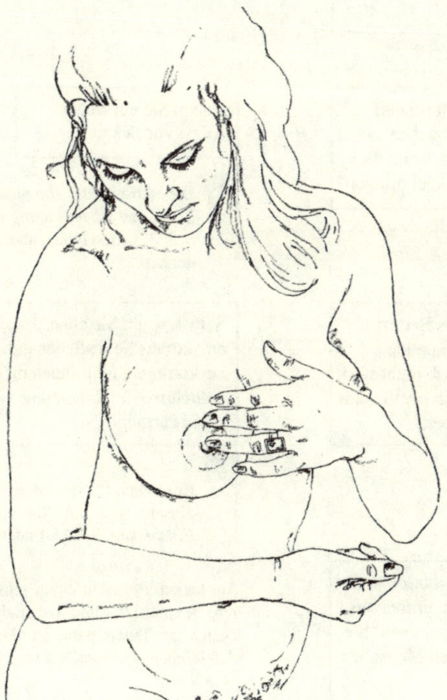

WARUM LEBEN SIE ALLEIN?

Ist es Ihnen schom immer schwergefallen, Freundschaften mit Angehörigen beider Geschlechter zu schließen?

JA

Wenn Freunde zu finden noch nie leicht für Sie war, helfen Ihnen vielleicht die Ratschläge im Kapitel *Soziale Kommunikation und Sexualität,* S. 227.

NEIN

Lernen Sie nur wenige Menschen kennen, die für Sie als Partner in Frage kommen, oder haben Sie festgestellt, daß diese Bekanntschaften zu nichts führen?

JA

Siehe die Problemanalyse *Schwierigkeiten bei der Partnersuche,* S. 218.

NEIN

Freunden Sie sich schnell mit Männern an, ziehen sich dann aber zurück, wenn die Männer Sex ins Spiel bringen?

JA

Haben Sie ein wenig Angst vor Sex?

JA

Die Abschnitte *Umgang mit Sexualängsten,* S. 99, und *Überwindung der Penetrationsangst,* S. 133, helfen Ihnen, über Sex etwas positiver zu denken.

NEIN

NEIN

Ist Ihr besonderes Bedürfnis nach einer sexuellen Beziehung deshalb nicht stark, weil Sie sich noch nie viel aus Sex gemacht haben?

JA

Selbst, wenn Sie ohne ein aktives Sexualleben gut auskommen, fehlt Ihnen nicht manchmal die Zuneigung eines Partners?

JA

Ein Leben für sich ist nicht gleichbedeutend mit einsam sein. Im Abschnitt *Überwindung der Einsamkeit,* S. 233, finden Sie dazu Hinweise.

NEIN

Sie haben vielleicht einen schwach ausgeprägten Sexualtrieb, und der Lebensstil, der am besten zu Ihnen paßt, ist das Zölibat. Siehe *Alleinleben als bewußte Entscheidung,* S. 233.

NEIN

Sind Sie engen emotionalen Bindungen schon immer aus dem Weg gegangen, weil Sie sich nicht an einen Menschen binden wollen?

JA

Wenn es Sie schon immer irritiert hat, jemandem zu nahe zu kommen, kann Ihnen der Abschnitt *Angst vor Intimität,* S. 101, helfen.

NEIN

NEIN ↓

Sind die meisten Männer, zu denen Sie sich hingezogen fühlen, als feste Partner ungeeignet, weil sie zum Beispiel, schon besetzt sind?

JA → Passiert Ihnen das häufig, so suchen Sie bisher womöglich gar nicht wirklich ernsthaft nach einem Partner. Denn so, wie Sie vorgehen, haben Sie die zuverlässigste Methode gewählt, mit der Sie immer als jemand dastehen, die sucht, die aber nie Erfolg hat. Vielleicht wollen Sie auch einer zu großen emotionalen Nähe aus dem Weg gehen. Siehe *Angst vor Intimität,* S. 101.

NEIN ↓

Haben Sie eine sehr klare Vorstellung vom »Mann Ihrer Träume« und kommen die meisten Männner, die Sie kennenlernen, einfach nicht an dieses Bild heran?

JA → Je genauer Ihre Vorstellungen von einem zukünftigen Partner sind, um so unwahrscheinlicher ist es, daß Sie jemanden finden, der Ihnen gefällt. Lesen Sie nach im Kapitel *Was für einen Partner suchen Sie?*, S. 220.

NEIN ↓

Haben Sie gerade eine befriedigende und gut laufende Beziehung, bei der Sie aber zögern, ob Sie sich endgültig binden sollen?

JA → Eine Garantie auf ewiges Glück kann Ihnen niemand geben. Im Kapitel *Wie man eine dauerhafte Beziehung aufbaut,* S. 223, werden jedoch Pluspunkte und Risikofaktoren in einer Beziehung aufgelistet, so daß Sie zumindest sehen können, wie Ihre Chancen stehen.

NEIN ↓

Fangen Ihre Beziehungen meist recht vielversprechend an, um dann jedesmal in einer Katastrophe zu enden?

JA → Wenn Sie keine dauerhafte Beziehung zustande bringen, dann treffen Sie womöglich nicht die richtige Wahl, oder aber Sie sind sich überhaupt noch nicht recht darüber im klaren, worauf es in einer Partnerschaft ankommt. Lesen Sie dazu die Problemanalyse *Schwierigkeiten, eine Beziehung aufrecht zu erhalten,* S. 219.

NEIN ↓

Lieben Sie Ihre Unabhängigkeit so sehr, daß Sie sie nicht gegen eine dauerhafte Beziehung eintauschen wollen?

JA → Für manche Menschen wiegen die Vorteile des Alleinlebens – vor allem die Unabhängigkeit und die Eigenständigkeit – mehr als eine enge, ständige Bindung. Das Kapitel *Alleinleben als bewußte Entscheidung,* S. 233, behandelt diesen Themenkreis und ist für jede Frau, die sich entschlossen hat, alleinstehend zu bleiben, wichtig.

NEIN ↓

Sie leben wahrscheinlich als eine alleinstehende Frau, weil diese Lebensform Ihnen im Augenblick am besten entspricht. Einsamkeit kann jedoch auch zur Gewohnheit werden, wenn Sie also doch Ihr Leben irgendwann mit einem anderen Menschen teilen wollen, dann verzichten Sie nicht zu lange auf jede längere Bindung. Siehe *Alleinleben als bewußte Entscheidung,* S. 233.

SCHWIERIGKEITEN BEI DER PARTNERSUCHE

Sind Sie Männern gegenüber so schüchtern, daß es Ihnen sogar schwerfällt, auf ganz unverbindlicher Ebene mit Ihnen zu verkehren?

JA

Lassen Sie vorerst den Sex beiseite und bemühen Sie sich darum, mit Männern auf einer rein freundschaftlichen Basis zurechtzukommen. Der Abschnitt *So überwinden Sie Ihre Schüchternheit,* S. 107, hilft Ihnen dabei.

NEIN

Lernen Sie viele Männer kennen, die für Sie in Frage kommen, die aber nicht an Ihnen interessiert sind?

JA

Legen Sie wenig Wert auf Ihr Äußeres?

JA

Werfen Sie einen kritischen Blick in den Spiegel, und wenn Sie finden, Sie könnten etwas an Ihrem Aussehen verbessern, dann tun Sie es. Siehe unter *Besser aussehen,* S. 105.

NEIN

Vielleicht machen Sie einen ungünstigen Eindruck, ohne es zu wissen. Lesen Sie nach bei *Soziale Kommunikation und Sexualität,* S. 227.

NEIN

Geschieht es öfter, daß Sie mit einem Mann ein- oder zweimal ausgehen, er jedoch sehr bald das Interesse an Ihnen zu verlieren scheint?

JA

Neigen Sie dazu, allzu früh ernste Absichten zu äußern?

JA

Es ist für gewöhnlich ein Fehler, wenn man eine Sache zu sehr vorantreibt. Siehe unter *Soziale Kommunikation und Sexualtität,* S. 227, und *Alleinleben als bewußte Entscheidung,* S. 233.

NEIN

Oft ist schwer zu erkennen, woran eine Partnerschaftsbeziehung scheitert und warum. Die Problemanalyse *Schwierigkeiten, eine Beziehung aufrechtzuerhalten,* S. 219, geht einigen Ursachen auf den Grund.

NEIN

Haben Sie wenig oder keine Gelegenheit, geeignete Partner kennenzulernen – zum Beispiel, weil Sie gerade in eine neue Gegend gezogen sind oder weil Ihre Arbeit Sie zu sehr in Anspruch nimmt?

JA

Siehe *Soziale Kommunikation und Sexualität,* S. 227.

NEIN

Wenn Sie keinen geeigneten Partner finden, obwohl Sie mit vielen Menschen zusammenkommen, dann haben Sie Ihre Erwartungen vielleicht zu hoch geschraubt und suchen einen Märchenprinzen. Siehe unter *Was für einen Partner suchen Sie?,* S. 220. Oder vielleicht wollen Sie im Augenblick gar nicht wirklich einen festen Partner? Siehe unter *Alleinleben als bewußte Entscheidung,* S. 233.

SCHWIERIGKEITEN, EINE BEZIEHUNG AUFRECHTZUERHALTEN

Sind die Männer, mit denen Sie Sie sich einlassen, meist ganz anders als Sie?

JA: Eine gute Beziehung ist leichter mit einem Menschen aufzubauen, mit dem Sie viele Gemeinsamkeiten haben. Siehe *Wie man eine dauerhafte Beziehung aufbaut,* S. 223.

NEIN

Geraten Sie häufig an Männer, die Probleme haben oder die sehr von Ihnen abhängig sind?

JA: Sie suchen sich Partner aus, denen es an emotionaler Stabilität fehlt, vielleicht weil Sie das Bedürfnis haben, sich als die Stärkere zu fühlen. Siehe *Wie man eine dauerhafte Beziehung aufbaut,* S. 223.

NEIN

Fällt es Ihnen schwer, Liebe und Zuneigung zu zeigen?

JA: Wenn Sie Ihre Gefühle immer sehr zurückhalten, dann hat Ihr Partner das Gefühl, ständig zu kurz zu kommen. Siehe *Angst vor Initimität,* S. 101.

NEIN

Holen Sie sich immer Rat und Hilfe von Ihren Eltern?

JA: Wenn Sie es nicht schaffen, sich emotional unabhängig zu machen, werden Ihre Beziehungen immer schwierig bleiben. Siehe *Wie man eine dauerhafte Beziehung aufbaut,* S. 223.

NEIN

Werden Sie sofort eifersüchtig, wenn Ihr Partner auch nur das geringste Interesse für eine andere Frau zeigt?

JA: Ihre Beziehungen könnten länger halten, wenn Sie mehr Vertrauen hätten. Siehe *Steigerung des Selbstwertgefühls,* S. 103.

NEIN

Wenn irgend etwas schiefgeht, glauben Sie dann immer, es wäre Ihre Schuld?

JA: Ihre Beziehungen könnten länger halten, wenn Sie mehr Vertrauen hätten. Siehe *Steigerung des Selbstwertgefühls,* S. 103.

NEIN

Sind Sie launisch und leicht aufbrausend?

JA: Zorn ist eines der destruktivsten Elemente in jeder Beziehung. Im Absatz *Umgang mit Ärger,* S. 174, werden Möglichkeiten aufgezeigt, wie man seinem Unwillen Luft verschaffen kann, ohne seinen Partner zu verletzen oder sich ihm bleibend zu entfremden.

NEIN

Fühlen Sie sich oft zunächst zu einem Partner hingezogen, verlieren aber dann das Interesse, sobald es ernst wird?

JA: Unter *Angst vor Intimität,* S. 101, können Sie nachlesen, wie Sie lernen können, mehr Nähe auszuhalten.

NEIN: Wenn Sie immer noch unsicher sind, warum Ihre Bemühungen fehlschlagen, dann lesen Sie *Wie man eine dauerhafte Beziehung aufbaut,* S. 223.

WAS FÜR EINEN PARTNER SUCHEN SIE?

Eine der größten Illusionen, die Sie hegen können, ist zu glauben, daß ganz bestimmt irgendwo der Mann Ihrer Träume auf Sie wartet. Wenn das alle annähmen, dann wären die meisten Menschen dazu verdammt, allein zu bleiben. Tatsächlich gibt es viele Männer, in die Sie sich verlieben können. Einige gefallen Ihnen in dieser Hinsicht, einige in einer anderen, aber es ist sehr unwahrscheinlich, daß ein Mann alles in sich vereinigt, was Sie sich von Männern wünschen.

Wenn Sie weiter auf Ihren Märchenprinzen warten, obwohl er wahrscheinlich gar nicht existiert, besteht die Gefahr, daß Sie davon abgehalten werden, aus den Beziehungen, die Sie wirklich haben, das Beste zu machen. Der Zustand des Verliebtseins hält nicht ewig an. Anfangs glauben Sie natürlich, Sie seien der Vollkommenheit in Person begegnet. Allmählich jedoch merken Sie, daß er ein menschliches Wesen ist – er ist vielleicht nicht ganz so stark oder so verläßlich oder so entschlußkräftig, wie Sie geglaubt haben. Wenn diese Dinge für Sie sehr wichtig sind und Sie jemand anderen kennenlernen, der Sie in dieser Hinsicht zu befriedigen scheint, dann werden Sie sich eben in diesen Mann verlieben – bis Sie erkennen, daß er auch nicht unfehlbar ist.

Vielleicht können Sie auch darum keine wirkliche Bindung eingehen und alles auf eine Partnerschaft setzen, weil Sie insgeheim immer hoffen, daß sich noch etwas Besseres ergibt. Sie könnten sich sicher schon etwas eher häuslich niederlassen, falls es das ist, was Sie sich wünschen, wenn Sie sich mit etwas weniger begnügten. Damit ist nicht gemeint, Sie müßten mit dem Zweitbesten zufrieden sein. Aber Sie sind auf jeden Fall besser dran, wenn Sie Ihre Wunschvorstellungen nicht so festlegen.

Flexibilität ist wichtig

Probleme können dann entstehen, wenn Sie so starre Vorstellungen davon haben, wie Ihr Partner beschaffen sein sollte, daß Sie sich zu niemandem hingezogen fühlen können, der diesem Wunschbild nicht entspricht. Je festgelegter Sie sind, desto weniger Chancen haben Sie, jemand zu finden, der zu Ihnen paßt. Mangelnde Flexibilität ist auch in Dauerbeziehungen ein Nachteil. Die Menschen verändern sich, Ihr Partner wird älter, möglicherweise fülliger, mit Sicherheit aber wird sein Haar grauer. Wenn all dies Ihnen sehr viel ausmacht, dann kann Ihre Partnerschaft in Gefahr geraten. Auch die Persönlichkeit ist Veränderungen unterworfen, und das wird vor allem dann offensichtlich, wenn Sie sich in sehr jungen Jahren gefunden haben und gemeinsam älter geworden sind.

Wahrscheinlich haben Sie, wie die meisten Frauen, Ihre Vorlieben. Sie fühlen sich zum Beispiel unwiderstehlich zu jedem hingezogen, der Sie an Ihre erste Liebe erinnert, oder es ist Ihnen unmöglich, sich in einen Mann zu verlieben, der alles immer sehr ernst nimmt. Manchen Frauen machen solche Eigenarten sehr viel aus, andere hingegen lassen sich davon nur am Rande beeinflussen.

WIE FLEXIBEL SIND SIE?

Die folgenden Übungen sollen Ihnen Aufschluß darüber geben, ob Sie zu viel von einem Sexualpartner verlangen und sich dadurch selbst zu enge Grenzen setzen, wenn Sie einen Sexualpartner suchen.

1 Äußere Erscheinung

Die erste Übung soll Ihnen darüber Aufschluß geben, welche körperlichen Merkmale Sie bei der Wahl eines Partners beeinflussen und wie wichtig sie Ihnen sind.

1 Erstellen Sie eine Liste mit zehn Männern, die Sie körperlich attraktiv finden. Es brauchen keine Männer zu sein, die Sie persönlich gut kennen oder die eine starke sexuelle Anziehungskraft auf Sie ausüben, sondern einfach Männer, deren Aussehen Sie bewundern.

2 Danach erstellen Sie eine Liste mit zehn Männern, die sie nicht attraktiv finden. (Zur Erinnerung: Bei diesen beiden Listen geht es ausschließlich um die körperliche Erscheinung.)

3 Versuchen Sie nun, für jeden der Männer der ersten Liste eine Eigenschaft zu finden, die Ihnen an ihm besonders gefällt. Notieren Sie diese Eigenschaften unter der Überschrift »Positiv«.

4 Danach nehmen Sie sich die Liste mit den unattraktiven Männern vor und machen eine »Negativ«-Liste mit zehn körperlichen Attributen, die Sie bei diesen Männern als besonders unattraktiv ansehen. Es kann vorkommen, daß Sie hier das Gegenteil zu einer Eigenschaft in der vorigen Liste aufführen. Zum Beispiel notieren Sie in der »Negativ«-Liste »dick« und in der ersten Liste mit den positiven Attributen »schlank«. Das spielt jedoch keine Rolle.

5 Lesen Sie die beiden Listen aufmerksam durch und entscheiden Sie, wie wichtig Ihnen jedes der einzelnen Attribute wirklich ist. Markieren Sie diejenigen Eigenschaften, gleich ob positiv oder negativ, die Ihr sexuelles Interesse entscheidend bestimmen. Wenn Ihnen zum Beispiel große Männer besonders zusagen, dann bringen Sie ein entsprechendes Zeichen an. Wenn Sie Blonde absolut nicht ausstehen können, dann kennzeichnen Sie das ebenfalls entsprechend. Kennzeichnen Sie keine Attribute, die Sie zwar für wichtig, nicht aber für entscheidend halten.

Treffen Sie jetzt im zweiten Teil der Übung eine entsprechende Auswahl der Persönlichkeitsmerkmale.

2 Charaktereigenschaften

Selbst wenn Sie einen Mann kennenlernen, den Sie für attraktiv halten, muß das nicht unbedingt heißen, daß er Sie auch sexuell anspricht. Fast immer ist es ein ganz bestimmter Wesenszug, der dann den Ausschlag gibt, wie beispielsweise Sinn für Humor. Sie können analysieren, welche dieser »Einschalt-« und »Ausschalt-Knöpfe« für Ihre sexuelle Ansprechbarkeit besonders wichtig sind. Verfahren Sie dabei genauso wie vorhin.

1 Gehen Sie in Gedanken die Männer durch, die Sie einigermaßen gut kennen und die Sie für körperlich attraktiv halten.

2 Nun suchen Sie aus diesen Männern jeweils zehn aus, die Sie sexuell ansprechen und Sie vielleicht sogar schon einmal erregt haben, und stellen Sie dann in einer zweiten Liste zehn Männer zusammen, für die Sie trotz ihres guten Aussehens sexuell noch nie etwas empfunden haben.

3 Nun suchen Sie bei den ersten zehn Männern Persönlichkeitsmerkmale, die Sie für attraktiv halten, und notieren Sie diese unter der Überschrift »Positiv«. Dementsprechend suchen Sie dann zehn unattraktive Persönlichkeitsmerkmale innerhalb der zweiten Männergruppe, die Sie unter der Überschrift »Negativ« notieren.

4 Entscheiden Sie, welche dieser positiven und negativen Merkmale so wichtig sind, daß sie sich direkt auf Ihr sexuelles Interesse auswirken, und kennzeichnen Sie diese entsprechend.

Aus dieser Auflistung der Ihrer Meinung nach positiven und negativen körperlichen und charakterlichen Eigenschaften ergibt sich Ihr Bauplan für alles, was Sie sexuell anspricht. Alle diese Qualitäten müssen vorhanden sein (und natürlich noch einiges mehr), damit Sie sexuell von einem Mann angezogen werden können. Die Anzahl der gekennzeichneten Eigenschaften macht deutlich, wie rigide dieser Bauplan ist. Auch nur eine oder zwei besonders hervorgehobene Präferenzen auf jeder Liste lassen darauf schließen, daß Sie bis zu einem gewissen Grad Ihre Auswahlmöglichkeiten geeigneter Partner einschränken. Je weniger Attribute Sie gekennzeichnet haben, desto flexibler sind Sie und desto mehr Männer werden Ihnen als mögliche Sexualpartner gefallen.

Wie werden Sie flexibler?

Wenn Ihr Bauplan sehr festgelegt ist, dann sollten Sie versuchen, Ihre Erwartungen zu ändern. Am besten tun Sie das, indem Sie Ihre Aufmerksamkeit auf die positiven Eigenschaften Ihres derzeitigen Partners (oder desjenigen Mannes, an dem Sie zur Zeit interessiert sind) lenken. Sie werden sehr wahrscheinlich feststellen, daß Sie diese Qualitäten auf den vorhergehenden Listen als wichtig, aber als nicht ausschlaggebend für Ihr sexuelles Interesse eingestuft haben. Vielleicht finden Sie sogar noch andere Qualitäten, die Sie nicht für wichtig gehalten haben, die aber bei dieser Person besonders positiv auffallen.

WIE MAN EINE DAUERHAFTE BEZIEHUNG AUFBAUT

Eine Voraussage über die Erfolgschancen einer Partnerschaft zu treffen, ist schwierig, denn die unglaublichsten Beziehungen halten manchmal jahrelang, während andere, bei denen alles zu stimmen scheint, schon bald auseinanderbrechen. Trotzdem lassen sich aus Erfahrungen von Eheberatern und Studien über das Scheitern von Ehen bestimmte Faktoren ableiten, die Erfolg oder Mißerfolg einer Beziehung entscheidend beeinflussen können. Falls Sie etwas über Ihre Chancen für eine dauerhafte Partnerschaft erfahren wollen, finden Sie im weiteren einige der wesentlichsten Faktoren, die beachtet werden sollten.

Binden Sie sich nicht zu frühzeitig. In der Jugend geschlossene Ehen sind besonders risikovoll. Jede Studie zu diesem Thema zeigt, daß Ehen, die vor dem 19. Lebensjahr geschlossen werden, die geringste Chance haben, zu bestehen (vor allem dann, wenn sie wegen einer Schwangerschaft geschlossen wurden). Während des Reifeprozesses machen die meisten jungen Leute eine Reihe von Veränderungen durch, und so ist es sehr wahrscheinlich, daß junge Eheleute bald ganz unterschiedliche Bedürfnisse und Interessen entwickeln. Manchmal schlagen zwei Menschen in ihrer Entwicklung mehr oder weniger die gleiche Richtung ein und dann kann es ihnen gelingen, gegenseitig ihren Bedürfnissen gerecht zu werden, auch wenn sie sich ändern, aber es ist wohl viel eher davon auszugehen, daß die beiden sich auseinanderentwickeln.

Binden Sie sich nicht zu schnell. Sie sollten sich gegenseitig wenigstens neun Monate kennen, ehe Sie ernsthaft über eine feste Bindung nachdenken. Die meisten Menschen brauchen diese Zeitspanne, um sich gegenseitig von ihren besten und ihren schlechtesten Seiten kennenzulernen, und wenn Sie mit jemandem zusammenleben, ist dies der beste Weg herauszufinden, ob Ihre Partnerschaft Chancen hat, den »Zeit-Test« zu bestehen. Eine stürmische Beziehung ist meist ein Gefahrensignal. Wenn Sie sich häufig streiten und, was noch schlimmer ist, wenn er oder sie die Beziehung mehr als einmal abbricht, dann sieht es für die Zukunft sehr schlecht aus, denn es ist damit zu rechnen, daß daraus eine Gewohnheit wird. Ein schlechtes Zeichen ist auch eine sich lang hinziehende Zeit der Verabredungen und Treffen. Wenn Sie schon über die Möglichkeit gesprochen haben, Ihre Beziehung zu intensivieren und sich fest aneinander zu binden, den letzten Schritt aber schon seit zwei oder mehr Jahren vor sich herschieben, sollten Sie selbstkritisch Ihre Motive überprüfen. Wahrscheinlich sind Sie innerlich noch nicht bereit, Ihre Unabhängigkeit aufzugeben.

Achten Sie auf Gemeinsamkeiten. Zahlreiche Studien haben herausgefunden, daß vorwiegend Menschen heiraten, die sich in vielen Bereichen ähnlich sind. Zwar können Ehen auch mit gegensätzlichen Partnern durchaus erfolgreich verlaufen, aber im allgemeinen ist ein reibungsloses Zusammentreffen offensichtlich doch viel einfacher für ein Paar, das ähnliche Interessen und Einstellungen hat und im großen und ganzen das gleiche vom Leben erwartet. Es ist eine gute Hilfe, wenn man wenigstens ein oder zwei wesentliche Interessen teilt, und es ist sicher auch besonders günstig, wenn der Altersunterschied nicht zu groß ist. Wenn Sie und Ihr Partner zehn und mehr Jahre auseinanderliegen, dann gibt es bestimmt so erhebliche Unterschiede in der Lebensauffassung, daß es kaum noch möglich ist, eine einfache, unbelastete Beziehung zu entwickeln.

Achten Sie auf sexuelle Übereinstimmung. Die Sexualität wird nicht zu der bindenden Kraft, die sie sein könnte, wenn Ihre sexuellen Einstellungen allzu verschieden sind oder wenn die Sexualität in Ihrem Leben eine wichtigere (oder weniger wichtige) Rolle spielt als im Leben Ihres Partners. Sexuelle Harmonie ist keine Frage der Technik, und die Mechanik praktischer Liebeskunst lernt ein Paar, indem sich die beiden aneinander gewöhnen. Wichtig ist aber, daß Sie sich gegenseitig anziehen und einer vom anderen sexuell erregt wird, denn nur auf dieser Grundlage können sexuelle Bedürfnisse gegenseitig befriedigt werden. Vor dem Hintergrund gegenseitiger Anziehung und Liebe sind nahezu alle sexuellen Probleme zu lösen; ohne ihn sind die meisten unüberwindlich.

Achten Sie auf emotionale Reife. Bestimmte Charaktereigenarten wirken sich auf eine Beziehung, die dauern soll, geradezu krankmachend aus. Häufige Zornesausbrüche, sei es Jähzorn, der Wunsch, den anderen zu beherrschen, sei es die Neigung zu übertriebener Kritik, signalisieren höchste Gefahr. Eine Partnerschaft überlebt vielleicht, wenn nur ein Partner so ist, wenn aber beide von dieser Sorte sind, ist jede Beziehung zum Scheitern verurteilt. Eine geringe Selbstachtung ist ebenfalls ein Warnzeichen, denn aus ihr entstehen Unsicherheit und Eifersucht, die es beinahe unmöglich machen, eine liebe- und vertrauensvolle Beziehung aufrechtzuerhalten.

Übertriebene Abhängigkeit kann eine reife und feste Beziehung unmöglich machen. Ein Partner, der noch immer stark auf die Unterstützung und Zustimmung seiner Eltern angewiesen ist, braucht wahrscheinlich sehr viel mehr Bestätigung durch Sie, als Sie Zeit haben oder tatsächlich bereit sind, ihm zu geben. Und wenn es einmal soweit kommen sollte, daß Sie diejenige sind, die Anlehnung und Unterstützung braucht, dann erweist er sich womöglich als unfähig, die Verantwortung zu übernehmen.

Suchen Sie sich einen Partner, der Ihnen körperliche Nähe und Zuneigung bieten kann. Ein Mensch, der emotional isoliert ist und dem es schwerfällt, Zuneigung zu zeigen oder zu empfangen, hat schlechte Aussichten, eine befriedigende Beziehung aufrechtzuerhalten.

Achten Sie auf Flexibilität. Die Fähigkeit, sich Veränderungen anzupassen, ist eine der wichtigsten Eigenschaften, auf die man bei einem Partner achten muß. Weder Individuen noch Partnerschaften sind etwas Statisches, und ein Mensch, der nicht kompromißfähig ist, dürfte Schwierigkeiten haben, den veränderten Bedürfnissen und wechselnden Umständen einer dauerhaften Beziehung gerecht zu werden. Es ist ein gutes Zeichen, wenn Ihr Partner zum Beispiel bereit ist, über neue Ideen nachzudenken oder neue Aktivitäten auszuprobieren.

Aber wenn Sie ernste Zweifel an Ihrer Partnerschaft haben, dann klammern Sie sich nicht an die Vorstellung, Ihr Partner würde sich ändern. Wenn Sie die Hoffnung hegen, er würde unter Ihrem mäßigenden Einfluß seine Launen und Zornesausbrüche, seine Extravaganz oder seine Eifersuchtsanfälle aufgeben, dann gehen Sie ein beträchtliches Risiko ein. Einige Menschen haben eine unerschöpfliche Fähigkeit, sich zu ändern, andere nicht. Wenn also Veränderungsfähigkeit für Sie etwas Wichtiges ist, dann achten Sie auf Anzeichen dafür, bevor Sie sich binden, nicht hinterher.

Ein wesentlicher Faktor für den Bestand einer Beziehung fehlt in der obigen Aufzählung, denn er muß ausführlicher behandelt werden. Es geht um die Frage, inwieweit Sie sich selbst der Beziehung sicher und mithin entschlossen sind, alles zu tun, damit sie funktioniert. Wenn Sie gegen Ihren Partner Vorbehalte haben, dann werden diese wahrscheinlich stärker werden und verhindern, daß Sie sich Ihrer Partnerschaft hundertprozentig hingeben, und gerade das würde mehr als alles andere helfen, anstehende Probleme zu überwinden. Benutzen Sie die folgende Übersicht, um die Chancen Ihrer Beziehung zu beurteilen. In der linken Spalte finden Sie die positiven Faktoren, die die Erfolgschancen erhöhen. Sie garantieren Ihnen nicht vollkommenes Glück, aber sie besagen, daß Sie in der Lage sind, ein sehr zufriedenes gemeinsames Leben zu führen. In der rechten Spalte befinden sich die Risikofaktoren. Es ist einfacher, Katastrophen vorauszusagen als Zufriedenstellendes, was wahrscheinlich daran liegt, daß sie mehr Aufmerksamkeit auf sich ziehen. Die Gründe für das Zerbrechen einer Beziehung sind weitaus häufiger und gründlicher untersucht worden als die Faktoren, die dazu beitragen, daß Paare glücklich zusammenleben. Daher haben Sie allen Anlaß, sich wegen Ihrer Punkte auf der Risiko-Liste Gedanken zu machen, statt sich zu sorgen, wenn Sie auf der Positiv-Liste nicht so viele Punkte angekreuzt haben.

Positive und negative Faktoren in einer Beziehung

Positive Faktoren

- ☐ Gutes Zusammenleben seit mindestens sechs Monaten
- ☐ Vergleichbare Schulbildung und soziale Herkunft
- ☐ Vergleichbare Intelligenz
- ☐ Altersunterschied geringer als zehn Jahre
- ☐ Vergleichbare Ansichten in wichtigen Angelegenheiten
- ☐ Gemeinsame Interessen und Aktivitäten
- ☐ Ähnliche Wünsche und Ziele, ein ähnlicher Lebensstil
- ☐ Emotionale Stabilität
- ☐ Ähnliche sexuelle Bedürfnisse und Aufgeschlossenheit für Sex
- ☐ Flexibilität und Anpassungsfähigkeit
- ☐ Emotionale Unabhängigkeit
- ☐ Fähigkeit, Zuneigung zu empfangen und zu geben
- ☐ Rücksichtnahme auf andere
- ☐ Vergleichbare körperliche Attraktivität

Risiko-Faktoren

- ☐ Frühehe (vor dem 19. Lebensjahr)
- ☐ Voreheliche Schwangerschaft
- ☐ Heirat als Flucht aus unglücklichem Zuhause
- ☐ Heirat, um eine Enttäuschung zu kompensieren
- ☐ Nur kurze Bekanntschaft (weniger als neun Monate)
- ☐ Häufige Reibereien oder Zerwürfnisse
- ☐ Emotionale Instabilität
- ☐ Wutausbrüche
- ☐ Gefühlskälte
- ☐ Anspruchsloses Selbstbild, begründet in geringem Selbstvertrauen
- ☐ Furcht vor Unabhängigkeit
- ☐ Besitzansprüche oder extreme Eifersucht
- ☐ Selbstsucht oder Egozentrik
- ☐ Gravierende Unterschiede in der äußeren Erscheinung

SOZIALE KOMMUNIKATION UND SEXUALITÄT

Soziale Fertigkeiten besitzt ein Mensch, der mit anderen so umgehen kann, daß sie durch das, was er sagt, und durch die Art und Weise, wie er sich verhält, den Eindruck bekommen: Der mag dich. Dabei erleben ihn die anderen ebenfalls als einen liebenswerten Menschen. Es hängt also von Ihrer sozialen Befähigung ab, welchen Eindruck Sie bei einer ersten Begegnung hinterlassen, wie leicht es Ihnen gelingt, eine nur gesellige in eine sexuelle Beziehung überzuleiten.

Körpersprache

Eigentlich immer, vor allem aber zu Beginn einer Beziehung, sind Worte ein zu grobes Medium, um die feinen Gefühlsschattierungen, die es zwischen zwei Menschen gibt, angemessen auszudrücken. Wenn Sie sich gegenseitig noch nicht so gut kennen, werden Botschaften wie »Ich mag dich«, »Ich würde dich gern näher kennenlernen«, »Laß uns doch den nächsten Schritt wagen« im wesentlichen mit Körpersprache übermittelt, einem Kommunikationssystem, das mit Körperhaltung, Gestik und Blickkontakt arbeitet. Sie beide wenden diese Kommunikation an, obwohl Sie wahrscheinlich gar nicht merken, daß Sie es tun.

Jeder bedient sich der Körpersprache, aber weil sie sowohl negative als auch positive Botschaften übermitteln kann, benutzt sie nicht jeder zu seinem Vorteil. Schüchterne Menschen senden zum Beispiel oft falsche Signale, ohne sich dessen bewußt zu sein, und rufen dadurch bei anderen falsche Reaktionen hervor. Was in Wirklichkeit lediglich Schüchternheit ist, deuten Fremde und manchmal auch Bekannte als Ausdruck des Gelangweiltseins, des Desinteresses oder sogar der Feindseligkeit. Das Erlernen der Körpersprache, so daß sie richtig eingesetzt wird, ist einfach nötig, um mit anderen gut auszukommen.

Augenkontakt

Sehen Sie Ihren Gesprächspartner stets an, nicht an ihm vorbei (was den Schluß nahelegt, daß Sie sich langweilen oder nicht aufmerksam zuhören) oder zu Boden (was bedeuten kann, daß Sie schüchtern sind). Wenn Ihr Gegenüber den Blick senkt, starren Sie ihn wahrscheinlich zu intensiv an. Am angenehmsten ist für die meisten Menschen ein zeitweiliger Augenkontakt, etwa fünf Sekunden pro halbe Minute. Dies drückt aus, daß Sie interessiert sind, aber den anderen nicht genau mustern.

Augenkontakt ist auch eine der einfachsten und direktesten Methoden, um zu zeigen, daß Sie jemand sexuell interessiert. Wenn Sie schüchtern sind, haben Sie aus eben diesem Grund wahrscheinlich Schwierigkeiten, einem Mann, den Sie sexuell attraktiv finden, direkt in die Augen zu schauen. Sie wollen Ihre Gefühle verbergen, indem Sie die Augen senken. Andererseits, wenn Sie mit ihm einen Augenkontakt herstellen, machen Sie es ihm auch leichter zu reagieren, wenn er möchte. Lächeln Sie, wenn Sie ihm in die Augen sehen, und halten Sie den Blick einen kleinen Augenblick länger, als Sie es normalerweise tun würden.

Gesichtsausdruck

Fragt man Sie oft, ob es Ihnen gutgeht oder ob Sie Probleme haben, wenn bei Ihnen tatsächlich alles in Ordnung ist? Dann drückt Ihr Gesicht nicht die Botschaft aus, die Sie übermitteln wollen. Lächeln ist besonders wichtig, denn damit sagen Sie einem Mann sehr direkt, daß Sie ihn attraktiv finden oder daß Sie sich freuen, mit ihm zusammenzusein. Nicht zuletzt sehen Sie freundlich und kontaktfreudig aus, wenn Sie lächeln.

Gestik

Gebrauchen Sie auch Ihre Hände, um das, was Sie sagen, zu unterstreichen und interessant zu machen. Das läßt sich oft am leichtesten lernen, indem Sie andere beobachten. Sie müssen keineswegs dramatisch herumfuchteln. Kleine Gesten sind völlig ausreichend. Kopfbewegungen sind wichtig, wenn Sie zuhören, denn sie ermutigen den Gesprächspartner zum Weitersprechen und zeigen gleichzeitig Ihr Interesse.

Körperhaltung

Sie vermitteln den Eindruck von Selbstsicherheit, ganz gleich wie Sie sich fühlen, wenn Sie geradestehen und den Kopf hochhalten. Wenn Sie einem Menschen zum erstenmal begegnen, dürfen Sie nicht zu nahe an ihn herantreten, aber auch nicht zu weit weg von ihm stehen. Vielen Leuten ist es unangenehm, wenn ein Unbekannter ihnen zu sehr »auf die Pelle« rückt, weil es ihnen wie ein Eindringen in ihren persönlichen Freiraum vorkommt. Andererseits ist körperliche Nähe ein Zeichen dafür, daß man sich angezogen fühlt, und darum können Sie diesen Wink ruhig geben, wenn Sie eine Beziehung intimer gestalten wollen. Im Gegensatz dazu vermittelt ein gebührender Abstand den Eindruck von Reserviertheit oder sogar Mißtrauen.

Körperkontakt

Auch durch Berührung können Sie signalisieren, daß Sie jemanden attraktiv finden – aber seien Sie dabei feinfühlig. Achten Sie genau auf die Reaktionen Ihres Gegenübers, damit Sie nicht die Grenze zwischen Interessezeigen und Sichanklammern überschreiten. Sie werden feststellen, daß sich hin und wieder gerade durch längere und wiederholte Berührungen eine sexuelle Annäherung ergibt.

Die meisten Männer wollen noch immer lieber selbst die Gangart des sexuellen Kontaktes bestimmen, dennoch erwarten sie ein Zeichen von Ihnen, damit sie sicher sein können, daß sie nichts falsch machen. Wenn Sie den Anfang einer Beziehung positiv beeinflussen wollen, dann senden Sie deutlich erkennbare und nachempfindbare Signale. Berühren Sie beispielsweise seinen Arm, wenn Sie mit ihm sprechen, oder, wenn Sie von hinten auf ihn zukommen, legen Sie ihm Ihre Hand zur Begrüßung auf die Schulter.

Eine Hautberührung ist natürlich intimer als eine Berührung durch die Kleidung. Wenn Sie die Hand eines Mannes leicht mit dem Finger berühren, dann hat diese Geste eher eine sexuelle Bedeutung, als wenn Sie Ihre Hand auf seinen Arm legen.

Die Stimme

Entscheidend für den ersten Eindruck, den Sie auf andere Menschen machen, ist neben Ihrem Aussehen Ihre Stimme. Sie können einen Eindruck davon bekommen, wie andere Ihre Stimme hören, wenn Sie eine Tonbandaufnahme von sich machen. Nur wenigen Menschen gefällt anfangs der Klang ihrer eigenen Stimme, aber versuchen Sie, die Eigenheiten herauszufinden, an denen es vielleicht liegt, daß sie anderen eigenartig oder störend vorkommt, womöglich ist das zu ändern. Klingt Ihre Stimme schroff oder ist sie zu hoch oder zu laut? Dann denken Sie daran, in Zukunft sanfter und ruhiger zu sprechen, aber auch nicht zu nuscheln. Legen Sie Ausdruck in das, was Sie sagen, aber überbetonen Sie nicht einzelne Worte. Schließlich brauchen Sie nur Gespräche zu führen, nicht die Redekunst zu beherrschen, um den Ansprüchen, die an Sie gestellt werden, zu genügen. Bemühen Sie sich auch darum, eigenartige Angewohnheiten wie häufiges Stocken oder nervöses Kichern auszumachen und abzustellen.

Die Kunst der Konversation

Auf diesem Gebiet kann die Frau ebenso die Initiative ergreifen wie der Mann. Das Gespräch ist der wesentliche Bestandteil des sozialen Erfolgs. Wenn Sie gute Gespräche führen können, machen Sie auf die Menschen, denen Sie begegnen, einen guten Eindruck, und Sie können dann auch zuversichtlich auf eine neue Partnerschaft zugehen. Wenn Sie Schwierigkeiten haben, mit anderen Leuten ins Gespräch zu kommen, wenn niemand auf Sie eingeht oder wenn an weiteren Gesprächen mit Ihnen niemand interessiert ist, dann liegt das vielleicht daran, daß Sie, ohne es zu bemerken, einige schlechte Gewohnheiten entwickelt haben. Beachten Sie dann die folgenden Ratschläge.

■ Scheuen Sie sich nicht, den ersten Schritt zu tun, aber halten Sie das Gespräch anfangs noch ziemlich neutral, so daß jeder sich wieder zurückziehen kann, wenn er will. Reden Sie über Dinge, die keinen Streit auslösen können und keine intimen Geständnisse verlangen, sondern lieber über Filme, Bücher oder Freizeitbeschäftigungen zum Beispiel. Es ist ein Fehler, zu viel zu früh zur Sprache zu bringen. Wenn Sie sogleich die intimsten Einzelheiten Ihres Lebens preisgeben, können Sie Ihr Gegenüber mit Ihrer Direktheit verschrecken.

■ Trumpfen Sie bei einer neuen Bekanntschaft nicht übermäßig auf. Es ist eine Versuchung, sich in einem möglichst schmeichelhaften Licht darzustellen, aber denken Sie daran, daß Sie so einem falschen Bild schwerlich gerecht werden können.

■ Schweifen Sie nicht vom Thema ab, reden Sie nicht zu viel über sich und unterbrechen Sie Ihren Gesprächspartner nicht ständig.

■ Beantworten Sie nie eine Frage mit einem glatten »Ja« oder »Nein«. Geben Sie ausführliche Antworten, so daß Ihr Partner Anknüpfungspunkte findet, um die Diskussion fortzuführen.

■ Reden Sie über etwas, das Sie wirklich interessiert, und seien Sie in dem, was Sie sagen, überzeugend. Noch besser ist es, wenn Sie etwas Gemeinsames finden – etwa ein Interesse, das Sie beide haben, oder einen Freund, den Sie beide kennen –, damit das Gespräch in Gang bleibt.

■ Achten Sie darauf, daß keine langen Pausen entstehen. Wenn Ihnen kein neues Thema einfällt, beziehen Sie sich auf das, was Ihr Gesprächspartner zuletzt gesagt hat, und setzen Sie die Konversation mit einer Bemerkung oder mit einer Frage fort.

■ Auch Zuhören ist keineswegs eine rein passive Angelegenheit. Machen Sie hin und wieder eine ermutigende Bemerkung, um zu bekunden, daß Sie zuhören. Wenn Sie an der Reihe sind, dann sagen Sie Ihrem Partner ausdrücklich, daß Sie ihn verstanden haben und entweder seine Meinung teilen oder anderer Ansicht sind.

■ Fragen Sie sich, wenn das Gespräch zu Ende ist, wie ausgeglichen es war. Haben Sie die ganze Zeit geredet? Oder haben Sie so gut wie nichts gesagt? Haben Sie das Gefühl, mehr über die andere Person zu wissen, als diese über Sie? Oder ist es genau umgekehrt? Im Idealfall sollten beide Gesprächspartner gleichviel »preisgegeben« haben, so daß keiner das Gefühl hat, der andere würde sich ihm verschließen. Sie sollten auch nicht das Gefühl haben, Ihr Gesprächspartner hätte mehr persönliche Informationen mitgeteilt, als Sie bereit sind, über sich zu erzählen.

■ Beim ersten Zusammentreffen sollten Sie ein Gespräch nur so lange führen, wie Sie beide sich dabei wohl fühlen. Bei einer Party oder anderen Zusammenkünften sollten Sie nicht wie eine Klette an diesem einen Gesprächspartner hängenbleiben. Besser ist es, die Konversation in einem günstigen Augenblick zu beenden. Damit lassen Sie Ihrem neuen Bekannten den Freiraum, auch noch andere Leute kennenzulernen. Sollte er Ihnen wirklich gut gefallen, dann sagen Sie ihm, daß Sie sich in seiner Gesellschaft wohl gefühlt haben und ihn gern näher kennenlernen möchten.

Verabredungen

Wenn Sie in Gesellschaft leicht nervös und unsicher sind, dann sind Sie sicher noch aufgeregter, wenn Sie sich mit jemand verabredet haben. Tatsächlich aber haben Sie dann im Vergleich zu zufälligen Treffen einen großen Vorteil. Daß Sie so weit gekommen sind, bedeutet doch, daß sich zwischen Ihnen beiden etwas angebahnt hat, wenn Sie auch, bis Sie sich gegenseitig besser kennen, noch nicht sagen können, wie weit diese Beziehung gehen wird.

Die folgenden Hinweise sollen Ihnen helfen, wenn Sie am Anfang ein wenig unsicher sind, wie Sie sich benehmen sollen, aber sie lassen sich gleichermaßen auf alle Ihre Männerbeziehungen anwenden.

■ Erwarten Sie nicht, daß aus jeder Verabredung gleich eine große Romanze wird. Wenn Sie die Sache zu ernst nehmen und von dem Mann mehr erwarten, als er zu geben bereit ist, dann zieht er sich womöglich zurück.

■ Halten Sie sich nicht zu sehr zurück, weil Sie argwöhnen, jeder Mann, der mit Ihnen ausgeht, könnte zudringlich werden. Das hindert Sie nämlich, offen und freundlich zu sein.

■ Geben Sie nicht mit Ihren früheren Eroberungen an und tun Sie nicht so, als seien Sie noch an anderen Männern interessiert. Ihr Partner sollte im Mittelpunkt Ihrer Aufmerksamkeit stehen, solange Sie zusammen sind.

■ Seien Sie auf die Begegnung nicht versessen. Haben Sie Verständnis, wenn in letzter Minute alles umgestoßen wird oder wenn er absagen muß.

■ Seien Sie darauf vorbereitet, für sich selbst zu zahlen. Wenn Sie öfter als einmal zusammen aus waren, und vor allem, wenn Sie mehr verdienen als er, sollten Sie vorschlagen, die Kosten zu teilen.

Sexuelle Annäherungsversuche

Wie Sie auf die sexuelle Annäherung eines Mannes reagieren, hängt sicher ganz davon ab, wie willkommen oder unwillkommen sie Ihnen ist. Sexuelle Beziehungen entwickeln sich meist in kleinen Schritten, wobei jeder Zeichen der Ermutigung aussendet und empfängt. Wenn Sie beide die Hinweise richtig aufnehmen und erwidern, wird das Risiko einer Zurückweisung für beide Seiten verringert. Wenn Sie jemanden abweisen, dann tun Sie es freundlich. Sie müssen lediglich das Angebot höflich, aber bestimmt ablehnen. Sie brauchen Ihre Entscheidung keinesfalls zu rechtfertigen. Wenn Sie versuchen, Ihre Weigerung zu erklären, zum Beispiel mit moralischen Gründen oder mit Ihrer Furcht vor einer Schwangerschaft, dann geben Sie ihm nur Argumente in die Hand, die er sogleich widerlegen wird, und dadurch verschlimmern sich die Spannungen. Letztlich kann man über Gefühle nicht streiten.

Sex ist nicht dazu da, um einen gemeinsamen Abend abzurunden. Ihr Partner hat kein Recht, das zu erwarten, und Sie sind nicht dazu verpflichtet, einverstanden zu sein. Es gibt nur einen guten Grund, Sex zu erleben, und zwar, daß beide es wollen. Manchmal unternimmt ein Mann automatisch einen Annäherungsversuch, weil er glaubt, das würde von ihm erwartet. Das kommt beispielsweise vor, wenn sich eine Beziehung schneller, als von beiden erwartet, intensiviert hat, so daß es eigentlich nur diese eine Richtung gibt, in die sie sich entwickeln kann.

Die meisten Frauen ziehen eine sexuelle Beziehung mit einem Mann vor, den sie kennen und mögen. Wenn sexuelle Aktivitäten entstehen, bevor Sie sich wirklich gut kennengelernt haben, besteht die Gefahr, daß Sie am nächsten Morgen aufwachen und feststellen: Den Mann, mit dem ich die Nacht verbracht habe, liebe ich gar nicht.

Ihre erste sexuelle Erfahrung

Die Triebfeder für Ihr erstes sexuelles Erlebnis kann Liebe, Lust oder Neugier sein. Wie auch immer – es wäre außergewöhnlich, wenn Sie nicht etwas nervös wären. Die folgenden Ratschläge sollen Ihnen helfen, aber seien Sie nicht enttäuscht, wenn der erste Geschlechtsverkehr nicht die ekstatische Erfahrung ist, die Sie sich erträumt haben. Die Sexualität wird immer besser, wenn sie praktiziert wird.

■ Wählen Sie die richtige Umgebung. Sie brauchen völlige Zurückgezogenheit, ohne die Sorge, gestört zu werden, und genug Zeit. Zeit zu haben ist besonders wichtig, denn wenn Sie aufgeregt sind, brauchen Sie lange, bis Sie richtig entspannt und schließlich sexuell voll erregt sind.

■ Verwenden Sie zuverlässige Verhütungsmittel.

■ Sagen Sie Ihrem Partner, daß Sie Jungfrau sind, und bitten Sie ihn, langsam und vorsichtig einzudringen. Wenn Sie keine Tampons verwendet haben, kann Ihre Vagina etwas eng sein. Eine vorsichtige Dehnung des Eingangs mit Ihren Fingern schafft da Abhilfe.

■ Ihr Partner kann leichter eindringen, wenn Sie Ihre Schenkel weit auseinanderspreizen. Auch ein Kissen unter Ihren Hüften tut gute Dienste.

■ Ein Gleitmittel auf dem Penis des Partners erleichtert die Penetration. Ziehen Sie Ihre Schamlippen mit einer Hand auseinander und führen Sie den Penis mit der anderen Hand ein. Drücken Sie leicht nach unten, um zu verhindern, daß sich Ihre Beckenbodenmuskulatur verkrampft.

ALLEIN LEBEN ALS BEWUSSTE ENTSCHEIDUNG

Immer noch gilt es als ungewöhnlich für eine Frau, wenn sie sich dazu entschieden hat, ledig zu bleiben, und folglich glaubt man, eine Frau, die sich nicht gebunden hat, habe zwar versucht, einen Partner zu finden, sie sei aber dabei gescheitert.

Die Vorteile der Singles

Für eine ständig wachsende Zahl von Frauen ist das Ledigbleiben jedoch längst keine Notlösung mehr, sondern ein bewußt gewählter Lebensstil, der ihnen mehr zu bieten hat als eine feste Beziehung oder eine Ehe (dafür ist auch bei uns der Begriff »Single« – alleinstehende, für sich bleibende Person – üblich geworden). Für diese Frauen ist Alleinsein etwas Wertvolles: Sie brauchen den körperlichen und emotionalen Freiraum um sich herum, der in einer Partnerschaft schwer zu verwirklichen ist. Die Ausschließlichkeit des Ehestandes, das ständige Zusammensein mit einem anderen Menschen liegt ihnen weniger als die Unabhängigkeit , die ihnen das Alleinsein ermöglicht. Diese Vorzüge machen sich auch im Beruf bemerkbar, denn die Chancen, befördert zu werden und reisen zu können, rufen nicht solche Interessenskonflikte hervor wie bei verheirateten Frauen.

Überwindung der Einsamkeit

Singles haben aber auch ihre besonderen Probleme, vor allem dann, wenn sie nicht aufgrund ihrer eigenen freien Entscheidung für sich leben, sondern weil es sich durch die Lebensumstände so ergab. Sie müssen darauf gefaßt sein, daß andere Leute der festen Überzeugung sind, Sie würden lieber verheiratet sein, und es würde sich für Sie auch gehören, verheiratet zu sein, so daß Sie Ihren Lebensstil dauernd verteidigen müssen. Und während alleinstehende Frauen in ihrer Selbständigkeit den größten Vorteil des Single-Daseins erblicken, fühlen sie sich durch Einsamkeit und Isolation doch auch ständig benachteiligt. Frauen mit einem festen Partner haben meist ein geregeltes Sexualleben, und in ihrer Partnerschaft ist auch eine dauernde Zuwendung gesichert. Aber eine als Single lebende Frau, die nur hin und wieder ein Sexualleben führen kann, muß für zwei ganz verschiedene Bedürfnisse sorgen: Sie findet Wärme und Geselligkeit im Kreis ihrer Freunde, ihre sexuellen Bedürfnisse aber muß sie ganz woanders befriedigen.

Auch die alleinstehende Frau braucht Menschen, mit denen sie intensiv zusammensein kann, und es ist wichtig, daß sie in einem dichten Beziehungsnetz mit Leuten verbunden ist, die ihr etwas bedeuten und die sich um sie kümmern. Das können Freunde, Verwandte, selbst ehemalige Liebhaber sein. Solange für Sie jemand erreichbar ist, wenn Sie sich deprimiert fühlen, wenn Sie eine Schulter brauchen, um sich an ihr auszuweinen, oder auch, wenn Sie etwas zu feiern haben, gibt es keine Probleme. Ihre Freunde sollten Menschen sein, die auch gern zu Ihnen kommen, wenn sie emotionale Bedürfnisse haben, so daß sie auch von Ihnen etwas bekommen und nicht nur Sie von ihnen. Gute, feste Freundschaftsbeziehungen sind der beste Ausgleich für die Sicherheit und Fürsorge, die sonst eine dauernde sexuelle Partnerschaft bietet.

Alleinstehende Frauen leiden am meisten darunter, daß ihnen oft die körperliche Zuwendung fehlt.

Masturbieren kann ein Ersatz für Sex sein, aber – und das gilt wohl für Frauen besonders – sich in einer Umarmung geborgen zu fühlen, kann dadurch nicht ersetzt werden. In einer guten Partnerschaft sind liebevolle Gesten ganz selbstverständlich, und Sie können sie empfangen und erwidern, ohne sich zu anderen Dingen verpflichtet zu fühlen, die Sie nicht wollen. Aber in einer gelegentlichen heterosexuellen Beziehung bekommen Frauen oft nicht die ersehnte nichtsexuelle Zuwendung. Da liegt es nahe, daß Sie sich als Single eng mit Ihren Freundinnen zusammenschließen, denn zu einer wirklichen Freundschaft gehört ganz selbstverständlich auch zärtliche Zuwendung, die nun einmal ein grundlegendes menschliches Bedürfnis ist. Aber auch mit einem Mann, der Ihnen ein wirklicher, echter Freund ist, können Sie eine Beziehung freundschaftlicher Zuneigung aufbauen, die nicht an Bedingungen geknüpft ist.

Wie lernt man Leute kennen?

Die beste Gelegenheit, Leute kennenzulernen, ob als Freunde oder mögliche Partner, ergibt sich im Beruf, durch gemeinsame Freunde oder durch Interessen oder ein Hobby. Dabei entstehen Gemeinsamkeiten, aus denen sich Beziehungen entwickeln können, und da sie sich zufällig ergeben, ist es für Sie einfach, sie nach Ihren Wünschen zu gestalten.

Die meisten alleinstehenden Frauen haben verheiratete Freunde, die sich verpflichtet fühlen, ihnen Liebesverhältnisse zu vermitteln. Nehmen Sie alle Einladungen ruhig an, denn sie erweitern zumindest Ihren gesellschaftlichen Horizont. Aber erwarten Sie nicht zuviel davon, es fällt Ihnen wahrscheinlich viel leichter, Sie selbst zu sein, wenn Sie nicht mit jemand zusammen sind, den man als Partner für Sie ausersehen hat.

Frauen fällt es oft schwer, den ersten Schritt zum Kennenlernen zu machen, und erst recht scheuen sie sich, eine sexuelle Annäherung zu versuchen. Aber wenn Sie einen Mann kennenlernen, den Sie gern wiedersehen würden, dann übernehmen Sie doch ruhig die Initiative, wenn er es nicht tut. Eine kleine List erinnert ihn, daß es Sie gibt, und zeigt ihm Ihr Interesse: eine Postkarte mit knappem Hinweis auf etwas, über das Sie gesprochen haben, zum Beispiel, oder bieten Sie ihm an, ihm das Buch oder die Schallplatte zu leihen, worüber Sie diskutiert haben, oder wenden Sie den altehrwürdigen Trick mit der überzähligen Konzert- oder Theaterkarte an. Es ist in Ordnung, wenn Sie den ersten Schritt tun, aber übernehmen Sie danach nicht alles. Geben Sie ihm die Möglichkeit, auf seine Weise zu reagieren. Tätigen Sie nicht alle Telefongespräche, und wenn er Sie anruft, dann seien Sie nicht gleich zu allem bereit.

Beziehungen am Arbeitsplatz

Je größer Ihr Engagement am Arbeitsplatz ist, um so eher entwickelt sich zu einigen der Männer, mit denen Sie zusammenarbeiten, eine besondere Sympathie. Seien Sie aber vorsichtig mit verheirateten Kollegen. Selbst wenn Sie überhaupt nicht vorhaben, in eine Ehe einzubrechen, kann die Frau Ihres Kollegen Sie doch, wie es alleinstehenden Frauen oft geschieht, für eine Rivalin halten, und mag Ihre Freundschaft noch so harmlos sein, sie kann doch leicht falsch aufgefaßt werden. Noch schlimmer ist es, wenn aus Ihrer Beziehung eine regelrechte Affäre entsteht. Geht die Sache auseinander, sind Sie in einer peinlichen Lage, und vielleicht ist sogar Ihr Ansehen am Arbeitsplatz in Gefahr. Ist die Affäre von Dauer, treten bestimmt die lieben Kollegen auf den Plan, die eine starke Allianz zweier Mitarbeiter, besonders wenn einer oder beide eine gehobene Position haben, mit Argwohn betrachten. Es gibt Verdächtigungen, Gerüchte über Bevorzugungen oder Bettgeschichten, und unabhängig davon, ob sie stimmen oder nicht, Ihre Beziehungen zu Ihren Kollegen werden immer schlechter. Denken Sie auch daran: Wenn die Firmenleitung entscheidet, daß einer von Ihnen aus Gründen des Arbeitsfriedens und der Leistungsfähigkeit gehen muß, dann ist es fast immer die Frau, die ihren Job verliert, es sei denn, ihr Liebhaber hat im Vergleich zu ihr eine sehr untergeordnete Position!

Was also bleibt Ihnen übrig, wenn Sie keinen Freundeskreis haben, weil Sie vielleicht gerade neu zugezogen sind, oder weil Sie mit den Kollegen am Arbeitsplatz wenig anfangen können? Die folgenden Alternativen haben Nachteile. Ein Versuch lohnt sich vielleicht trotzdem.

Partnersuche mit Computer. Diese relativ neue Einrichtung kann nicht gerade mit umwerfend hohen Erfolgszahlen aufwarten, aber Sie können es versuchen, wenn Sie nicht gerade auf einen perfekten Liebhaber aus sind, sondern eine Erweiterung Ihres Bekanntenkreises anstreben. Wenn Sie mit den Partnerschaftsagenturen Kontakt aufnehmen, vergleichen Sie Mitgliedskosten und sonstige Gebühren, denn die Unterschiede sind enorm. Fragen Sie auch nach der genauen Mitgliederzahl, denn je größer die Anzahl ist, um so besser sind Ihre Chancen, jemand Passenden kennenzulernen.

Single-Clubs und -Bars. Mitglieder von Single-Clubs sind oft sehr einsame und schüchterne Menschen. Wahrscheinlich finden Sie bald heraus, daß sich Ihre Gemeinsamkeiten darauf beschränken, daß Sie alle ungebunden sind. Aber die Vereinigungen vermitteln gemeinsame Aktivitäten, und so können Sie so viele Abende mit anderen verbringen, wie Sie wollen, und Sie können Freundschaften schließen, vielleicht auch mehr. Wenn Sie neu in der Gegend sind, dann sind solche Clubs eine gute Hilfe, um rasch viele Leute kennenzulernen. Single-Bars hingegen sind meist ganz eindeutig aufs »Aufreißen« ausgerichtet. Wenn Sie also vor allem Sexualpartner suchen, dann sind Sie dort, ebenso aber in Discos, gut aufgehoben.

Anzeigen und Kontaktmagazine. Leider gibt es keine narrensichere Methode, Leute, die Anzeigen aufgeben oder auf Anzeigen antworten, von vornherein als gefährlich oder absonderlich zu erkennen. Ebensowenig gibt es eine Garantie für irgendwelche Gemeinsamkeiten. Denken Sie auch daran, daß solche Anzeigen sehr häufig von Männern aufgegeben werden, die nur auf sexuelle Abenteuer aus sind. Sie müssen also darauf gefaßt sein, eine Enttäuschung oder Schlimmeres zu erleben.

Die Rolle der Sexualität

Single zu sein, muß nicht heißen, auf Sex zu verzichten, aber es gibt für Sie immer Zeiten, in denen Sie, aus verschiedenen Gründen, alleinsein müssen und keinen Sexualpartner haben. Sexuelle Abstinenz hat durchaus Vorteile. Sie haben die Chance, Ihr Leben zu überdenken, und zur sexuellen Entspannung gibt es immerhin die Möglichkeit zu masturbieren.

Der Sexualtrieb einer Frau ist im allgemeinen sehr eng mit ihren Gefühlen für eine bestimmte Person verbunden. Wenn es niemanden gibt, zu dem Sie sich besonders hingezogen fühlen, dann spüren Sie vielleicht, daß Ihre sexuellen Interessen eingeschlafen sind und daß Sie Sex nicht sonderlich vermissen.

Zwei Faktoren komplizieren jedoch oft das Sexualleben einer alleinstehenden Frau. Erstens ist bei den meisten Frauen mit einer sexuellen Beziehung auch ein gewisses emotionales Engagement verbunden. Wenn Sie mehr als nur körperliches Vergnügen suchen, sind Sie daher leicht verwundbar. Zweitens herrscht die weitverbreitete Ansicht, daß Frauen, die gerade keine sexuellen Beziehungen haben, unbedingt auf Sex aus sein müßten, vor allem dann, wenn gerade eine Beziehung in die Brüche gegangen ist. Männer lassen dann gern durchblicken, wenn sie eine sexuelle Beziehung anbieten, daß sie Ihnen irgendwie einen großen Gefallen tun.

Sie sollten wissen, was Sie wollen

Frauen lassen sich zu oft zu Sex überreden, auch wenn sie nicht unbedingt dazu aufgelegt sind. Manchmal tun sie es einem Mann zuliebe oder um sich eine Beziehung zu erhalten. Oft tun sie es auch, weil man ihnen beigebracht hat, mit ihnen sei etwas nicht in Ordnung, wenn sie keine Lust darauf haben. Manchmal auch wollen sie einfach Liebe, Zuneigung oder Bestätigung spüren, und Sex scheint der einfachste oder auch der einzig mögliche Weg zu sein, das zu bekommen. Und schließlich gibt es da noch die weitverbreitete, aber unlogische Auffassung, daß die Frau für das sexuelle Verlangen des Mannes verantwortlich ist – also, wenn sie sein Begehren geweckt hat, dann muß sie es auch befriedigen. Gelegentlich sind das alles gute Gründe dafür, Sex zu haben – wenn Sie nur dabei auch glücklich sind. Doch manchmal werden Sie sich so unter Druck gesetzt fühlen, daß es schon an Erpressung grenzt. Sie allein haben das Recht zu entscheiden, wann und mit wem Sie Sex haben. Die folgenden Gesichtspunkte sollen Ihnen in schwierigen Situationen bei der Entscheidung helfen.

■ Gehen Sie von vornherein Problemen aus dem Weg, indem Sie sich deutlich ausdrücken. Stellen Sie klar, daß Sie nicht mit jeder freundlichen Geste ein sexuelles Angebot machen.

■ Lassen Sie sich nicht von einem Mann einreden, Sie müßten als »Beweis« Ihrer Liebe mit ihm schlafen. Liebe wird freiwillig gegeben, nicht unter Druck.

■ Fühlen Sie sich nie verpflichtet, mit jemandem zu schlafen, nur weil er Geld für Sie ausgegeben hat. Ein Mann, der Sie zum Essen einlädt, erkauft sich damit nicht das Recht, die Nacht mit Ihnen zu verbringen. Zahlen Sie Ihre Zeche selbst, wenn Sie sich dann wohler fühlen, und außerdem geraten Sie nicht unter Druck. Selbst wenn Sie ihn im Laufe des Abends nur zu einem Drink einladen, wird Ihre Beziehung schon ausgeglichener, und Ihrem Partner wird es nicht so leicht gemacht, von Ihnen sexuelles Entgegenkommen gleichsam als Ausgleich für seinen finanziellen Einsatz zu erwarten.

■ Es bedeutet keineswegs, daß Sie frigide sind, wenn Sie mit jemandem keinen Sex haben wollen. Jedoch kann es sehr wohl heißen, daß der Mann, mit dem Sie zusammen sind, Sie sexuell nicht interessiert. Sagen Sie ihm das ruhig, falls er Sie der »Frigidität« bezichtigt. Manche Männer wollen so die Schuld für ihr eigenes Versagen nur allzugern den Frauen in die Schuhe schieben.

■ Sie gewinnen Anerkennung und sogar Prestige, wenn Sie als Paar auftreten, und so kann es für Sie eine Versuchung bedeuten, allein aus diesem Grund eine Liebschaft einzugehen. Aber Sie bleiben zufriedener, wenn Sie jedem gesellschaftlichen Druck widerstehen, der Sie zwingen will, mit einem Mann, der Ihnen wenig bedeutet, eine sexuelle Beziehung anzufangen, Gehorchen Sie Ihren Gefühlen, nicht anderen Leuten.

Machen Sie das Beste aus Ihrem Sexualleben

Wenn Single-Frauen Sex suchen, können sie nicht so vorgehen, oder vielmehr, gehen sie gewöhnlich nicht so vor, wie Männer das tun, meist einfach darum, weil ihnen sexuelle Freizügigkeit nicht gefällt. Und doch, wenn Sie die konventionelle weibliche Auffassung von der Sexualität haben, die sexuelle Befriedigung nur im Rahmen einer lebenslangen Liebesbeziehung für legitim hält, dann schränken Sie Ihre eigenen Wahlmöglichkeiten sehr unfair ein. Befriedigenden Sex kann es in sehr unterschiedlichen Beziehungen geben. Wenn Beziehungen nicht den Einschränkungen von Ehe und Elternschaft unterworfen sind, können sie sich leichter verändern und freier entwickeln. Aber Sie müssen sich mit einer realistischen Auffassung wappnen, wenn Sie nach sexueller Unabhängigkeit streben.

■ Erwarten Sie nicht, daß jede Beziehung alle Ihre Bedürfnisse abdeckt. Das geschieht nur sehr selten, obwohl es unvernünftigerweise von einer Ehe oft erwartet wird.

■ Rechtfertigen Sie nicht jede Affäre oder sexuelle Erfahrung damit, daß Sie sich einreden, Sie wären schrecklich verliebt. Es gibt Situationen, in denen Sie einfach auf die körperliche Attraktivität eines Mannes reagieren. Entwickeln Sie deshalb kein Schuldbewußtsein (warum sollten Sie, da Sie doch frei und ungebunden sind), aber interpretieren Sie in diese neue Beziehung auch nicht mehr hinein, als wirklich da ist. Indem Sie sich einreden, Sie seien verliebt, machen Sie sich selbst emotional verwundbarer, wenn die Geschichte plötzlich zu Ende geht.

■ Gewöhnen Sie sich nicht an, jede Beziehung, die zu Ende geht, als einen schrecklichen Fehler oder gar als einen persönlichen Mißerfolg anzusehen. Wenn die Beziehung gut war, aber nicht länger besteht, dann betrachten Sie sie als eine wertvolle Beziehung, die ihren eigenen Lauf genommen hat.

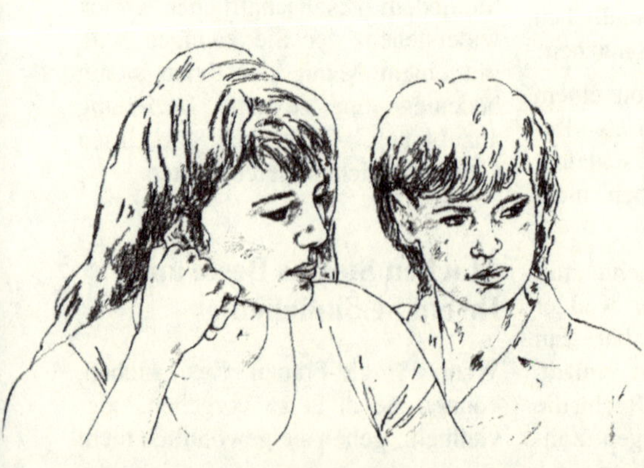

Die freie Wahl
Der Entschluß, ungebunden zu bleiben, kann lohnend sein. Sie sind unabhängig, haben mehr persönlichen Freiraum, und Sie müssen keineswegs sexuell enthaltsam leben, wenn Sie keinen festen Partner haben.

ANHANG
SEX UND GESUNDHEIT

Es ist für jedermann schwierig, Sex zu genießen, wenn er sich krank fühlt. Chronische oder schmerzhafte Krankheiten zum Beispiel verringern fast immer Ihren Sexualtrieb, und wenn Sie aufgrund einer Krankheit Medikamente einnehmen, können auch diese Ihren Wunsch nach Sex mindern. Auch Ihre allgemeinen Lebensumstände können sich auf Ihr Sexualleben auswirken. Alkohol im Übermaß kann sexuelle Gefühle und Erregung dämpfen. Übergewicht kann – abgesehen davon, daß es für Ihren Partner wenig anziehend ist – zur Folge haben, daß Sie aller Wahrscheinlichkeit nach kurzatmig, weniger beweglich und deshalb sexuell weniger aktiv sind. Wenn Schmerzen oder Unbehagen beim Akt in den Wechseljahren zum Problem werden, hilft für gewöhnlich eine Hormontherapie (s. S. 57). Auch Ihr seelischer Zustand ist wichtig. Eine Depression kann Ihr Selbstwertgefühl beeinträchtigen und Ihr sexuelles Vertrauen mindern, was nahezu immer dazu führt, daß man das Interesse am Sex verliert.

Einige medizinische Probleme verursachen spezifische sexuelle Schwierigkeiten – doch oft sind diese heilbar. Einige Ratschläge zu den häufigsten Krankheiten, die das Sexualleben beeinträchtigen können, finden Sie unten. Ihr Arzt kann Ihnen vielleicht noch weitere praktische Hilfe geben.

KRANKHEIT UND SEX

Arthritis (und steife oder schmerzende Gelenke)

Die verminderte Beweglichkeit und die dadurch eingeschränkten sexuellen Aktivitäten sind bei dieser Krankheit das Hauptproblem. Frauen machen Hüfterkrankungen besonders zu schaffen.

Was Sie tun sollten: Wählen Sie für sexuelle Aktivitäten den Zeitpunkt des Tages aus, an dem Sie am wenigsten Schmerzen haben. Wenn Sie schmerzstillende Medikamente brauchen, so nehmen Sie diese eine halbe Stunde vorher. Vor den Zärtlichkeiten ruhen Sie sich aus und nehmen ein warmes Bad. Experimentieren Sie, bis Sie die bequemste Stellung gefunden haben. Haben Sie Probleme mit der Hüfte, so ist wahrscheinlich ein Eindringen von hinten am besten für Sie. Halten Sie ein Kissen bereit, um es sich so bequem wie möglich zu machen.

Multiple Sklerose

Bei dieser Erkrankung des Gehirns und des Rückenmarks müssen Sie mit Schwierigkeiten beim Orgasmus, herabgesetztem sexuellem Verlangen und eingeschränkten Genitalempfindungen rechnen.

Was Sie tun sollten: Multiple Sklerose verläuft in Schüben. Sie sollten sich nicht entmutigen lassen, denn schließlich wissen Sie, daß es Zeiten gibt, in denen es Ihnen besser geht, und dann haben Sie auch mehr Spaß am Sex.

Diabetes (Zuckerkrankheit)

Es gibt keinen eindeutigen Beweis dafür, daß Diabetes irgendeine Wirkung auf die weiblichen Sexualfunktionen hat. Das Hauptproblem ist jedoch, daß diabetische Frauen zu Pilzerkrankungen neigen (siehe *Ausfluß*, S. 62).

Künstlicher Darmausgang

Die Angst, daß Sie für Ihren Partner nicht mehr attraktiv sind, ist die Hauptbarriere, die Ihren Spaß am Sex nach einer solchen Operation einschränkt.

Was Sie tun sollten: Achten Sie darauf, daß der Beutel wirklich gut sitzt und sicher an Ihrem Körper befestigt ist. Entleeren Sie ihn immer vor dem Liebesakt und entwickeln Sie ein Gefühl dafür, vorauszusehen, wenn er wahrscheinlich voll ist, so daß Sie danach sexuelle Aktivitäten planen können. Zum Beispiel ist es sicherlich ungünstig, den Geschlechtsverkehr ein bis zwei Stunden nach dem Essen zu haben. Wenn der Beutel Ihnen im Weg zu sein scheint, versuchen Sie eine andere Stellung (siehe *Stellungen beim Geschlechtsverkehr,* S. 82). Bis Sie sich an den Zustand gewöhnt haben, fühlen Sie sich vielleicht wohler, wenn Sie ein Nachthemd tragen. Erzählen Sie einem neuen Partner davon und erklären Sie ihm, daß Sex nicht schädlich ist.

Mastektomie (Brustamputation)

Der Verlust der Brust hat oft tiefgreifende Auswirkungen auf das Selbstwertgefühl einer Frau. Nicht selten wirkt sich das auf die Partnerschaft aus. Manche Frauen wollen nacheiner Brustamputation vom Sex nichts mehr wissen.

Was Sie tun sollten: Die Versicherung Ihres Partners, daß Sie auch weiterhin begehrenswert sind, ist die beste Therapie für Sie. Dabei ist es wichtig, daß Sie sich nicht von sich aus zurückziehen, denn dann kann er Ihnen keine Hilfe bieten. Vorausgesetzt, daß kein Druck auf die Wunde ausgeübt wird, können Sie Ihr normales Sexualleben wieder aufnehmen, sobald Sie wollen, und das wird Ihnen helfen, Ihr sexuelles Selbstvertrauen zurückzugewinnen. Vielleicht ist es Ihnen lieber, wenn der Verlust Ihrer Brust nicht so offensichtlich ist; wählen Sie dann eine Seite-an-Seite-Stellung, bei der Sie auf der betroffenen Seite liegen.

Erkrankungen der Atemwege und Herzkrankheiten

Atemnot und Angina-pectoris-Zustände können Ihre sexuelle Aktivität erheblich einschränken, müssen sie jedoch nicht ganz unmöglich machen.

Was Sie tun sollten: Wählen Sie für den Geschlechtsverkehr eine bequeme Stellung, die keine anstrengenden Bewegungen erfordert, und lassen Sie Ihren Partner die aktivere Rolle übernehmen. Wenn Sie Medikamente verschrieben bekommen haben (z. B. Bronchodilatatoren gegen Asthma oder Nitroglyzerin bei Angina), nehmen Sie diese vor dem Geschlechtsverkehr. Meiden Sie schwerverdauliche Mahlzeiten vor dem Liebesakt. Wenn Sie erst kürzlich einen Herzanfall hatten, haben Sie vielleicht Bedenken, die sexuelle Betätigung könnte einen weiteren auslösen. Aber wenn Ihr Arzt Ihnen mäßige Bewegung verordnet hat, dann besteht auch bei der Liebe keine Gefahr. Sie haben trotzdem Bedenken? Dann fragen Sie Ihren Arzt, ob Sex für Sie gefährlich ist, solange Sie sich noch nicht ganz erholt haben.

Chronische Niereninsuffizienz

Frauen, deren Nieren nicht richtig funktionieren, verlieren oft jedes Interesse an Sex. Das liegt aber wohl mehr an dem allgemeinen Krankheitsgefühl und womöglich an den Depressionen, die Menschen mit Nierenfunktionsproblemen oft befallen.

Schilddrüsenerkrankungen

Menschen, die an einer Unterfunktion der Schilddrüse leiden, klagen über mangelndes Interesse an Sex. Bei Überfunktion der Schilddrüse zeigen sich ähnliche Symptome, jedoch berichten etwa 10 Prozent auch von einem stärkeren sexuellen Verlangen. Diese Erscheinungen verschwinden im allgemeinen, nachdem die Funktionsprobleme behandelt worden sind.

Richtlinien für Safer Sex

Sex verursacht Aids nicht, und »safer sex« bedeutet keinen totalen Verzicht auf sexuelle Aktivitäten oder Körperkontakt. Es ist ungefährlich, mit jemandem zu leben, der Aids hat, im selben Bett zu schlafen, dieselben Haushaltsgegenstände zu benutzen, sich zu umarmen. Die Gefahr liegt darin, zuzulassen, daß die Körperflüssigkeiten einer infizierten Person (Blut, Samen, Scheidensekrete und – in weit geringerem Maße – Speichel) durch eine Schnitt- oder Schürfwunde in Ihren eigenen Körper gelangen. Die untenstehende Tabelle ordnet unterschiedliche sexuelle Aktivitäten in Kategorien ein. Grundlage ist dabei die Höhe des Risikos, daß so etwas geschieht. So reduziert zum Beispiel die Benutzung eines Kondoms (das vom HIV-Virus nicht durchdrungen werden kann) beim Geschlechtsakt dieses Risiko, besonders dann, wenn Sie außerdem noch ein Spermizid verwenden (siehe *Verhütung*, S. 202).

Die beste Garantie für ein sicheres Sexualleben ist ein fester Partner. Wenn Sie häufig die Partner wechseln, oder wenn Ihr fester Partner andere sexuelle Beziehungen hat, dann ist der einzig vernünftige Weg die ständige Verwendung von Kondomen und Spermiziden.

Risikolos
Masturbation und gegenseitiges Masturbieren; Massage (abgesehen vom genitalen Bereich); das alleinige Benutzen von sexuellen Hilfsmitteln.

Geringes Risiko
Geschlechtsverkehr (anal oder vaginal) mit einem Kondom und Spermizid; Fellatio (»Blasen«) ohne Ejakulation oder mit Kondom.

Hohes Risiko
Geschlechtsverkehr (anal oder vaginal) ohne Kondom; gemeinsames Benutzen von sexuellen Hilfsmitteln; jeder sexuelle Akt, bei dem es zu Blutungen kommt.

SEXUELL ÜBERTRAGBARE KRANKHEITEN

Sexuell übertragbare Krankheiten (sogenannte »Geschlechtskrankheiten«) werden fast immer durch vaginalen oder analen Geschlechtsverkehr oder durch oral-genitalen Kontakt von einer Person zur anderen weitergegeben.

Die meisten Organismen, die solche Krankheiten verursachen, gedeihen ausschließlich in einem warmen, feuchten Milieu und können außerhalb des Körpers nicht länger als nur wenige Minuten überleben.

Daher ist es praktisch unmöglich, sich zum Beispiel durch den Kontakt mit einer Toilettenbrille eine Geschlechtskrankheit zuzuziehen, obgleich eine Infektion über ein Handtuch durchaus möglich ist, wenn man es unmittelbar nach einer infizierten Person benutzt.

Es ist unbedingt erforderlich, sich an einen Arzt oder an eine auf sexuell übertragbare Krankheiten spezialisierte Klinik zu wenden, wenn Sie annehmen, daß Sie sich mit einer Geschlechtskrankheit infiziert haben. Die Behandlung ist einfach und fast immer erfolgreich, vorausgesetzt, sie beginnt früh genug.

Sex sollten Sie so lange meiden, bis Sie wieder vollständig geheilt sind. Auch Ihre derzeitigen Sexualpartner sollten so bald wie möglich einen Arzt aufsuchen.

Unspezifische Urethritis (Harnröhrenentzündung)

Eine Infektion der Harnröhre ist bei Frauen gewöhnlich ohne Symptome, außer einem gelegentlich leicht verstärkten Ausfluß. Wenn Ihr Partner an einer Harnröhrenentzündung leidet, werden auch Sie Antibiotika nehmen müssen, selbst wenn Sie symptomfrei sind, denn Sie könnten sonst Ihren Partner immer wieder von neuem infizieren. Eine Harnröhrenentzündung kann sich auf die Eileiter ausdehnen und dann Unfruchtbarkeit verursachen.

Herpes im Genitalbereich

Nicht jeder, der mit dieser Viruskrankheit in Kontakt gerät, bekommt sie auch, und viele Menschen werden, ohne je Krankheitssymptome gehabt zu haben, immun dagegen. Der erste Anfall kann zwei bis drei Wochen dauern. Die Hälfte der Betroffenen hat noch nachfolgende Krankheitsausbrüche, die dann jedoch kürzer und weniger heftig verlaufen. Die Anfälle wiederholen sich oft, wenn der Leidtragende erschöpft oder in einer besonderen Streßsituation ist. Ist die Infektion am Ende einer Schwangerschaft voll aktiv, dann empfiehlt sich ein Kaiserschnitt, um das Baby auf seinem Weg durch den Geburtskanal nicht der Gefahr der Infektion auszusetzen.

Symptome: Jucken im Genitalbereich, gefolgt von roten Flecken mit weißen, juckenden Bläschen. Sie können platzen und flache, sehr schmerzhafte Geschwüre bilden. Die Lymphknoten können schmerzen und anschwellen. Hinzukommen Schmerzen beim Wasserlassen, Fieber und ein allgemeines Unwohlsein. Die Symptome erscheinen zwei bis zwanzig Tage nach der Infektion.

Behandlung: Derzeit gibt es keine wirksame Behandlung. Man kann lediglich das Abheilen beschleunigen und so die Krankheitszeit verkürzen. Aspirin oder ein Lokalanästhetikum verringert die Schmerzen. Solange die Symptome anhalten, sollten Sie keinen Sexualverkehr haben.

Gonorrhö (Tripper)

Eine bakterielle Infektionskrankheit, die bei Männern häufiger auftritt als bei Frauen.

Symptome: Bei ungefähr jeder dritten Frau entsteht ein kaum auffälliger Krankheitsverlauf ohne Beschwerden und mit nur geringem Ausfluß. Beim Wasserlassen kann ein Brennen entstehen. Wird die Behandlung hinausgezögert, werden immer mehr Teile der inneren Sexualorgane angegriffen. Es kann hier zu einer auf den ganzen Körper übergreifenden Erkrankung kommen, die sehr ernste Folgen hat. Eine Spätfolge kann Unfruchtbarkeit sein.

Syphilis

Eine seltene Krankheit, die Frauen seltener als Männer betrifft. Das erste Anzeichen ist eine harte, schmerzlose, aber höchst infektiöse Erosion (Schanker) am Infektionsort. Die Krankheit läßt sich erfolgreich mit Antibiotika behandeln. Bleibt sie unbehandelt, kann es nach mehreren Jahren zu ernsthaften Symptomen kommen, die zum Tod führen.

Genitalwarzen (Feigwarzen)

Warzen auf der Vulva sind relativ häufig und nicht sehr ansteckend. Sie breiten sich in feuchter Umgebung leichter aus, und so entstehen sie vor allem, wenn es verstärkt zu Ausfluß kommt, zum Beispiel bei einer Pilzerkrankung oder während der Schwangerschaft.

Da es eine Verbindung zwischen Genitalwarzen und Muttermundkrebs gibt, sollten Sie regelmäßig Abstriche machen lassen, wenn Sie jemals mit Genitalwarzen infiziert waren.

Filzläuse

Winzige, blutsaugende Insekten im Schamhaarbereich. Die Läuse treten einige Wochen nach der Infektion auf und können starken Juckreiz verursachen, besonders nachts.

Behandlung: Auftragen einer speziellen Creme oder Lotion.

Aids

Das »Acquired immune deficiency syndrome« (Aids) wird von dem »human immunodeficiency virus« (HIV-Virus) verursacht. Dieses Virus findet sich in Körperflüssigkeiten – Blut, Sperma, manchmal im Speichel, wenngleich die Menge hier wahrscheinlich nicht ausreicht, um eine Infektion hervorzurufen. Aids wird in ersten Linie sexuell übertragen, kann jedoch auch durch eine Transfusion mit infiziertem Blut oder die gemeinsame Benutzung einer Spritze von Drogenabhängigen weitergegeben werden.

Einmal im Körper, dringt das Virus in die weißen Blutkörperchen ein und vervielfältigt sich dort. Diese T4-Zellen spielen eine wesentliche Rolle bei der körpereigenen Abwehr gegen Infektionen und Krebs. Schließlich platzen die befallenen Zellen und setzen HIV-Partikel im Blut frei, die dann wiederum weitere T4-Helferzellen infizieren können.

Da die Zellen allmählich zerstört werden, wird der Mensch immer anfälliger für Infektionen der Lunge, des Gehirns oder für verschiedene Formen von Krebs, wie zum Beispiel das Kaposi-Sarkom, eine seltene Form von Hautkrebs. Im Augenblick scheint es wahrscheinlich, daß bei jeder dritten bis jeder zehnten infizierten Person die Krankheit ausbricht, die genaue Zahl ist jedoch nicht bekannt.

Aids wird nicht durch flüchtigen, sozialen Kontakt übertragen; um eine Infektion hervorzurufen, muß das Virus durch eine Schnitt- oder Schürfwunde der Haut oder der Schleimhäute in Darm, Vagina oder Mund in den Körper eindringen. Hierbei gilt das Rektum als besonders verletzlich, da die Haut hier dünn und zart ist. Deshalb gilt analer Verkehr als risikoreicher als die meisten anderen Formen sexueller Aktivität. Die Krankheit kann auch durch vaginalen Geschlechtsverkehr übertragen werden. Die Verwendung eines Kondoms trägt dazu bei, einer Infektion vorzubeugen (siehe *Richtlinien zum Safer Sex,* S. 242). Die meisten Ärzte sind der Ansicht, daß die Gefahr, sich bei einer einmaligen sexuellen Begegnung mit einer infizierten Person anzustecken, sehr gering ist. Es ist der wiederholte sexuelle Kontakt mit einer oder mehreren infizierten Personen, der wahrscheinlich zur Ansteckung führt.

Symptome: Es gibt mit dem HIV-Virus infizierte Personen, die keinerlei Symptome entwickeln, obwohl sie dennoch andere Menschen anstecken können. Einige wenige leiden kurz nach der Infizierung unter einer drüsenfieberähnlichen Krankheit, die auch ohne Behandlung vergeht, aber die meisten fühlen sich ganz wohl. Menschen, die seit einigen Monaten oder Jahren infiziert sind, bekommen vielleicht geschwollene Lymphknoten, neigen zu einfachen und verbreiteten Hautentzündungen. Danach entwickeln einige Leute eine Vielzahl von Symptomen, einschließlich Fieber, Gewichtsverlust, Diarrhö und

Mundpilz (Soor). All dies wird unter dem Begriff »Aids-related complex« (ARC) zusammengefaßt. ARC selbst ist nicht gefährlich, aber Menschen, die darunter leiden, entwickeln höchstwahrscheinlich das volle Aids-Krankheitsbild. Dies verläuft für gewöhnlich nach dem Muster: wiederholte Infektionen, Gewichtsverlust, Schwäche und schließlich Tod. Im Durchschnitt vergehen 3–4 Jahre zwischen der Infektion und dem Ausbruch von Aids.

Behandlung: Wenn es im Augenblick auch weder einen Impfstoff noch ein Mittel gegen Aids gibt, so lassen sich die damit zusammenhängenden Krankheitsbilder doch häufig behandeln. Erste Versuche deuten darauf hin, daß in einigen Fällen das Medikament Retrovir (AZT) »Zeit schinden« kann, indem es ein Fortschreiten der Krankheit bremst. Doch hat dieses Mittel sehr unangenehme Nebenwirkungen.

Aids-Test

Wenn jemand mit dem HIV-Virus, das Aids verursacht, infiziert ist, so entwickelt der Körper Antikörper gegen das Virus. Untersucht man das Blut auf HIV-Antikörper, so erhält man einen ziemlich zuverlässigen Hinweis, ob ein Mensch mit dem Virus infiziert ist oder nicht. Wenn Sie einer Risikogruppe angehören (das heißt, wenn Ihr Partner homosexuelle Beziehungen unterhält, wenn Sie oder Ihr Partner häufig wechselnde Geschlechtspartner haben oder aber drogenabhängig sind), dann überlegen Sie vielleicht, ob Sie sich einem Test unterziehen sollen. Es erscheint vielleicht einfacher, Bescheid zu wissen, damit man sich der Tatsache stellen kann, daß man HIV-positiv ist (wenn das Resultat entsprechend ausfällt), als mit der Ungewißheit zu leben.

Doch ist der Test nicht immer ein schlüssiger Beweis dafür, ob die Krankheit bei Ihnen ausbricht oder nicht. Der Test ist zuverlässig, aber nicht hundertprozentig. Deshalb wird für gewöhnlich im Falle eines positiven Ergebnisses ein zweiter, anderer Test durchgeführt, um das Resultat zu bestätigen. Darüber hinaus benötigen die HIV-Antikörper mehrere Wochen (oder sogar Monate), um sich zu entwickeln. So zeigt ein Test, der kurz nach der Infektion durchgeführt wird, ein negatives Ergebnis. Schließlich zeigt ein positiver Antikörper-Test zwar, daß Sie dem Virus ausgesetzt waren, das heißt aber nicht automatisch, daß die Krankheit bei Ihnen ausbricht.

Ein positives Testergebnis hat wichtige Folgen. Deshalb sollte sich jeder, der daran denkt, einen Test machen zu lassen, vorher beraten lassen. Man rät den Personen, die HIV-positiv sind, für gewöhnlich, dies nur den Menschen zu erzählen, die es wirklich wissen müssen – ihrem Arzt, Zahnarzt, engen Freunden und natürlich ihrem Sexualpartner. Leider gibt es noch immer viele Mißverständnisse in bezug auf Aids, und es kommt zu unnötiger Diskriminierung von Menschen, die diese Krankheit haben oder HIV-positiv sind.

HELFEN SIE SICH SELBST

WEITERFÜHRENDE LITERATUR

Überblicke – Grundlagen

J. Bancroft: Grundlagen und Probleme menschlicher Sexualität, Stuttgart 1985.
T. Brocher: Psychosexuelle Grundlagen der Entwicklung, Leverkusen 1971.
S. Keen: Die Lust an der Liebe. Leidenschaft als Lebensform, München 1995.
H. Kentler u. a.: Taschenlexikon Sexualität, Düsseldorf 1982.
H. Kentler (Hg.): Sexualwesen Mensch. Texte zur Erforschung der Sexualität, München 1988.
E. Kloehn: Typisch weiblich? Typisch männlich? Geschlechterkrieg oder neues Verständnis von Mann und Frau, Hamburg 1985.
G. Schmidt: Das große DERDIEDAS. Über das Sexuelle, Reinbek 1988.
H. Schreiber: Singles. Alleinleben – besser als zu zweit? München 1989.
V. Sigusch (Hg.): Sexuelle Störungen und ihre Behandlung, Stuttgart 2001.
V. Sigusch: Vom Trieb und von der Liebe, Frankfurt – New York 1984.
W. Wickler, U. Seibt: Männlich – weiblich. Ein Naturgesetz und seine Folgen, Heidelberg 1998.
Ch. Wolff: Bisexualität, Frankfurt 1981.

Zur Sexualität der Frau

S. de Beauvoir: Das andere Geschlecht. Sitte und Sexus der Frau, Reinbek 2000.
A. Blume: PMS – das prämenstruelle Syndrom. Krankheit oder Chance? Reinbek 1992.
A. Blume, S. Schneider: Die Regel. Eine herbeigeredete Krankheit. Ein Handbuch über den weiblichen Monatszyklus, München 1984.
L. Garfield Barbach: For Yourself. Die Erfüllung weiblicher Sexualität. München 1999.
M. Janssen-Jurreit: Sexismus. Über die Abtreibung der Frauenfrage, Frankfurt 1987.
S. von Paczensky: Verschwiegene Liebe. Zur Situation lesbischer Frauen in der Gesellschaft, München 1989.
E. Shorter: Der weibliche Körper als Schicksal. Zur Sozialgeschichte der Frau, München 1987.
The Boston Women's Health Book Collective: Unser Körper – unser Leben. Ein Handbuch von Frauen für Frauen, 2 Bände, Reinbek 1988.

Empfängnisverhütung

G. K. Döring: Empfängnisverhütung, Stuttgart 1990.
J. Rötzer: Natürliche Geburtenregelung. Der partnerschaftliche Weg, Freiburg 1990.

Ältere Menschen

J. Hohmeier, H.-J. Pohl (Hg.): Alter als Stigma oder Wie man alt gemacht wird, Frankfurt 1978.
H.-D. Schneider: Sexualverhalten in der zweiten Lebenshälfte, Stuttgart 1980.

Junge Leute

B. H. Claësson: Vom Lieben und vom Kinderkriegen. Sexualinformation für Kinder, Frankfurt 1989.
B. H. Claësson: Sexualinformation für Jugendliche, Frankfurt 1984.
J. Cousins: Make it happy. Das Buch über Liebe, Lust und Sexualität für Anfänger, Ratlose, Draufgänger, Reinbek 1980.
A. Nordhoff in Zusammenarbeit mit Pro Familia: Wenn Mädchen die Pille wollen ... Alles über Liebe, Sexualität, Verhütung, Reinbek 1986.

Sexualerziehung

S. Fricke u. a.: Sexualerziehung in der Praxis. Ein Handbuch für Pädagogen, Berater, Eltern und andere, Köln 1986.
H. Kentler: Eltern lernen Sexualerziehung, Reinbek 1984.

Behinderte

B. Dechesne u. a.: ... aber nicht aus Stein. Medizinische und psychologische Aspekte von körperlicher Behinderung und Sexualität, Weinheim–Basel 1981.
P. Sporken u. a.: Die Sexualität im Leben geistig Behinderter, Düsseldorf 1980.

EINRICHTUNGEN

Wichtige Adressen

Dank der Frauenbewegung gibt es heute ein dichtes Netz von Initiativen, Selbsthilfegruppen und Einrichtungen von Frauen für Frauen (zum Beispiel: Frauenbuchläden und -verlage, Frauenkneipen und -cafés, Mädchengruppen und -treffs, Notrufgruppen, Beratung für mißhandelte Frauen, Frauenhäuser, Frauen-Gleichstellungsstellen, Frauenforschung). Einen Überblick mit vielen interessanten Links findet man auf der Homepage des Bundesministeriums für

Familie, Senioren, Frauen und Jugend in Berlin unter www.bmfsfj.de.

Adressen sind auch zu erfragen bei der Telefonseelsorge und der Telefonberatung. Diese Stellen sind überall im Bundesgebiet unter folgenden Rufnummern zu erreichen:
Evangelische Telefonseelsorge: 0800 - 1110111
Katholische Telefonseelsorge: 0800 - 1110222
Allgemeines Sorgentelefon: 0800 - 1110333 (hier vor allem können Anruferinnen und Anrufer ihr Problem nennen und erfahren dann Adressen, wo ihnen weitergeholfen wird.)

Über Selbsthilfegruppen informiert:
F. Vilmar, B. Runge: Auf dem Weg zur Selbsthilfegesellschaft? 40000 Selbsthilfegruppen: Gesamtüberblick, politische Theorie und Handlungsvorschläge. Essen (Klartext) 1986.

Es gibt zahlreiche Frauenzeitschriften; drei der wichtigsten sind:

EMMA, Alteburger Straße 2, 50678 Köln, www.emma.de.

Beiträge zur feministischen Theorie und Praxis, Niederichstr. 6, 50668 Köln.

Feministische Studien, c/o Dr. Claudia Gather, Harriet Taylor Mill-Institut der FHW, Badensche Str. 50–51, 10825 Berlin, www.feministische-studien.de.

Einzelne Adressen

Vereinigungen

Deutsche Gesellschaft für Sexualforschung e. V.
Die älteste Vereinigung von Wissenschaftlerinnen und Wissenschaftlern, die an Sexualproblemen interessiert sind; die Gesellschaft verfügt über zwei Forschungsinstitute, über die sie auch erreichbar ist:

Institut für Sexualforschung, Abteilung für Sexualwissenschaft, Klinikum der Universität (Leitung: Prof. Dr. Volkmar Sigusch), Theodor-Stern-Kai 7, 60590 Frankfurt.

Institut für Sexualforschung an der Universität Hamburg (Leitung: Prof. Dr. Wolfgang Berner), Martinistraße 52, 20246 Hamburg.

Sexualberatung

Pro Familia – Deutsche Gesellschaft für Sexualberatung und Familienplanung e.V., Bundesverband, Cronstettenstr. 30, 60322 Frankfurt.
16 Landesverbände mit insgesamt derzeit 160 Beratungsstellen. Religiös und weltanschaulich nicht gebunden. Fachleute beraten Frauen, Männer und Jugendliche in allen das Sexualleben betreffenden Fragen. Die meisten Stellen sind anerkannt nach § 218 (Schwangerschaftsabbruch-Beratung).

Deutsche AIDS-Hilfe e. V., Dieffenbachstr. 33, 10967 Berlin, www.aidshilfe.de

Hilfe für Behinderte

Lebenshilfe für geistig Behinderte und Lebenshilfe für das geistig behinderte Kind, Bundesvereinigung, Raiffeisenstr. 18, 35043 Marburg/Lahn.
Eine der ältesten Selbsthilfe-Initiativen. Die praktische Arbeit geschieht in zahlreichen Einrichtungen.

Bundesverband Selbsthilfe Körperbehinderter, Altkrautheimer Straße 20, 74238 Krautheim/Jagst.

Lesben

Deutscher Lesbenring e. V., Cloppenburger Straße 35, 26135 Oldenburg, www.lesbenring.de.

Lesben- und Schwulenverband in Deutschland (LSVD) Bundesgeschäftsstelle, Pippinstraße 7, 50667 Köln, www.lsvd.de

IHR PERSÖNLICHES SEXUALPROFIL

Tragen Sie bitte Ihre persönlichen Ergebnisse ein, und zeichnen Sie die Kurve entsprechend den Anweisungen auf S. 34.

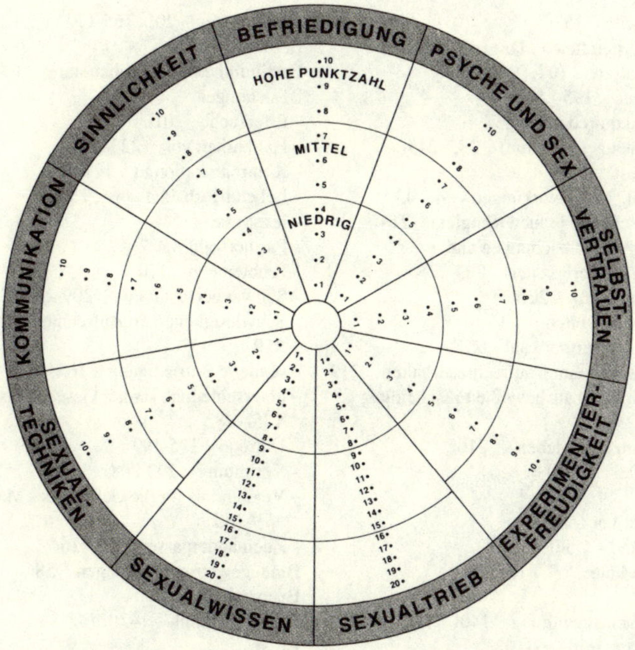

Schlüssel zum Fragebogen Sexuelle Orientierung (S. 32)

- ☐ **A** Sie sind ausschließlich heterosexuell orientiert.
- ☐ **B** Sie sind hauptsächlich heterosexuell orientiert, können aber gelegentlich auch lesbische Neigungen entwickeln.
- ☐ **C** Sie sind hauptsächlich heterosexuell orientiert, haben aber auch stark ausgeprägte lesbische Neigungen.
- ☐ **D** Sie sind bisexuell.
- ☐ **E** Sie sind vornehmlich lesbisch orientiert, aber mit gelegentlichen heterosexuellen Neigungen.
- ☐ **F** Sie sind hauptsächlich lesbisch orientiert.
- ☐ **G** Sie sind ausschließlich lesbisch orientiert.

REGISTER

Die *kursiven* Seitenzahlen beziehen sich auf Abbildungen und Bildlegenden